社会医学

（第二版）

主　编　李宁秀（四川大学）

副主编　刘丹萍（四川大学）

任晓晖（四川大学）

编　者（按音序排序）

邓　颖（四川省疾病预防控制中心）

高　博（四川大学）

李宁秀（四川大学）

刘丹萍（四川大学）

刘国琴（遵义医学院）

刘　祥（四川大学）

任晓晖（四川大学）

汪　凯（四川省医疗保险管理局）

郑小华（四川省人民医院）

秘　书　高　博（四川大学）

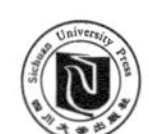

四川大学出版社

责任编辑:许　奕
责任校对:张伊伊
封面设计:墨创文化
责任印制:王　炜

图书在版编目(CIP)数据

社会医学 / 李宁秀主编. —2 版. —成都：四川大学出版社，2017.4
ISBN 978-7-5690-0541-7

Ⅰ.①社…　Ⅱ.①李…　Ⅲ.①社会医学　Ⅳ.①R1

中国版本图书馆 CIP 数据核字（2017）第 088667 号

书名　社会医学（第二版）

主　　编　李宁秀
出　　版　四川大学出版社
地　　址　成都市一环路南一段 24 号 (610065)
发　　行　四川大学出版社
书　　号　ISBN 978-7-5690-0541-7
印　　刷　郫县犀浦印刷厂
成品尺寸　185 mm×260 mm
印　　张　22.25
字　　数　537 千字
版　　次　2017 年 7 月第 2 版
印　　次　2017 年 7 月第 1 次印刷
定　　价　56.00 元

◆读者邮购本书,请与本社发行科联系。
电话:(028)85408408/(028)85401670/
(028)85408023　邮政编码:610065
◆本社图书如有印装质量问题,请寄回出版社调换。
◆网址:http://www.scupress.net

前　言

从1980年卫生部（2013年更名为国家卫生和计划生育委员会）发出《关于加强社会医学与卫生管理教学研究工作的意见》以来，社会医学的教学研究工作已经走过了30多年的历程。作为第一批获准的社会医学与卫生事业管理专业硕士点之一，我校从1984年即开始招收社会医学研究方向的硕士研究生，并在2004年获批社会医学与卫生事业管理专业博士点，开始招收社会医学研究方向的博士研究生。

随着疾病谱的改变，人们对生物－心理－社会医学模式、整体健康观及社会因素与健康关系的认识加深，越来越多相关学科的研究生选修社会医学课程。为适应这种需求，我们于1996年针对研究生开设了“社会医学”课程，同时编写了适合研究生使用的《社会医学讲义》，并在此后的教学中多次修订重印。该讲义强调社会医学理论与实践的密切结合，实用性强，并在每次的修订中及时吸取社会医学的最新研究成果，受到研究生的欢迎，并得到其他院校老师的肯定，大家一直希望能够正式出版。因此，2003年在四川大学研究生教材建设专项基金的支持下，由四川大学出版社出版了《社会医学》一书。现在，又在四川大学研究生教材建设专项基金的支持下，我们对《社会医学》进行了修订，出版《社会医学》（第二版）。在此对提供了专项基金支持的四川大学表示衷心感谢。

我们在第二版中增加了思考题、延伸阅读等内容，力图使本书更具实践性，更适合对研究生开展互动式的成人教学。定性研究方法在医疗卫生领域越来越受到重视，本书将定性研究方法独立成章，形成“第三章　定量研究方法”和“第四章　定性研究方法”，为学习者提供更多的调查研究方法。目前，慢性病已经成为威胁人群健康的主要卫生问题，慢性病防控刻不容缓，并且需要动员全社会力量参与，因此本书增加了“第十三章　慢性病社区防治”。

本书既可作为研究生教学之用，也可作为相应水平的成人教学之用，同时也能作为社会医学师资的参考书。

参加本书编写的有四川大学的李宁秀、任晓晖、刘丹萍、高博、刘祥等老师，遵义医学院的刘国琴老师，四川省医疗保险管理局的汪凯老师，四川省人民医院的郑小华老师，四川省疾病预防控制中心的邓颖老师等。四川大学的高博老师担任该书的编写秘书，在文字处理工作中付出了辛勤劳动，谨此致谢！

由于作者知识有限，本书一定存在不少缺点和错误，希望读者和同行不吝赐教。

李宁秀
2016年11月30日于成都

目 录

第一章　绪　论

第一节　社会医学的研究对象与内容

一、社会医学的研究对象

在我国，社会医学（social medicine）于 20 世纪 70 年代末从预防医学中分化并发展起来。它是一门从社会学角度研究医学问题的学科，是一门医学与社会学之间的交叉学科、边缘学科。社会医学的研究对象是社会因素和人群健康之间的相互作用及其规律，社会卫生状况及其变动规律，改善社会卫生状况、提高人群健康水平的社会卫生措施。社会因素对人类健康的影响，早在经验医学时期就为医学家所注意。19 世纪，生产社会化促进了医学社会化，人们发现人类的健康与疾病同社会因素的关系越来越密切，医疗卫生工作能否成功往往取决于社会因素。因此，社会医学的兴起，是医学现代化的一个标志，是科学技术进步的必然结果。世界各国的社会制度、经济状况、文化背景、生活方式不同，各国所面临的社会卫生问题也不一样。即使在同一个国家，随着社会经济的发展，不同历史时期所面临的社会卫生问题也在发生变化。

二、社会医学的研究内容

（一）影响人群健康的因素，特别是社会因素

社会医学运用社会学、卫生统计学、流行病学、管理学、心理学等相关学科的理论及研究方法，分析、探讨社会制度、经济状况、人口状况、文化因素、社会心理、行为与生活方式、卫生服务状况等对人群健康的影响，进行社会病因分析，为制定社会卫生措施提供科学依据。

（二）社会卫生状况，主要是人群健康状况

社会医学研究社会卫生状况从研究社会经济状况、卫生服务状况和人群健康状况以及三者之间的相互关系着手，通过评价居民的生命质量、人口素质、健康状况以及存在

的危险因素，找出主要的社会卫生问题，做出社会医学“诊断”，如应重点防治的疾病、重点保护的人群、重点消除的危险因素等。

（三）社会卫生策略与措施

社会医学要针对存在的社会卫生问题及问题产生的原因，提出改善社会卫生状况、提高人群健康水平的策略与措施，即所谓的社会医学“处方”，如合理配置卫生资源、科学组织卫生服务、发展社区卫生服务和初级卫生保健等；同时，也要研究保护人群健康的政治、经济、法律、教育等方面的策略与措施。

第二节　社会医学的性质、任务与教学目的

一、社会医学的性质

近半个世纪以来，随着科学的发展和社会需求的增长，自然科学和社会科学的理论、技术和方法相互联系、相互渗透、相互移植，产生了许多具有自然、社会双边性质的交叉学科。20 世纪末到 21 世纪初是交叉学科的时代。在医学领域同样出现了医学和其他自然科学以及社会科学相互渗透、交叉的学科，如气象医学、医学社会学、卫生经济学、卫生管理学等。

社会医学是医学与社会学之间交叉的产物。影响人类健康与疾病的因素多种多样而且又互相关联。例如，人的某种疾病既可以在分子水平上找到结构缺陷，也可以在反映器官功能的生理生化指标上发现异常，同时还可以追溯到患者的家庭、心理、人际关系方面出现的障碍。这些因素常常互为因果，密切相关，因此不仅应从生物方面，还应从社会、心理方面来对患者进行诊断和治疗。这在客观上就把医学与社会学、医学与心理学的理论和方法结合起来，从而产生了一门新的学科——社会医学。这就是现代科学发展的整体化趋势、综合化趋势。由于社会医学整合了社会学、心理学、流行病学、统计学等学科的理论、方法和技术来不断丰富并完善自己，因而得到了发展。

二、社会医学的任务

（1）倡导积极的健康观，保护和增进人群的身心健康和社会活动能力，保证人们全面地发展，提高人们的生活质量。

（2）适应医学模式转变，推动医疗卫生中各种传统观念的转变，如卫生服务、疾病防治、医学教育等工作中一些观念的转变，促进卫生事业的发展。

（3）开展区域卫生规划，制定社会卫生策略和措施，发展社区卫生服务和初级卫生保健。调查人群的卫生需求，研究卫生服务利用的公平程度，探讨卫生资源的合理配置及提高资源利用效率的途径。

（4）开展特殊人群的社区保健工作。所谓特殊人群指老年人、婴幼儿、围生期妇

女、残疾人及接触有毒有害作业的人群等。由于他们属于具有高危险性的人群，最容易受到外界因素的影响，所以必须有社区参与才能做好卫生保健工作。

（5）开展特殊疾病和意外伤害的社区防治工作。所谓特殊疾病指精神疾病、性传播疾病、心血管疾病等与社会因素、行为和生活方式有密切关系的疾病。意外伤害指车祸、自杀及中毒等引起的死亡。对这些疾病和意外伤害的社区防治，是社会医学的重要任务之一。

三、社会医学的教学目的

传统的医学教育局限于生物医学教育，仅从生物医学角度了解病因及发病机制、诊断、治疗等。近几十年来，人类的疾病谱已发生了很大的改变。大量研究结果表明，影响当前人类健康的主要因素不仅有生物因素，还有社会因素。即使是生物因素影响显著的传染性疾病（传染病），其流行、预防和控制也与社会因素密切相关。因此，在当代，要有效地防治威胁人类健康的主要疾病，保护人群健康，单纯用生物医学的技术是不够的。只有在医疗卫生服务中重视并采用社会卫生措施，才能促进生物医学技术发挥最佳的社会功能。

1988年，在爱丁堡召开的世界医学教育会议指出：医学教育的目的是培养促进全体人民健康的医生。世界卫生组织（WHO）卫生人力开发公司Boelen提出“五星级医生”的目标：①能提供治疗、预防和康复相结合的综合性服务技能；②能运用促进人们形成健康生活方式的技能；③能从伦理学与经济学角度合理使用新技术的技能；④能协调患者、家庭和社区的卫生保健需要；⑤能协调卫生机构内部之间和卫生与其他机构之间的合作。因此，医学生必须具备健康教育、卫生管理、社区卫生、预防医学的知识，了解生活方式对健康的影响以及健康与经济的相互关系。社会医学的教学目的是使医学生初步建立起社会医学的观念和思维模式，了解社会医学的基本内容和主要任务，掌握社会卫生状况、人群健康状况、生命质量、危险因素、卫生服务等的评价方法，以及疾病的社区防治和人群的社区保健措施，从而更好地为提高人群健康水平做出贡献。

第三节 社会医学的发展

社会医学的发展是与社会和医学的发展密切相关的。医学的出现和发展是为了治疗疾病和保护健康。因此，在早期的医学中，它所研究的对象必然是人类的个体。但是，随着社会经济和医学科学不断进步与发展，人们逐渐认识到健康与疾病的各种现象不仅是人类个体的特征，也是各种社会心理因素综合作用于人体的结果，从而对健康和疾病的本质有了更深刻的认识，使医学的功能更趋完善和深入。社会医学的发展史就是记录这个认识过程的历史。

一、社会医学的萌芽阶段

人类疾病的发生、发展既受自然因素的影响，也受非自然因素（社会的、心理的因素）的影响，因此，对疾病的认识、预防和治疗必须包括自然的方法和非自然的方法。这种观点并非现今才有，在古代的经验医学时期，就有不少医学家有这种观点。

从文艺复兴开始，资本主义在欧洲得到发展，工场、矿山等较大规模工业生产形式日益增多，随之而来的则是劳动卫生和职业损害的问题。巴拉塞尔萨斯（Paracelsus，1493—1541）观察到铜银矿山工人的疾病，并于1534年写了有名的《水银病》一文。1700年，意大利拉马兹尼（Ramazzini，1639—1714）在其著作《论手工业者的疾病》中记述了52种职业工人的健康和身体状况，提出了各种不同的卫生问题，并论述了职业病的病因和职业的关系，他被后人称为“劳动医学之父”。

从18世纪60年代起，以蒸汽机的广泛使用为主要标志的技术革命使西欧进入了资本主义的确立时期。手工业生产方式逐步被大工业生产所代替，生产进一步社会化，并促进了医学的社会化。德国卫生学家约翰·彼得·弗兰克（Johann Peter Frank，1745—1821）1790年在意大利讲学时，就提出了居民的悲惨生活是疾病的温床的观点。他在《全国医学监督体制》一书中提出了用医学监督计划使政府采取措施来保护公众健康的主张。这是认识到健康、疾病和社会因素有关的一个里程碑。所以，他被公认为是公共卫生和社会医学的先驱。

二、社会医学的创立阶段

工业革命以后，在劳动生产中越来越多地使用机器代替繁重的体力劳动，大规模的社会化生产方式逐渐取代了传统、小规模的手工业生产作坊。破产的农民和手工业者开始大量涌向大工业集中的城市，形成了工业化和都市化的热潮。工业化和都市化带来了一系列卫生问题，如工人被迫从事劳动强度过大甚至有危害的工作，尤其是童工和女工的健康状况严重恶化。城市的食品供应、居住条件、给水排水、医疗卫生服务等方面的供需矛盾日益突出。罗舒（J. A. Rochoux）于1838年首先提出“社会卫生学”这个专用名词。他指出“人类是凭借社会才能生存的一种动物”，并将卫生分成个人卫生和公共（社会）卫生两大类。1848年3月，法国医生儒勒·盖林（Jules Guerin，1801—1886）向法国同行号召：“沿着二月革命的道路，创造崭新的社会，要把分散和不协调的医学监督、公共卫生、法医学等这类学科构成一个有机的整体，以便充分发挥作用，可称之为‘社会医学’，这样才能如实地反映它们的共同目标……”盖林当时把社会医学分成四方面的内容。

（1）社会生理学：研究某一人群的身体和精神状态及其与法律、社会制度、风俗习惯等的内在联系。

（2）社会病理学：研究社会因素所致疾病的发生、发展、结局与转归。

（3）社会卫生学：研究各种增进人群健康、预防疾病的措施。

（4）社会治疗学：研究社会发生异常情况时的治疗措施及手段。

卫生改革的思想随着法国大革命的浪潮波及德国。所罗门·诺尔曼（Salamon Noumaun，1813—1908）和鲁道夫·魏尔啸（Rudolf Virchow，1821—1902）大力强调民族的健康应是社会直接关心和有义务予以保障的事情，社会和经济条件对健康和疾病起着十分重要的作用。

三、社会医学的发展阶段

19 世纪后叶，人们在自然科学方面的重要发现对医学产生了巨大影响。德国的格罗蒂扬（A. Grotjahm，1869—1931）于 1920 年正式成为柏林大学社会卫生学的教授，并开设社会卫生学讲座。他根据社会科学的原理系统调查医学问题，提出一整套社会卫生学的理论和概念，并在他的权威著作《社会病理学》中提出了用社会观点研究人类疾病的几个原则。

（1）疾病的社会意义取决于疾病发生的频率。

（2）必须弄清特定疾病最常出现的形式。

（3）社会状况与疾病的具体关系为：社会恶化产生有利于感染疾病的因素，直接引起疾病，影响病情，疾病又反过来影响社会状况，特别是通过它的后果来影响。

（4）医疗能否成功取决于社会因素。

（5）用社会措施预防疾病或影响病程，要注意患者的社会环境和经济状况。

第一次世界大战后，英国出版的《社会医学大纲》已把社会医学分为社会生理与病理学、社会诊断学、社会治疗学和社会预防学。1943 年，牛津大学建立了第一个社会医学研究院。1945 年，爱丁堡设立了第一个社会医学教授职位。到 1953 年，英国几乎每所院校中的公共卫生课程都被社会医学和预防医学课程所代替，教学时数几乎增加了一倍。

苏联于 1922 年成立社会卫生学教研组，并由当时的卫生部部长谢马什柯授课。他认为社会卫生学的基本任务是深入研究社会环境对人群健康的影响，制定有效的措施以消除对健康的不良影响。1941 年，社会卫生学改名为保健组织学，强调实践和组织问题的研究，到 1966 年进一步改名为社会卫生与保健组织学，表明更加重视社会因素对健康的影响。

越来越突出的慢性病、精神病、身体残疾等医学与健康问题，使人们日益认识到必须从社会体制、家庭和公众等方面着手进行研究，并要改革保健服务的方向和制度，特别是初级卫生保健应受到充分的重视。美国蒙蒂菲奥里（Montefiore）医院首创社会医学部，以后不少国家（包括中国）的一些医院陆续设立社会医学部（科）。社会医学与临床医学结合而组成的社会心血管病学、社会肿瘤学、社会精神病学、社会老年病学等，都是社会医学发展的必然产物。

1978 年，我国卫生部（2013 年更名为国家卫生和计划生育委员会）决定在《中国医学百科全书》中列入《社会医学与卫生管理学》分卷。1980 年，卫生部下达了《关于加强社会医学与卫生管理学教学研究工作的意见》，一些有条件的医学院校成立了社会医学研究室或社会医学与卫生管理学教研室，并开设社会医学课程。1984 年，在成都召开了全国社会医学和卫生管理学学术讨论会。《国外医学・社会医学分册》（1984）、《中国社会医学》（1985）及《医学与社会》（1988）等专业杂志先后创刊。1988 年9 月，在西安召开了全国首届社会医学学术会议，并成立了中华社会医学学会。1985 年，全国第一批医学院校获批社会医学与卫生事业管理硕士点，并开始招收社会医学方向硕士生。1994 年，第一个社会医学与卫生事业管理博士点在上海医科大学设立。目前，全国大多数医学院校开设了社会医学课程，一些综合性大学也有社会医学与卫生事业管理专业。

第四节　社会医学的相关学科

社会医学虽有自己特定的研究对象与内容，但也与不少学科互相联系、互相交叉。与社会医学相关的学科主要有预防医学、社区医学、医学社会学、卫生管理学及医学心理学等。

一、预防医学

在我国，社会医学是从预防医学（preventive medicine）中分化出来的一门学科，但是社会医学与预防医学是有区别的。以改善人类的生存环境、预防疾病发生及流行、保护人群健康为内容的预防医学由来已久，是经济发展、社会进步的必然产物。19 世纪生物医学的发展，特别是病原微生物学及免疫学的发展，为预防医学提供了医学技术基础。环境卫生、食品卫生、职业卫生及传染病防治等工作的开展，大大改善了人们的劳动环境和生活条件。但是，随着社会的发展和人们行为与生活方式的变化，人类疾病谱发生了很大改变。心血管疾病、恶性肿瘤、意外伤害及精神病、性病等成了危害人群健康及生命的主要原因，而这些疾病的主要危险因素不是生物病原体，而是社会因素。社会医学就是在这种背景下从预防医学中分化、发展起来的。这是人类疾病谱及健康危险因素改变的结果，也是预防医学深化发展的产物。社会医学以保护人群健康及提高人们的生活质量为基本任务，这是与预防医学一致的，但社会医学中研究的社会经济文化因素与健康的关系、生命质量评价、社区卫生服务等则已超出了预防医学的范畴。因此，可以说社会医学是一门源于预防医学并已超出预防医学的学科。

二、社区医学

社区是社会的基层组织，也是开展卫生服务的基本单位。社区医学（community medicine）与社会医学不同，它重点研究社区内的卫生服务及卫生组织管理。社区医学一词最早在英国使用。英国卫生保健强调以社区为中心，组织综合性的卫生服务，包括医疗康复及预防保健。为培养医学生的社区服务能力，英国及一些英联邦国家的医学院成立了社区医学教研室或预防医学与社区医学教研室，开设社区医学课程，内容主要有医学人口学、居民健康状况、健康教育、社区疾病防治、妇幼保健、老年保健、精神卫生、行为医学及卫生管理等。社会医学与社区医学均以群体为对象，以提供卫生服务、保护人群健康为目的。在我国，社会医学的研究内容包含社区医学的内容。

三、医学社会学

医学社会学（medical sociology）与社会医学既有联系又有区别。前者从社会学角度研究社会环境、社会结构、社会变动及社会行为等与医学的关系，研究医学职业、医疗组织以及医疗卫生活动中的人际关系。后者从医学的角度利用社会学的一些理论及研究方法，研究环境因素尤其是社会环境因素与健康的关系。它们均是医学与社会学相结合的学科，在许多方面相互补充，基本目的都是推动卫生事业发展，改善人们的医疗卫生服务，保护人群健康，进而促进社会发展。它们均以社会人群为对象，但重点有所不同。社会医学的重点是研究社会与人群健康、疾病的关系；而医学社会学则着重研究医疗过程中的人际关系，以及在这些关系中各个角色的相互作用。社会调查与统计、心理与经济分析等则是这两门学科都要应用的基本方法。

四、卫生管理学

我国在 20 世纪 80 年代初期提出了社会医学与卫生管理学（health care management）这两个学科名称。经过近 20 年的努力，这两门密切联系的学科已分别发展成为两门独立的学科。在我国研究生专业目录中，列有“社会医学与卫生管理学”这一名称。在中华预防医学会中分别成立了社会医学会及卫生管理学会。这两门学科的基本任务是一致的，即根据社会卫生服务需求，合理利用卫生资源，组织卫生服务，提高卫生事业的科学管理水平与卫生事业的社会经济效益。社会医学研究社会卫生状况及社会卫生措施，为卫生事业的科学决策与合理组织卫生服务提供科学依据。卫生管理学应用管理学的原理与方法，研究卫生事业的计划、控制、组织与管理，以提高卫生事业的科学管理水平。这两门学科的内容是相互联系、相互补充的。我国不少医学院将社会医学与卫生管理学合在一个教研室，有的地方社会医学与卫生管理学合成一个学术组织。在美国，类似的学科被称为“卫生政策与卫生管理”（health policy management）。

五、医学心理学

20 世纪以前，在医学中占统治地位的是生物医学，对影响人类健康的心理因素、社会因素重视不够，医学心理学未能得到发展。20 世纪 40 年代以后，随着社会的发展和科学的进步，人们逐渐认识到影响健康的众多因素中，除生物因素外，心理因素和社会因素的作用不容忽视。许多疾病的发生、发展和防治都涉及复杂的心理问题和社会问题。心理因素和社会因素是社会医学和医学心理学共同研究的内容，社会医学倡导的生物–心理–社会医学模式和新的健康观包含心理和社会健康的内容，医学心理学（medical psychology）中的心理卫生、心理咨询等内容正是为了人们的心理健康和社会健康。两门学科的目的都是防治心身疾病，培养健全的人格，提高生活质量和社会活动能力。

此外，社会医学研究工作中常常要应用卫生统计学、流行病学的方法。因此社会医学与这两门学科的关系也较为密切。

（李宁秀）

第二章　医学模式与健康观

医学是一门实践科学。在千百年的医学实践中，人们努力探求疾病产生的原因，寻找消除疾病的办法。通过对实践经验的不断总结，产生什么是疾病和健康的哲学思考，并形成相应的医学理论，反过来用于指导医学实践。

第一节　医学模式的概念和特征

一、医学模式的概念

模式（model）是指在一定的社会历史条件下，人们观察、分析和处理各种问题的标准形式和方法，即对现实事件的内在机制及其相互关系做出直观而简洁的描述，形成关于某种事物的标准样式，为人们观察、思考和解决某类问题提供指导作用。

医学模式（medical model ）是指在不同历史阶段和科学发展水平条件下，对于人类生命过程、健康和疾病的特点和本质的认识及概括，是人们观察、分析和处理医学有关问题的标准形式和方法。它研究医学的属性、职能、结构和发展规律，是哲学思想在医学中的反映。医学模式的核心是医学观，如医学目的、医学价值、医学人文精神等。医学模式体现方法论，包括医学的还原方法和整体方法。医学理论通过总结医学实践而产生，医学实践是在特定医学理论指导下的医学行为。

二、医学模式的特征

（一）内容的客观性

医学模式是人类获取健康和与疾病作斗争的经验总结，而不是由少数人头脑中臆造出来的。从医学发展史可见，在中国和西方的古代医学中都闪烁着医学模式的光辉。中医学以《黄帝内经》的产生为标志，形成了完整的理论体系，体现了以天人相应思想为特色、以阴阳五行学说为理论基础的整体医学模式。在古希腊，以医学之父希波克拉底的出现为标志，兴起了希腊医学充满朴素辩证法的整体思想，从而最早提出了现代医学模式中的某些要素。

（二）范畴的概括性

医学模式揭示医学实践中的一般问题、普遍问题、宏观问题，反映医学实践中的基本观点。医学模式来源于医学实践，但不以具体的医学问题为关注对象，具有概括性的特征。

（三）概念的滞后性

医学模式是在医学实践的基础上产生的。医学实践是伴随人类产生而产生的，有漫长的发展历史。“医学模式”这一特定概念的产生则晚很多，是到近代医学后期，因“生物医学模式”的概念被人们广泛认知而逐步形成特定的“医学模式”概念。

（四）影响的普遍性

无论是卫生工作者还是非卫生工作者，都有自己对健康和疾病的认知，而且常常自觉或不自觉地受某一医学模式的影响。特别是卫生工作者，因为受医学专业教育和医学实践的影响，逐步形成较为固定的思维方式和方法去观察、解决和处理健康与疾病的问题，充分显示某一医学模式的特征。

（五）发展的动态性和继承性

医学模式不是一成不变的，而是随着医学科学的发展与人类健康需求的不断变化而转变。这种转变的终极目标是以医学模式为指导思想，能最佳与最完善地满足人类对健康的追求。因此人类对健康的需求不断提高，迫使医学模式不断发展、变化与完善。医学模式的发展过程经历着曲折与反复，正如哲学的发展一样，也不是一帆风顺的。实践是检验真理的唯一标准，医学模式也在人类医学实践中不断充实、深化与完善。在一定的历史时期，一种新的医学模式的确立和倡导，将对医学理论、医学实践和医学教育发挥积极的推动和指导作用，从而促进整个医学的发展。但落后的、不适应时代特征的医学模式，则会阻止医学的发展。合理的医学模式是促进医学发展的动力，这就是医学模式的核心价值。所以，社会医学的基本任务之一就是研究和倡导适合时代需要的医学模式。

新的医学模式的产生并不是对旧的医学模式的彻底摈弃。新的医学模式总是由旧的医学模式孕育而生，并包含旧的医学模式的合理部分。每一个新的医学模式和旧的医学模式都有直接的继承关系。

第二节　医学模式的演变

美国科学史和科学哲学家托马斯·库恩总结了科学发展的动态模式，认为科学的发展经历了前科学时期、常规科学时期、反常与危机时期、科学革命时期、新常规科学时期等阶段。医学发展也有相似的轨迹，经历了经验医学时期、近代医学时期和现代医学时期。各时期孕育出了与当时社会历史条件相应的医学模式，包括经验医学时期的神灵主义医学模式和自然哲学医学模式、近代医学时期的机械论医学模式和生物医学模式、现代医学时期的生物-心理-社会医学模式。

一、神灵主义医学模式

由于古代生产力水平低下，科学技术思想尚未确立，人们认为人类的生命与健康是神灵所赐，疾病和灾祸是天谴神罚，而死亡不过是灵魂与躯壳的脱离。人们保护健康和防治疾病主要依赖求神问卜。虽然也采用一些自然界中有效的植物和矿物作为药物，但仍然浸染着巫术的气味并且控制在巫医手中。神灵主义医学的另外一种存在方式是宗教医学。宗教关怀人们的病痛，借助神灵帮助患者减轻身体和精神的痛苦。

神灵主义医学模式（spiritualism medical model）没有揭示人类疾病的本质，也没有提供治疗疾病的有效方法，有时甚至是有害的。但神灵主义医学模式体现了人类的探索精神及与疾病作斗争的理念。它是人类历史上第一个有结构的医术体系，形成了原始人类消除疾病的基本方法和社会分工（即巫术和巫医）。

二、自然哲学医学模式

随着社会生产的发展，科学技术水平的提高，人们逐步认识到世界是物质的，一切现象都是自然的。自然哲学者认为世界是有机联系的，人与自然界之间有类似之处。人是小宇宙，能反映大宇宙。人的器官与星球、植物、矿物均有对应关系。如古希腊毕达格拉斯（Pythagoras，公元前580—前500年）认为世界万物的本源是数。从数产生出点，点产生出线，线产生出面，平面产生出立体，立体中产生出水、火、气、土四种元素，这四种元素产生出万事万物。又如我国的五行学说认为：自然界的万物皆由金、木、水、火、土五种基本物质构成，五行之间相互滋生、相互制约，维持和推动客观事物的正常发展。

受自然哲学思想影响及通过医疗活动不断总结经验，人们对人类的生命过程和疾病的发生及其与外界环境的联系有了一定的认识，将健康和疾病与自然现象、人的心理活动联系起来，在处理疾病问题时考虑个体因素、自然因素和社会因素的影响。古代中国的中医学、古希腊医学和古印度医学都是自然哲学医学模式的不同形态。中医学认为人体与五行相应的器官是肺、肝、肾、心、脾五脏。五行相生相克，达到平衡，保持健康。平衡失调则生病。中医学还认为致病因素可分为外因和内因。外因包括风、寒、暑、湿、燥、火，内因分为喜、怒、忧、思、悲、恐、惊。哲学的医学观在我国医学历史上延续了很长的时间，并且日趋完善。西医鼻祖希波克拉底（Hippcrates，公元前460—前377年）继承了毕达格拉斯学派的哲学思想，提出“四体液”学说，即人体内有血液、黏液、黄胆汁和黑胆汁，分别源于心、脑、肝、脾四个脏器，与自然界中的火、水、气、土相对应。如果四种体液在数量、比例、作用上失调，人便会产生疾病。在中世纪，欧洲虽然出现了宗教统治的经院哲学及僧侣医学的逆转，但在中亚细亚兴起的阿拉伯医学仍然继承了朴素的、辩证的整体医学观念，发展了医学模式。

自然哲学医学模式（nature philosophical medical model）的方法论是直观观察和思辨的整体论，包含朴素唯物论和自然辩证法的思想。但受限于当时的社会生产力和科学技术发展的水平，该模式对健康和疾病的问题只能提供笼统的、模糊的观点，理论阐述也只是总体的说明，对细节的认识并不清楚。

三、机械论医学模式

14 世纪至 17 世纪，西欧各国在资本主义萌芽基础上兴起的反封建、反教会的文艺复兴运动，以人文主义为指导思想，强调人类个性的价值，关心个人的幸福，要求把目光从天堂转向尘世，主张用人的观点而不是神的观点观察一切。文艺复兴创造了资产阶级的古典文学和艺术，也孕育了机械唯物主义哲学和近代自然科学。英国学者罗吉尔·培根（Roger Bacon）是机械唯物主义哲学思想的代表人物。他提倡从事观察和实验，并注重研究科学方法论，提出了大量搜集资料—进行科学实验—从实验数据中探求结果的归纳法。他的著名格言“知识就是力量”鼓舞了众多的科学探索者，直接影响着医学研究。17 世纪对人体及其功能进行探索的巨大进展以及由此而带来的新发现，都是以物理学的研究为基础的。法国哲学家、物理学家笛卡儿（Decare）企图完全用机械定律解释生命现象。在《动物是机器》中，他提出了“生物体只不过是精密的机器零件”这样一个假设。法国哲学家、医学家拉美特利（La Mettrie）在《人是机器》中，把人体当作“自己发动自己的机器”，认为人和动物的不同在于“多几个弹簧和齿轮”，“疾病是机器某部分发生故障失灵，需修补完善”，“保护健康就像维护机器一样”。在机械论的自然观和实验方法的影响下，意大利人莫尔干尼观察和创立了器官病理学，第一个将疾病症状和尸检结果联系在一起进行系统的检查，病理学开始获得解剖定位。德国病理学家魏尔啸（R. Virchow）以自己的“细胞只能来自细胞”学说提出了人的机体是一个“细胞王国”的概念，建立了细胞病理学。

机械论医学模式（mechanistic medical model）是基于机械唯物主义观点，以机械运动来解释一切生命现象的医学观和方法论。它对生命现象的解释在医学科学摆脱宗教、经院哲学的影响中起到了积极的作用。但是该模式把机体的一切复杂运动简单归纳为机械运动，忽视了人体的社会性和生物复杂性，导致了观察机体的片面性与机械性。

四、生物医学模式

开始于 18 世纪下半叶的英国工业革命使资本主义生产完成了从工场手工业向大机器工业阶段的过渡。社会生产力的发展，科学技术水平的提高，物理、化学和生物学等自然科学的长足进步，为医学的发展提供了有利的条件和方法。能量守恒和转化定律、细胞学说、生物进化论三大发现揭示了自然界固有的辩证法，动摇了形而上学、机械论和自然观。巴斯德（L. Pasteur）用实验证明微生物是所有发酵过程的原因。他认为微生物尽管在自然界能做许多有用的工作，但它也会给人类带来疾病、瘟疫和死亡。柯赫（R. Koch）发现了结核杆菌，阐明了炭疽杆菌生活的奥秘，揭开了伤口感染之谜，证实了污物、灰尘和疾病是紧密相连的，使新的公共卫生科学得以产生，将人类引向了一个全新的细菌学时代。工业化热潮和都市化进程带来了一系列的公共卫生问题。在同传染病作斗争的过程中，人们逐步掌握了其流行规律，认识了特异性病原体，形成了单因单果的疾病和病因关系模式。当时人们认为：如果宿主、环境和病因三者之间保持相对的动态平衡，则机体处于良好的健康状态；如果环境改变，致病因子的致病能力加强，人群中易感者增加或抵抗力下降等使三者间的平衡破坏，造成机体组织结构的改变和生理生化功能的异常，则导致疾病（如图 2－1 所示）。这种基于生物科学认识健康和疾病，反映病因、宿主和自然环境三者内在联系的医学观和方法论（即生物医学模式）逐步建立并被广泛接受。该模式有两个基本理论，即二元论和还原论。二元论认为人的躯体和精神存在合理分工，疾病的产生必然或最终可以在躯体上找到相应的病理变化，医学的责任就是努力测量细胞生物化学变化，解释症状和体征，并通过干预这些变化来恢复健康。还原论认为人体可以分解为不同的系统、器官、细胞、分子，可以在不同水平上测量出形态学或化学变化，可以确定出生物或理化的特定原因，也能够找到特异性的治疗方法。

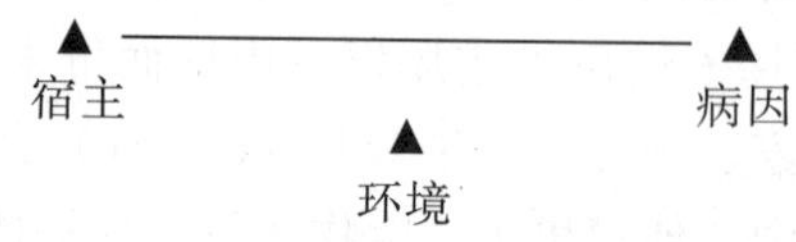

图 2－1　病因、宿主、环境的平衡与健康

在生物医学模式（biomedical model）的指导下，针对特定的病因开展有效的特异性方法的研究，促进了科学的巨大进步。解剖学、生理学、组织学、胚胎学、病理学、细菌学、生物化学、免疫学、遗传学等生物科学体系的形成，揭示了传染病的发生和流行规律。采用预防接种、杀虫灭菌和抗菌药物三大手段，使流行猖獗的传染病得到了控制，人群健康水平大大提高，取得了第一次卫生革命的伟大胜利。

生物医学模式从人体结构与功能统一的原则出发，通过仪器等物化手段了解人体结构及功能的变化，客观地、定量地揭示了机体的多种生理、病理指标，建立了大量可靠的诊断治疗方法，在保护人类健康和防治疾病中起着十分重要的作用。

但人们在医学实践中也逐渐发现生物医学模式存在一定的不足。生物医学模式不能很好地解释现代社会面临的主要健康问题产生的原因，过分强调人类的自然属性和生物学特点，而忽略了人类所特有的社会属性和整体性特点；生物医学模式采用分解还原的方法研究机体功能和疾病问题，自然形成一种孤立和静态的认知模式，忽视了疾病及病因的动态变化、内外因的相互作用；在生物医学模式的指导下，医患关系物化、分解，患者与疾病分离，从而导致医患关系疏远。

解决上述问题，迫切需要对生物医学模式进行补充和完善，形成更符合实际的新医学模式来指导医学实践。由此，生物医学模式逐渐发展成为生物－心理－社会医学模式（bio-psycho-social medical model）。

第三节　生物一心理一社会医学模式

一、产生背景

（一）人类疾病谱和死因谱的改变

疾病谱或死因谱是指一定时期内（通常以一年为单位）一个国家或地区人群中各种疾病发病或死亡情况顺位。根据各种疾病的患病率或发病率高低排出的顺位称为疾病谱，按各种疾病死亡率高低形成的顺位称为死因谱。

随着社会经济的发展，人们物质文化生活水平的提高，行为生活方式的改变以及医学科学的发展，人类的疾病谱和死因谱发生了改变。世界各国疾病谱或死因谱先后出现了由传染病向慢性非传染性疾病（慢性病）的转变，心脏病、脑血管疾病、恶性肿瘤等慢性非传染性疾病代替天花、鼠疫、结核等传染病成为威胁人类健康的主要疾病。我国在 20 世纪 70 年代至 90 年代完成了疾病谱或死因谱的转变，城市的转变较农村略早（见表 2—1、表 2—2）。

表 2—1　我国城市人群前五位死因谱的变化趋势

1957 年				1963 年			
顺位	死因	死亡率（1/10 万）	构成比（%）	顺位	死因	死亡率（1/10 万）	构成比（%）
1	呼吸系统疾病	120.3	16.9	1	呼吸系统疾病	64.6	12.0
2	传染病	111.2	15.4	2	传染病	57.5	10.7
3	消化系统疾病	52.1	7.3	3	恶性肿瘤	46.1	8.6
4	心血管疾病	47.2	6.6	4	脑血管疾病	36.9	6.9
5	脑血管疾病	39.0	5.5	5	心血管疾病	36.1	6.7
1975 年				1985 年			
顺位	死因	死亡率（1/10 万）	构成比（%）	顺位	死因	死亡率（1/10 万）	构成比（%）
1	脑血管疾病	127.1	21.6	1	心血管疾病	131.0	23.4
2	恶性肿瘤	111.5	18.8	2	脑血管疾病	117.5	21.0
3	呼吸系统疾病	100.8	18.6	3	恶性肿瘤	113.9	20.3
4	心血管疾病	69.2	11.7	4	呼吸系统疾病	50.9	9.1
5	传染病	34.3	5.8	5	消化系统疾病	23.3	4.2

续表2－1

1995年				2005年			
顺位	死因	死亡率（1/10万）	构成比（%）	顺位	死因	死亡率（1/10万）	构成比（%）
1	脑血管疾病	130.5	22.2	1	恶性肿瘤	126.0	22.9
2	恶性肿瘤	128.6	21.9	2	脑血管疾病	116.6	21.2
3	呼吸系统疾病	92.5	15.7	3	心脏病	98.2	17.9
4	心脏病	90.1	15.3	4	呼吸系统疾病	69.0	12.6
5	损伤和中毒	40.6	6.9	5	损伤和中毒	45.3	8.3

资料来源：《卫生统计提要》《卫生统计年鉴》。

表2－2　我国农村人群前五位死因谱的变化趋势

1975年				1985年			
顺位	死因	死亡率（1/10万）	构成比（%）	顺位	死因	死亡率（1/10万）	构成比（%）
1	心脏病	123.2	18.0	1	心脏病	165.8	25.5
2	恶性肿瘤	119.6	17.5	2	脑血管疾病	101.3	15.6
3	脑血管疾病	92.3	13.5	3	恶性肿瘤	98.8	15.2
4	呼吸系统疾病	88.2	12.9	4	呼吸系统疾病	79.7	15.3
5	传染病	56.4	8.3	5	传染病	38.2	5.9
1995年				2005年			
顺位	死因	死亡率（1/10万）	构成比（%）	顺位	死因	死亡率（1/10万）	构成比（%）
1	呼吸系统疾病	169.4	26.2	1	呼吸系统疾病	123.8	23.5
2	恶性肿瘤	111.4	17.3	2	脑血管疾病	111.7	20.2
3	脑血管疾病	108.1	16.7	3	恶性肿瘤	107.1	20.3
4	损伤和中毒	72.7	11.3	4	心脏病	62.1	11.8
5	心脏病	62.0	9.6	5	损伤和中毒	44.7	8.5
2007年				2009年			
顺位	死因	死亡率（1/10万）	构成比（%）	顺位	死因	死亡率（1/10万）	构成比（%）
1	恶性肿瘤	144.2	24.8	1	恶性肿瘤	159.2	24.3
2	脑血管疾病	119.7	20.6	2	脑血管疾病	152.1	23.2
3	呼吸系统疾病	100.2	17.2	3	心脏病	112.9	17.2
4	心脏病	86.0	14.8	4	呼吸系统疾病	98.2	15.0
5	损伤和中毒	52.1	9.0	5	损伤及中毒	54.1	8.3

资料来源：《卫生统计提要》《卫生统计年鉴》。

疾病谱发生转变的直接原因是危险因素的变化，即由传统的危险因素（如营养不良、不安全性行为、卫生条件差、室内固体燃料污染等）向现代危险因素（如缺乏身体活动、超重与肥胖、吸烟、饮酒等）转变。病因学和流行病学研究结果显示，不同疾病类型的主要病因有较大差异。据同济医科大学20世纪80年代初期所做的调查，影响死因的重要因素中，行为和生活方式占37.73%，生物因素占31.43%，环境因素占20.04%，卫生服务占10.80%（见表2—3）。由行为和生活方式所引起死亡的比例，已超过了生物因素，是引起死亡的主要危险。这些也与美国的情况趋于一致，见表2—4。2008年世界卫生组织调查显示，50%的死亡归因于行为和生活方式，30%归因于环境因素，10%归因于生物遗传因素，10%归因于医疗卫生服务因素。

表2—3　我国人群前十位主要死因及其主要危险因素（1岁以上，城乡19个点，男女合计）

死因	死亡数	占全部死亡（%）	主要危险因素的比例（%）			
			行为和生活方式	生物	环境	卫生服务
心脏病	5140	26.68	45.70	29.00	19.15	6.15
脑血管疾病	4270	22.17	43.26	36.60	15.09	5.50
恶性肿瘤	3609	18.74	43.64	45.92	6.65	3.78
意外死亡	1648	8.56	18.34	2.34	67.34	11.98
呼吸系统疾病	1033	5.36	41.09	27.76	18.20	12.95
消化系统疾病	1022	5.31	26.95	27.62	19.00	27.42
传染病	960	4.98	16.41	6.70	18.74	58.16
泌尿系统疾病	315	1.64	13.74	43.13	23.95	19.17
神经精神病	215	1.12	2.53	35.86	43.94	17.68
内分泌系统疾病	134	0.70	14.81	58.52	20.00	6.67
合计	18346	95.26	37.73	31.43	20.04	10.80

资料来源：梁浩材．我国的医学模式必须转变——全国十九个点社会医学调查报告之一[J]．中国社会医学，1985（2）。

表2—4　中、美人群前十位主要死因比例（%）

国家	行为和生活方式	生物	环境	卫生服务
中国（1981—1982年）	37.7	31.4	20.0	10.8
美国（1977年）	48.9	23.2	17.6	10.3

注：我国为19个城乡点资料，美国为全国资料。

（二）人类对健康与疾病的认识深化

20世纪40年代，系统科学逐步产生和发展。系统科学以系统类型为研究对象，撇开研究对象的具体物质形态和内容，关注研究事物和过程共有的本质和规律，具有普遍的认识论和方法论意义。系统科学的理论、思想和方法使人们重新认识人体的结构和功能、人与环境的关系，形成了系统的人体观。其基本思想：人体是多层次结构与功能的系统整体，人体生命运动是各种自然运动形式的统一体，人体是生理与心理的统一体，人是自然与社会的统一体。这种系统论思想对医学理论和实践产生了很大影响。在医学观方面，全方位、多层次的整体医学观逐渐形成。在科学方法论方面，由以分析性为主的思维扩展成分析与综合相结合的思维模式。对人的属性的认识，由生物自然人扩大到社会经济人，对疾病的发生和变化，由生物层面扩大到心理与社会层面，对生物、心理行为和社会因素的相互作用有了更深的了解，产生了一批新的交叉边缘学科，如社会医学、行为医学、病理心理学等。生物、物理、化学、信息、地理等学科的技术与方法也在医学领域得到广泛应用。医学与各学科的这些交叉融合不仅提高了保护健康和防治疾病的技术水平，而且使人们对生命的本质和活动规律有了更多了解。

（三）医学科学发展的社会化趋势

医学发展的社会化是指从个人分散的医疗活动转变为社会分工协作的系统医学活动的过程。人是医学研究的对象，同时具有生物属性和社会属性，其健康和疾病必然受到自然环境和社会环境的影响，甚至从人群健康来讲，社会因素起着决定性作用。德国病理学家魏尔啸认为："医学是一门社会科学。"因此，医学是自然科学和人文科学相结合的学科。保护健康和防治疾病已不再是个人的活动，也不能仅依靠卫生部门，而是全社会的共同事业，需要国家、社会各部门与群众积极参与并承担相应的责任。医学发展的社会化不仅体现在一国内部，卫生全球化和一体化也是医学发展社会化趋势的体现。只有将卫生事业纳入社会经济发展规划，动员全社会力量，实现与社会经济的同步发展，才能保障全体社会成员的健康权利。而全体人群健康水平的提高，又可以为社会经济发展提供巨大动力。

（四）卫生保健服务需求的提高

随着生产力的发展，国民收入的提高，人们已不再满足于只针对疾病的诊断与治疗，还希望在获得卫生服务的过程中得到生理－心理－社会全方位的照顾，预防疾病，延长寿命，提高生活质量。这一切都标志着人们的卫生需求已经超出了生物机体为维持生存的基本需求，上升到满足人类心理和社会的更高需求。显然生物医学模式下的卫生服务体系难以使这些更高愿望得到满足，必须在新的医学模式思想的指导下，才能实现。

二、几种生物－心理－社会医学模式

（一）环境健康医学模式

布鲁姆（Blum）在 1974 年提出了环境健康医学模式。他认为环境因素，特别是社会环境因素，对人们健康、精神和体质发育方面有重要影响，提出了包括环境、遗传、行为与生活方式及医疗卫生服务这四个因素的环境健康医学模式。环境因素包括社会环境因素和自然环境因素，是影响健康的最重要的因素。环境健康医学模式如图 2－2 所示。

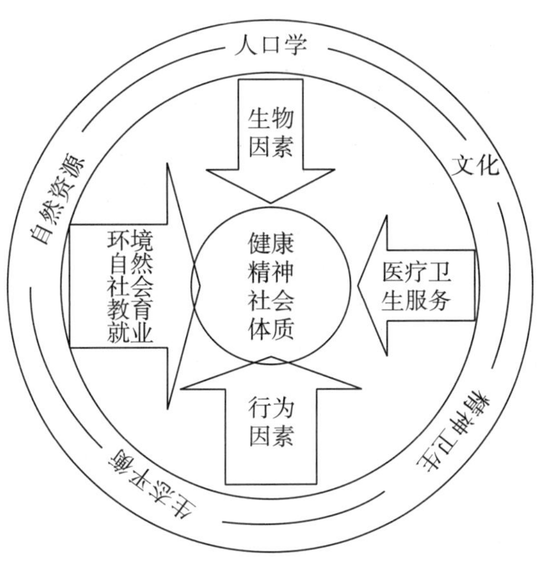

图 2－2　环境健康医学模式

（二）综合健康医学模式

为了更加广泛地说明疾病发生的原因，提供影响健康和疾病的因素的说明，拉隆达（Lalonde）和德威尔（Dever）对环境健康医学模式加以修正和补充后，提出了卫生服务和政策分析相结合的综合健康医学模式，系统地论述了疾病流行学和社会学相关的医学模式，用来指导卫生事业发展与开展卫生工作，作为制定卫生政策的依据。综合健康医学模式如图 2－3 所示。

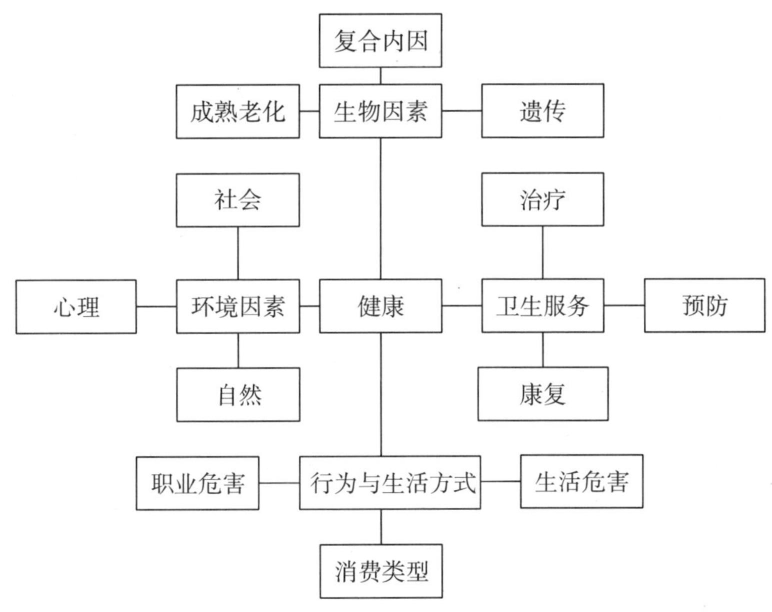

图 2－3　综合健康医学模式

按照综合健康医学模式，影响人群健康的主要因素如下。

1. 环境因素

人群的健康总是与环境中的某些因素有关。有害因素可以引起疾病从而影响健康，如水、空气、食物等的污染，生产环境中的职业性危害、噪声及不安全的公路设计等均构成对人们健康的威胁。虽然人们对外界环境进行了改造，但新的危险因素不断产生。例如，成千上万种新的化学合成物质在生产中产生的危险因素对人们的健康构成严重威胁。

经济收入、居住条件、营养状况及文化程度等均对健康有着重要的作用。贫困者所面临的健康危险超过富裕者，文化程度低的人受危险因素的侵害超过文化程度高的人。社会带来的工作紧张及生活压力、人际关系中的矛盾等，均能危害健康。

2. 行为与生活方式

吸烟、酗酒、滥用药物、缺乏体育锻炼、不良饮食习惯、不良性行为等，均给健康带来直接和间接的影响。在美国，人群前十位死亡原因中，有七种死亡原因与行为和生活方式中的危险因素有关。改变生活方式，如不吸烟、少饮酒、参加体育活动、注意合理营养、保持乐观情绪等，可明显降低心血管疾病的发病率和死亡率。

3. 生物因素

先天性遗传缺陷是许多疾病的重要原因。完全由遗传因素决定发病的有白化病、血友病、先天性成骨不全症等；基本上由遗传因素决定发病的有蚕豆病、苯丙酮尿症等；发病与遗传因素有关的有唇裂、腭裂、先天性幽门狭窄等畸形，以及精神发育障碍、精神分裂症、心血管疾病、糖尿病等疾病。人类的年龄、性别、特殊生理状况等生物学因素对健康也有明显影响。

4. 卫生服务

卫生服务水平直接影响人群的健康水平。卫生机构布局是否合理，群众就医是否方便、及时，医疗技术水平的高低等都会影响人群的健康和疾病的转归。因此，充分发挥现有卫生资源的作用，最大限度地满足人们的卫生需要，是提高人群健康水平的一项重要措施。

（三）恩格尔的生物－心理－社会医学模式

生物－心理－社会医学模式的概念是由美国纽约州罗彻斯特大学精神病学和内科学教授恩格尔（Engel）于 1977 年提出的。他依据系统理论，提出了生物－心理－社会医学模式的结构体系。恩格尔的生物－心理－社会医学模式的结构体系包括疾病、患者以及自然和社会环境。在该结构体系中，健康或疾病被理解为由原子、分子、细胞、组织、系统到个体，再由个体到家庭、社区和社会构成的一个自然系统。在该系统中，不再有二元论和还原论的简单线性因果模型，而是互为因果、协同制约的模型。体系中每个层次的变化都会影响整个系统。健康是系统内外高水平的协调。恢复健康反映了在新的系统中的协调，而不是回到病前状态。

（四）健康社会决定因素理论

健康社会决定因素（social determinants of health）指在那些直接导致疾病的因素之外，由人们的社会地位和拥有的资源所决定的生活和工作的环境及其他对健康产生影响的因素。健康社会决定因素是影响人群健康差异最主要和根本的原因。它贯穿个体出生、成长、衰老、死亡的全过程，覆盖个体生活和工作的全环境。健康社会决定因素理论是对已有的社会因素和健康关系的各个研究理论的综合，其主要理论基础是迪德里克森（Diderichsen）的疾病的社会生产力模型。健康社会决定因素理论以行动为导向，主要包括三部分，每部分彼此关联、相互作用。

第一部分是社会经济和政治背景，包括所有的社会和政治机制。它至少包括六个内容，即社会治理（如公民社会的参与度）、宏观经济政策（如货币政策）、社会政策（如社会福利政策）、公众政策（如卫生政策）、文化和社会价值（如社会对健康的重视程度）以及重大疾病流行条件（如艾滋病）。社会经济背景中对健康最具影响的是国家福利制度及其相关的收入再分配政策，包括社会保险、基础教育、基本卫生服务、廉价住房、减贫行动、个税制度等。

第二部分是结构性因素和社会经济地位。结构性因素指产生或强化社会分层和决定个体社会经济地位的因素，包括能力、声望和获得资源途径。最主要的结构性分层指标包括收入、教育、职业、社会阶层、性别、民族、种族。不同社会分层人群的能力、声望和获得资源的途径有差异，结构性因素影响了各层人群获得健康的机会。结构性因素一方面产生和强化了社会分层，另一方面又与社会经济政治环境息息相关。总体上，社会经济政治背景、结构性因素和个体的社会经济地位是人群健康不公平性的社会决定因素。

第三部分是健康社会决定因素的中介因素。中介因素与健康结局直接相关。它主要包括物质环境、社会心理环境、行为因素、生物因素和卫生系统。物质环境包括住房质量、消费潜能和工作环境等；社会心理环境包括社会支持和应对、心理应激等；行为因素包括营养、身体活动等；生物因素包括遗传等；卫生系统作为健康的社会决定因素，在疾病的发生、发展和预后中发挥重要作用。此外，与结构性因素和中介因素都有关联的社会资本，可能通过社会支持、社会网络、资源分配等途径影响健康。

社会经济政治背景可以直接通过中介因素作用于健康。但最重要的路径仍是社会经济地位通过特定的中介因素影响健康。反过来，疾病和伤害会反作用于个体的社会经济地位和社会经济政治背景。健康的社会决定因素概念框架如图 2-4 所示。

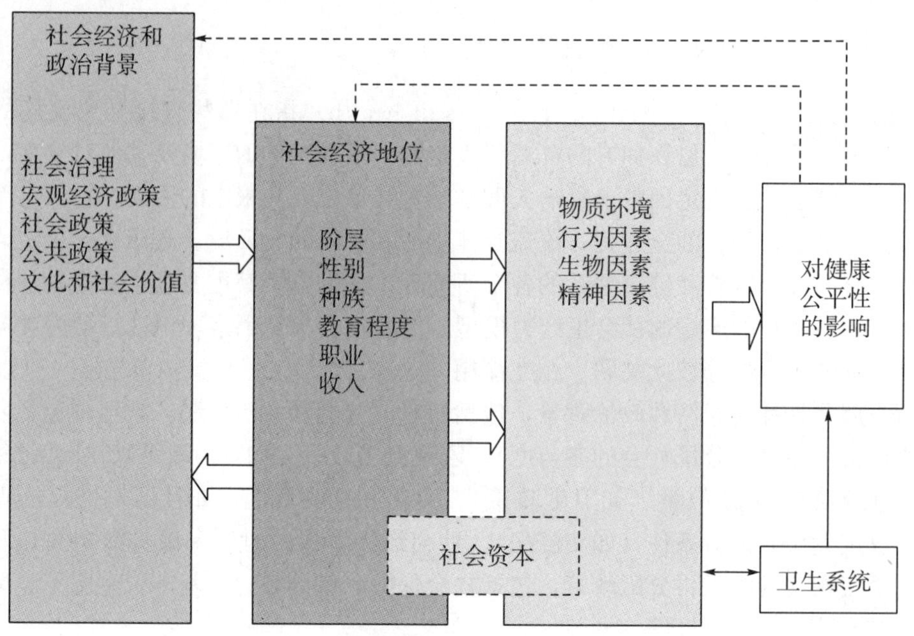

图 2－4　健康的社会决定因素概念框架

知识链接：

健康社会决定因素理论的产生及作用

影响健康的因素多种多样，包括个体的遗传因素和生物因素、个人的生活方式、个体的生活环境和工作环境，以及文化、政策等。在这些因素中，哪些是影响人群健康最重要的因素呢？无论是比较世界各国人群的健康状况，还是分析某一国家或地区人群的健康状况，都会显示出一个普遍现象：处于不同社会环境的人群的健康状况有明显差异，通常表现为发达国家人群健康状况好于发展中国家，社会经济状况好的人群健康状况好于社会经济状况低的人群。尽管在 1978 年的《阿拉木图宣言》中，世界卫生组织呼吁各国重视健康不公平以及推动部门协作解决此问题，但直到 21 世纪，健康不公平仍广泛存在。为此，世界卫生组织在 2005 年成立了一个专门委员会——健康社会决定因素委员会。该委员会通过在全球范围内收集已有的研究和实践证据，发展了健康社会决定因素的概念框架，并以此指导各国的实践活动。世界卫生组织建议各个国家从以下三个方面采取行动：第一，改善日常生活环境，即改善人们出生、成长、生活、工作及老年的环境。重点如下：关注儿童早期发展，实现起点公平；创造有利于健康的卫生环境；促进公正就业和改善职业卫生；提供终身的社会保障；提供全民医疗保健。第二，在全球、国家和社区不同层面特别关注形成日常生活环境的结构性因素，解决权利、财富和社会资源分配不公平的问题。重点如下：在所有社会政策和发展规划中体现健康公平；建立公平的筹资机制；强化市场责任，并加强市场监管；促进性别平等；促进社会各界在决策中的参与度；建立全球治理机制。第三，注重测量和收集证据，评估行动的效果，不断充实健康社会决定因素领域的知识基础，并提高公众对健康社会决定因素的认知。

健康社会决定因素理论进一步强调了研究社会因素与健康关系的重要性，并指出了社会医学的新研究方向，从而有力地推动了社会医学学科的发展。健康社会决定因素理论也为维持和促进健康的全球策略提供了支撑。世界卫生组织先后提出了健康社区、健康城市乃至健康国家的卫生发展战略，无不致力倡导“寓健康于万策”的理念，通过改善人们的生存环境达到促进全体人群健康的目的。

三、生物—心理—社会医学模式的基本内涵

（一）生物—心理—社会医学模式确立了心理因素、社会因素在医学研究系统中应有的位置

生物—心理—社会医学模式摈弃了二元论，重新表达了整体论观点，认为人是躯体和心理的统一体，是一个具有生物属性和社会属性的整体。生物—心理—社会医学模式同时也反映了系统论观点，即人与所处的环境相互联系、相互作用。在认识和处理健康和疾病问题时，要充分考虑心理因素和社会因素的作用。

（二）生物—心理—社会医学模式肯定了生物因素的含义和生物医学的价值

生物—心理—社会医学模式包含生物医学模式的合理成分，是对生物医学模式的进一步发展。生物因素仍是影响健康和疾病的重要因素，生物医学技术仍然是解决疾病问题的重要手段。而且心理因素和社会因素最后仍然通过生理路径对健康产生影响。随着生物医学技术的飞速发展，在精确预防、诊断和治疗疾病，促进健康方面仍将发挥不可替代的作用。

（三）生物—心理—社会医学模式从多维度探求人类健康与疾病的因果关系

生物—心理—社会医学模式将疾病的原因由生物因素和理化因素扩展到了心理因素和社会因素，由此将疾病的因果关系由生物医学模式下的单因单果的线性关系发展为多因多果的网络关系。是否把人置于社会关系中去考虑，是否把健康问题看作一个社会性的问题，是生物—心理—社会医学模式不同于生物医学模式的关键特征。生物—心理—社会医学模式鼓励人们从多维度探求健康和疾病的影响因素，并采取综合性手段解决健康和疾病问题。

四、生物—心理—社会医学模式的影响

从生物医学模式向生物—心理—社会医学模式转变是医学认识和实践领域中的深刻转变。它促使人们在医学思维和实践方式上的变革，对卫生服务、医学教育和卫生管理等各个方面产生了重大影响，促进了医学科学和卫生事业的发展。

（一）对医学目的的影响

生物医学模式下，医学的主要目的是通过诊治疾病，维护和促进健康，挽救生命，延长寿命。但是，随着人口老龄化程度加剧，慢性病患者不断增多，新的传染病不断出现，在高昂的医疗费用、严重的医疗不公平的情况下，这一医学目的遭遇极大的挑战。生物－心理－社会医学模式下的医学应是节制的、谨慎的、社会可承受的、经济上可支撑的、公正和公平的医学，医学目的转变为促进和提高全体居民的健康，减少和预防疾病，治愈与照料，提供安乐舒适的死亡，延长寿命的同时提高生活质量。

（二）对卫生事业的影响

生物－心理－社会医学模式将卫生事业的发展与整个社会的经济、文化、政治、人口相联系，使人们认识到卫生工作是人类生存和发展的基本要求，卫生事业发展是社会发展的重要组成部分。这一新的医学模式有力地推动了封闭式“小卫生观”向开放式“大卫生观”的转变。大卫生观的基本思想是卫生事业发展与社会发展同步，社会各系统要把健康与幸福作为共同的社会目标，协调社会各系统的力量，特别是采取社会防治措施，消除危害健康的社会因素，共同促进人群健康。

（三）对卫生服务的影响

生物－心理－社会医学模式对卫生服务的影响广泛而深远，表现为“四个扩大”：

（1）从治疗服务扩大到预防服务：由传统的防治分家到预防为主，防治结合，积极开展三级预防工作，并贯穿在疾病的发生、发展和转归的全过程。

（2）从技术服务扩大到社会服务：卫生工作者在防治疾病时，除采用传统的生物学技术，还要指导人们选择健康的行为和生活方式，促进心理卫生，建立良好的社会支持系统。

（3）从院内服务扩大到院外服务：医院要由传统的封闭式院内服务逐步向院外开展社区卫生服务转变。关注社区全体人群的整个生命过程，开展预防、保健、医疗、康复的综合服务，提高社区人群的健康水平。

（4）从生理服务扩大到心理服务：改变过去单纯采用药物、手术等方式治疗疾病的状况，同时运用心理治疗、心理咨询等手段，改变患者的认知活动，调动其积极性，以获得更为满意的疗效。

（四）对医学教育的影响

1988年世界医学教育峰会发布的《爱丁堡宣言》指出：“医学教育的目的是培养促进全体人民健康的医生。”这是生物－心理－社会医学模式对医学教育最直接的影响。现代医学教育培养的专业人才，要在态度、知识、能力三方面适应医学模式的转变。首先，要求医学生树立正确的职业态度，要有社会责任感和科学献身精神。其次，现代型的医学人才既要有自然科学方面的知识，又要有人文科学方面的知识。再次，在学习专业技能的同时，还应加强社会实践的锻炼。

第四节　医学模式转变与卫生事业的发展

医学模式是在医学实践的基础上产生的，是人类在与疾病抗争和认识自身生命过程的实践中不断总结形成的，因此，医学模式的转变与卫生事业的发展密切相关。卫生事业的发展促进医学模式的转变，而相应的医学模式的转变指导卫生工作的开展。

一、世界卫生发展三阶段

在过去的两个世纪，发达国家随着社会经济的发展，人群健康状况经历了三个发展阶段。与此相适应，医学模式随之转变，卫生事业所面临的主要任务也相应发生改变。发展中国家基于不同社会经济发展水平和人群健康状况，面临着相应发展阶段的问题，任务更为艰巨复杂。

（一）第一阶段

第一阶段主要的社会卫生问题是贫穷、失业、营养不良、住房低劣、卫生条件差、各种传染病流行。由于社会卫生状况不良，人民健康状况差，平均寿命短，一些国家的政府进行了社会经济改革，采取了一系列公共卫生措施。特别是针对传染病采用了预防接种、抗菌药物、杀菌灭虫“三大法宝”及改善基础卫生条件，使各种传染病得到控制，传染病的发病率与死亡率大幅度下降。后来，人们将以传染病为目标的斗争称为第一次卫生革命。这一阶段的主要医学模式是生物医学模式，第一次卫生革命的胜利奠定了生物医学模式的牢固基础。

（二）第二阶段

第二阶段主要的社会卫生问题是工业化、都市化带来的人口集中，居住和交通拥挤，生活紧张忙碌，社会关系复杂多变，导致人们的行为与生活方式发生改变。这时，影响人类健康的主要疾病已由传染病逐步转变成慢性病。在发达国家，居民的疾病谱发生了很大改变，心脏病、脑血管疾病及恶性肿瘤的发病率与死亡率逐年上升。由于科学技术的进步，针对慢性病与恶性肿瘤产生了一系列高精尖的诊断和治疗方法，医疗服务越来越精致和昂贵。医疗费用增高，在大多数国家已成为一种沉重的负担。这种以慢性病和恶性肿瘤为目标的斗争称为第二次卫生革命。这一阶段的卫生问题的解决，仅靠生物医学模式的指导已经不够，需要新的医学模式，这促进了生理－心理－社会医学模式的产生。

（三）第三阶段

第三阶段主要的社会卫生问题以社会和环境病理学为特点。这时，对人类健康的威胁不是内源性机体和功能紊乱，而是环境污染和社会条件的改变，如暴行、酗酒、滥用药品、吸毒等。

发达国家虽然已经进入卫生事业发展的第三阶段，但第二阶段的主要问题仍然存在，并且近年来也面临一些传染病重新流行和新传染病肆虐的问题。发展中国家同时面临着三个发展阶段的问题。

二、我国社会卫生状况的类型

由于我国存在城乡二元经济结构，自然环境和地理分布有巨大差异，社会卫生发展极不平衡。社会卫生状况的划分有不同的标准。1993 年的第一次国家卫生服务调查报告，利用第三次全国人口普查资料，根据各市、县的社会经济、文化教育和人口结构、健康状况等指标，将我国社会卫生状况划分为城市和农村两类，其中城市根据人口规模分为大、中、小城市，农村分为一、二、三、四类地区。后根据 1999 年卫生部全国 36 个大、中、小城市和 85 个县、市的死亡原因统计分析，将我国社会卫生状况分为三类。在 2013 年的第五次国家卫生服务调查报告中，社会卫生状况仍分为城市和农村，每一类又按东部、中部、西部划分，突出了城乡和区域的差异。

（一）按城乡划分

按中国卫生统计年鉴的分类标准，城市是指行政区划为地级市及以上的地区，农村是指行政区划为县（包括县级市）的地区。2013 年的第五次国家卫生服务调查显示，城市居民两周患病率、慢性病患病率均高于农村地区。

（二）按东、中、西部划分

按中国卫生统计年鉴的分类标准，全国 4 个直辖市、23 个省、5 个自治区、2 个特别行政区分成三个地域：东部、中部和西部。东部包括北京、天津、河北、辽宁、上海、江苏、浙江、福建、台湾（不包括台湾的统计数据）、山东、广东、香港、澳门（不包括香港、澳门的统计数据）、海南 14 个省、直辖市；中部包括山西、吉林、黑龙江、安徽、江西、河南、湖北、湖南 8 个省；西部包括内蒙古、重庆、广西、四川、贵州、云南、西藏、陕西、青海、甘肃、宁夏、新疆 12 个省、直辖市和自治区。韩春蕾等根据妇幼健康指标和全人群死亡率指标，测量不同地域的健康差异。研究结果发现，东部地区健康水平高于中、西部地区；东部地区内部健康状况差异大，如北京和上海的健康状况远高于其他东部省份。2010 年东部 14 个省（市）（除河北）平均预期寿命均大于或等于 75 岁，中部 8 个省（除吉林）均为 74～75 岁，西部 12 个省（市、自治区）（除广西、重庆）均为 68～74 岁。2013 年的第五次国家卫生服务调查显示，东部地区居民两周患病率、慢性病患病率高于中、西部地区。

无论按哪种标准划分，我国社会卫生状况均存在很大差异，说明我国不同地区的卫生事业发展处于不同的阶段，所面临的任务也有所不同。需根据新的医学模式，针对主要社会卫生问题，制订适宜的解决方案。重点解决城乡社会卫生状况的不公平问题，制定农村地区，特别是欠发达农村地区的卫生政策，保障城乡居民享受同等的基本卫生服务，从而提高全体居民的健康水平。

第五节　健康观的演变

健康观即人们对健康或疾病的看法，包括健康或疾病的概念与定义、保护健康与促进对健康的认识。随着医学的发展，健康观不断发生变化，内涵不断丰富，外延不断扩展。健康观已由消极的治疗疾病、保护健康发展到积极地预防疾病、促进健康；健康观的维度由生理健康逐渐扩展到心理健康，由身体健康扩展到社会健康；健康观的范围由个体健康扩大到群体健康。

一、传统健康观

（一）传统健康观的主要内容

由于疾病可以直接观察到，比健康更形象和具体，因此人们一般以疾病作为参照体系来界定健康。长期以来，人们普遍认为疾病与健康是相互排斥、互相对立的。因此，习惯采用一种剩余模式的思维方法来定义健康，即健康是人的生命活动中没有疾病时的状态。"无病就是健康"是传统健康观（classical health）的核心。无病成了健康的代名词。有病就是患者，无病就是健康人。而是否有病取决于机体是否患有个人可以感觉到的或医学技术可以检测到的疾病，这种感知或检测到的疾病受到当时人们的认识水平和医疗技术条件的影响。

这种传统健康观使人们将注意力放在了生命过程异常时的状态。通常情况下，人们只有感觉到自己身体有异常时才寻求医疗帮助。医生在诊疗时也努力寻找机体是否异常的客观证据。在分析某一人群的健康状况时，找出有病人群，余下的就是健康人群，如传统的人群健康评价指标只包括发病、患病和死亡指标。

传统健康观简单，容易理解，在医学实践中容易操作。但它是一种消极或负向的健康观。它使人们只关注机体异常时的状态，关注疾病的人群，导致人们在健康保护和促进中处于被动状态，忽视疾病的预防，忽视全人群的健康。

（二）传统健康观的特征

传统健康观只涉及健康的一个方向，即健康变坏状态或负向健康，而忽略了健康的正向品质以及健康的多维性和复杂性。生命是一个动态过程，有功能失调的状态，也有功能协调的状态。即使是负向健康，也不仅仅是疾病，还包括伤残、能力丧失以及负向情感等状态。此外，传统健康观没有注重人的心理属性和社会属性，而只从生物学角度判断是否健康。因此，健康应包含正向健康或积极健康的内容。在人群健康评估时也应强调正向指标，而不仅是发病、患病和死亡。

以二元形式来记录健康，即疾病或死亡的有或无，忽略了健康是一个连续变化的过程。由于生命是一个动态过程，机体并非仅仅非疾病即健康或非健康即疾病，这显得过于简单化。从完全健康到死亡的过程中有大量的中间状态。它们可能是一个没有疾病但并非完全健康的状态，是完全健康和疾病之间的过渡状态或病前状态。同时，人们对疾病有一个认识过程，许多疾病尚不能被早期发现，将那些没有发现疾病的人定义为健康人，使健康被扩大化了，削弱了人们主动促进健康的积极性。

在传统健康观下，是否健康一般由医生判断。医生主要依靠自己的经验和一些检查结果来判断。在生物医学模式指导下，医生主要依据医学检查结果是否在检测指标的统计学正常值范围内来区分健康和疾病之间的界限。实际上，判断是否健康的主体是多维的，包括医生、个人和社会。一般来说，医生的健康判断着重于身体方面，心理学家强调心理健康，社会学家比较重视健康的社会作用。患者往往并不太关心而且也不容易理解那些复杂的医学检查和数据测量，而更注重自己对目前的健康状况的感受和自己目前的健康是否能适应家庭、学习和工作的需要。

（三）几种疾病观

在传统健康观中，对疾病形成的原因有不同的认识，从而形成不同类型的疾病观。常见的疾病观如下。

1. 病因、宿主、环境失衡疾病观

在对传染病的研究中发现，疾病的发生与病因、宿主和环境有关。如果这三类因素达到一种相对平衡的状态，就不会产生疾病。如果某类因素增强或削弱，导致三者失衡，机体就要患病。医学的任务就是尽力维持三者之间的动态平衡。

2. 结构、功能异常的疾病观

随着解剖学、细胞学、分子生物学等学科的发展，人们可以在系统、器官、细胞、分子、原子水平上研究疾病，大多数的疾病都能在结构上找到相应的变化，从而形成了按系统或器官划分疾病的理论。机体的系统、器官、组织，乃至细胞水平和分子水平的结构或功能的异常就是疾病，即形成“有病灶才是病”的疾病观。结构异常的疾病观是对疾病微观的较为深入的认识。

3. 内稳态疾病观

机体内稳态理论是系统论、控制论和信息论在医学生物学上的重大发展。内稳态是维持机体正常生命活动所必不可少的，疾病指在机体内外环境中某些致病因素作用下，内稳态紊乱，引起相应的生命活动障碍。内稳态疾病观强调内因对疾病发生的决定作用。在致病因素引起机体损伤的同时，机体也动员各种功能修复损伤。当损伤占优势时，疾病恶化甚至导致死亡；反之，当损伤较弱时，疾病缓解乃至康复。

（四）传统健康观的作用

传统健康观在社会经济不发达、科学技术较为落后的时期，对控制疾病、促进人们的健康发挥过积极作用，也是现代整体健康观的基础。

（1）传统健康观在传染病的预防和控制上起了重要作用。由于传染病主要是由生物学因素引起的，医学的重点放在了如何控制传染源、切断传播途径和增强机体抵抗力方面，以及寻找有效的生物学治疗途径，从而提出了一系列有效的控制措施，在公共卫生

方面取得了辉煌的成就。

（2）传统健康观有利于人们把对健康的注意力集中到疾病上，把有限的资源投入疾病的治疗和控制上。

（3）传统健康观极大地促进了医学研究、临床医学和医学教育的发展。由于对疾病本身十分关注，人们对疾病诊断和治疗的研究就变得较为重视，据此建立起了较为完善的疾病诊断治疗体系和医学教育体系。

二、整体健康观

随着社会经济和医学的发展，人们对健康的理解发生了很大变化，对健康提出了更高的要求，需要建立新的健康观来反映这种变化和要求，于是在对传统健康观深化和扩展的基础上，形成了现代的整体健康观。

（一）整体健康观的定义

整体健康观（holistic health）视机体为一个整体，视生命为动态过程。整体健康观认为，健康由多个维度组成，同时注重人的生物属性和社会属性，要求躯体、心理和社会诸方面共同成长和协调发展，对不断变化的环境表现出良好的适应能力。整体健康观与生物－心理－社会医学模式相适应。

整体健康观具有代表性的定义是世界卫生组织 1948 年的定义：“健康不仅是没有疾病和虚弱现象，而且是一种躯体上、心理上和社会适应方面的完好状态。”这一定义兼顾了人的自然属性和社会属性，表达了健康的正向性，具有更为积极的意义。该定义既包含作为生物有机体的人的生理健康，又加入了作为高级生命复合体的人所特有的心理和社会两方面的内容。故世界卫生组织的健康观是一种积极的整体健康观。

（二）整体健康观的内容

1. 躯体健康

躯体健康是指躯体的结构完好和功能正常，否则就不能称之为健康。躯体健康具有相对性，人体通常不断地通过各种机制调节各种器官和组织的功能，以适应并保持与环境中不利因素之间的平衡，由于环境不断变化，因而躯体与环境之间的平衡是相对的。人类社会在发展，科学在进步，人们对疾病的认识不断深化，因而不可能对躯体健康定下永恒的标准。目前人们认为的躯体健康仅限于利用当代科技手段对人体进行观察和测定，如果未发现异常即认为是躯体健康。

2. 心理健康

心理健康又称精神健康，它是指人的心理处于完好状态。这种心理上的完好状态主要有三方面的含义：

（1）正确认识自我。过高估计自己，过分夸耀自己，过度自信，工作没有弹性，办事不留后路，一旦受挫，易引起心理障碍；反之，过低估计自己，缺乏自尊心、自信心，胆小怕事，缺乏事业的成就感，缺乏责任感。这些都是心理不健康的表现。因此要正确认识自我。

（2）正确认识环境。指个人要对过去的、现在的以及将要发生的一切事件和事物有客观的和一分为二的认识。

（3）及时适应环境。指使自己的心理与环境相协调与平衡的过程，要求人们主动地控制自我、改造环境与适应环境。由于没有人能够通过自我控制和改造环境，使自己与环境的关系完美无缺，所以心理完全健康的人是极少的，通常只不过仅把需要进行治疗的人称为患者。

情绪是反映心理健康的重要内容，它指一个人根据主观需要与客观实际相符合的程度，产生的满意与不满意的感觉。若出现愉快、喜爱、幸福乃至狂欢，或产生尊敬、崇拜、赞美和自豪等正向情绪，是健康的表现。相反的一些负向情绪是不健康的，如忧郁、焦虑、恐惧、惊慌和敌对等，可称为病态情绪。心理健康的情绪标准：第一，一定的事物必定引起相应的情绪反应，如果受尊敬反而愤怒，则是情绪不健康的表现。第二，引起情绪反应的因素消失后，其情绪反应也应逐渐消失，如果为某件事长期生气是不健康的表现。第三，情绪相对稳定。如果情绪起伏很大，则情绪不健全；第四，情绪健康最为明显的标志是精神愉快。

3. 社会适应能力

社会适应能力良好，是指人们社会参与时的完好状态，它包括三方面的内容。

（1）每个人的能力应在社会系统内得到充分的发挥。

（2）健康人应有效地扮演与其身份相适应的角色。

（3）每个人的行为与社会规范相一致。

社会状况是衡量社会适应能力的重要标志。个体的社会状况包括人们的活动度和自力度。活动度指人们参与社会活动的能力水平，这与人们的行为模式、生活方式、人际关系有关；自力度指一个人与不断变化的社会环境作斗争以求得更好的适应水平，这受到个人的社会地位和个人角色的影响。

4. 道德健康

在现代社会，人们在复杂变化的社会关系中活动，各种行为随时都可能受到自身道德意识的评判。当一个人能够克服内心矛盾，做出合理的抉择并加以执行时，就会感到心安理得，否则就会产生不安或内疚。人们还面临着外在的客观挑战与内在的主观挑战之间的有效平衡，当长期不能达到平衡状态时，人的道德信念和道德行为将产生矛盾，造成内心紧张，这样的人即使躯体健康仍不能称为健康。道德健康是一种价值判断，受社会文化影响极大，故较其他内容难以测量。

（三）整体健康观的特征

1. 健康与疾病具有相对性

健康与疾病是相对的，两者实质上不存在绝对的界线。患者本身包含健康的成分，而健康人也含有疾病的因素。因而绝对的健康是不存在的。绝对的疾病就意味着死亡，人一旦死亡就失去了疾病与健康赖以存在的客体，疾病和健康都将不复存在。健康与疾病的相对性，表示健康与疾病是共存的。健康与疾病是在同一个体中的动态过程，良好的健康状态在一端，严重的疾病在另一端。每个人在健康与疾病状况之间占有一个位置，随着时间的推移，机体的状态在不断变化，由此出现所谓的亚健康状态、亚临床疾病等概念，一般认为是介于健康与疾病之间的一种状态。亚健康状态亦称“第三状态”或“灰色状态”，指人的机体无明显的疾病，但活力降低，适应力出现不同程度减退的一种生理状态。其原因是机体各系统的生理功能和代谢过程低下。亚临床疾病亦称无症状疾病，指没有临床症状和体征，但存在生理性代偿或病理性改变的临床监测证据。

2. 健康具有多维性

世界卫生组织提出的健康观认为健康是由多个维度组成的，至少包括三个基本维度，即躯体、心理与社会适应能力。1986 年，世界卫生组织对健康的定义进一步延伸，认为健康不仅仅是个体身体素质的体现，而且是个人日常生活的资源，也是社会的资源。1990 年，又提出道德健康观的概念。有研究者还细分为更多维度，如智力健康、心灵健康、生殖健康等。为便于测量，整体健康包括身体健康、心理健康、社会健康、角色功能和健康感觉，其中角色功能也可归于身体健康的范围内，另外还可加上一般健康问题或症状复合体。

健康的各维度相互独立，在测量中既可单独测量各维度，也可综合测量各维度组合成的综合状态。在实际应用中，并非每项研究都要把这些内容包括进去，要根据研究的目的与用途、测量对象的可接受性等因素确定测量的内容。

3. 健康具有连续性

从完全健康到最差的健康状态或死亡是个连续变化的谱级。在人的生命活动的全过程中存在下面几个相互关联的状态：健康⇔病前状态⇔疾病。在以生物医学模式为指导思想的时期，对健康状态的评价的重点在健康的负向特质，如疾病、功能失调、生活能力丧失等，忽视了对健康正向特质的评价。实际上，每个维度都有相应的谱级，如把身体活动表示为自由行走、行走受限、依靠轮椅、卧床。

健康的多维性和连续性可以用健康状态多维分类系统表示（见表 2－5）。表内有三个维度，即活动性、疼痛、情感完好。每个维度又有四个水平，这样可形成“4×4×4＝64”种多维健康状态。这 64 种状态可从好到差排列成一个连续变化的频谱。

表 2－5　健康状态多维分类系统

活动性	疼痛	情感完好
自由行走	无疼痛	无忧虑
行走轻度受限	轻度疼痛	轻度忧虑
行走需拐杖或轮椅	中度疼痛	中度忧虑
不能行走	严重疼痛	严重忧虑

4. 健康描述的功能性

健康描述的功能性主要指健康的评价者基于个体，描述个体在日常生活中如何完成日常活动、任务或扮演各种角色，着重于处于某种健康状态下的个人行为能力，而不是有关的临床诊断或实验室检查结果，即用行为或功能术语如完好、健全等来表述健康。健康状态由个体某时点的功能水平和将来的变化所构成。世界卫生组织的健康定义中用“完好”就是健康描述的功能性体现，具有较好的操作性。适宜的功能应与身体完好、心理完好和社会完好的社会期望一致，功能的概念以“正常”与“偏离”为基础，正常功能是社会期望、大多数人能经历的，并能在日常生活活动中完成的行为，偏离功能是指背离正常的负向行为。

5. 健康定义的学科差异性

由于健康的多维性和健康影响因素的复杂性，不同学科对健康的关注点有差异，导致对其具体界定的差异。表 2-6 反映了不同学科对健康和疾病定义的差异性。

表 2-6　不同学科对健康和疾病的定义

学科	健康	疾病
生理或生物观点	身体的良好状态	身体的某一部分、过程、系统在功能和（或）结构上的反常
流行病学观点	宿主对环境中的致病因素具有抵抗力的状态	宿主对环境中的致病因素易感而形成的状态
生态学观点	人和生态间关系协调的产物	人和生态间关系不适应和不协调的结果
社会学观点	个体在一个群体中被认为身体和（或）行为是正常的	个体被认为偏离了正常的身体和（或）行为状态
消费者观点	一种商品、一种投资，在某种程度上可以买到	通过购买保健服务可以治疗、控制及治愈的一种不正常状态
统计学观点	测量结果在正常值范围内	测量结果在正常值范围外

三、健康测量

（一）健康的单维测量

由于健康的多维性，不同维度的判断主体和依据有所不同，形成不同的判断标准，包括经验标准、价值标准、文化标准和数值标准。不同判断标准产生不同的健康测量结果。以下几个概念反映了这种测量差异。

1. 疾病

疾病（disease）是一种个体生理学功能异常的医学判断或临床判断，可通过体检、化验、人体测量及其他检查确定，这是一种生物学尺度。疾病是一种容易找到客观事实依据的健康负向状态，明显的疾病容易引起人们的注意，患者常表现出求医行为。根据疾病自然史，早期的疾病往往不易被觉察，因此错过最佳临床干预时间。

2. 患病

患病（illness）是个体对身体健康状况的自我感觉和判断，即对身体、心理、社会三方面失调的判断，它是一种感觉尺度，是一种个人主观上的疾病感觉。个人对自己健康状况的评判包括对目前健康的判断和对未来健康变化趋势的预测。判断的依据主要是健康状况对个人、家庭、工作、学习等方面的影响大小，也受个体对疾病的认知程度的影响。因此判断结果不完全与医学判断一致。有些患者可能表现出求医行为，而有些则不去寻求医疗帮助，可能导致病情延误。

2. 病患

病患（sickness）是指疾病削弱了患者的社会角色，使其社会功能不能很好地发挥。它是一种角色判断，也是一种社会尺度或行动尺度，反映一个人在健康状况方面所处的社会地位，即他人认为此人处于不健康状态。病患的评判主要依据健康状况对个人社会交往能力、劳动能力等的影响，缺勤、休工、休学等正是这种判断的结果。

（二）健康的综合测量

对某一具体的人来说，健康状况是各维度综合作用的结果，是一种综合健康状态。这种状态既有广度又有深度，从理论上讲健康的广度和深度是无限的。从测量和评价的目的出发，健康的三维空间充分表达了这种综合健康的概念。

健康是由身体、心理和社会构成的三维空间，每个维度都有一系列变化的状态，从完全健康到功能完全丧失。个体的健康状态可以定义为三维空间中的一点，x_1 轴代表身体功能，x_2 轴代表心理功能，x_3 轴代表社会功能。三维空间中的点是可变的，在某一时点，个体在三维空间中的某一方面可能表现很差，其他两方面则表现非常好。从测量的观点来看，健康就是身体功能、心理功能和社会功能的函数：$h=f(x_1, x_2, x_3)$。健康的综合测量如图 2-5 所示。

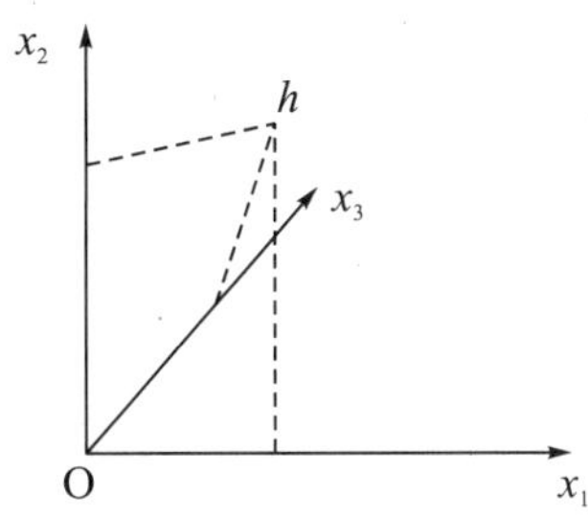

图 2-5　健康的综合测量

对综合健康状态的评判，不像临床诊断有一套系统的、确定的正常值范围作为参考，但可以借助健康状态效用进行综合评判。健康状态效用（utility）是个人或群体对某种健康状态的满意水平或期望。实际上效用是给健康状态评分，评分的范围为 0～1，0 代表死亡，表示最差的健康水平，1 代表完全健康，表示最好的健康水平。效用不是健康状态的有用性，而是人们对其的偏好与愿望，反映健康状态的质量。

思考题：

1. 试就某一种慢性非传染性疾病及某一种传染病发生的影响因素进行分析，并绘出影响模式图。

（1）分别列出这两种疾病的主要影响因素、可能的影响因素。

（2）绘制影响因素模式图（包括各种因素之间的关系）。

2. 试依据下列资料，分析我国城乡社会卫生状况。

表 2—7　2014 年城市和农村居民主要疾病的死亡率及构成

	城市		农村	
	死亡率（1/10 万）	构成（%）	死亡率（1/10 万）	构成（%）
传染病（含呼吸道结核）	6.64	1.08	7.90	1.19
寄生虫病	0.04	0.01	0.05	0.01
恶性肿瘤	161.28	26.17	152.59	23.02
血液、造血器官及免疫疾病	1.25	0.20	1.10	0.17
内分泌、营养和代谢疾病	17.64	2.86	13.13	1.98
精神障碍	2.66	0.43	2.70	0.41
神经系统疾病	6.91	1.12	6.66	1.00
心脏病	136.21	22.10	143.72	21.68
脑血管疾病	125.78	20.41	151.91	22.92
呼吸系统疾病	74.17	12.03	80.02	12.07
消化系统疾病	14.53	2.36	14.51	2.19
肌肉骨骼和结缔组织疾病	1.66	0.27	1.63	0.25
泌尿生殖系统疾病	6.65	1.08	7.09	1.07
妊娠、分娩、产褥期并发症	0.09	0.01	0.14	0.02
围生期疾病	2.11	0.34	2.44	0.37
先天畸形、变形和染色体异常	1.83	0.30	2.10	0.32
损伤和中毒（外部原因）	37.77	6.13	55.29	8.34
诊断不明	2.43	0.39	2.58	0.39
其他疾病	7.08	1.15	6.44	0.97

3. 请结合专业或工作实际，分析医学模式转变对专业发展或工作思路的影响。

（任晓晖）

第三章　定量研究方法

社会医学是一门新兴的医学交叉学科，它借鉴了许多社会学的研究手段，如现场定性调查、问卷调查等，然而，就其本质而言，它仍属于医学科学的范畴，因此，又具有超出单纯社会学的许多新的特征。按照研究过程中是否进行人为干预，可以将社会医学研究方法大体分为两类，即现场试验研究和调查研究。

现场试验研究又名社区干预试验，它是指在普通人群中试行某种卫生措施，与对照人群进行比较，观察该措施对人们的行为和健康状况的影响。如农村健康保险试验研究、吸烟干预研究等都属于现场试验研究。现场试验研究与实验室里开展的研究不同，由于对于个人而言，许多样本属性如性别、年龄等是研究人员不能够随意改变的，所以在保证样本的可比性、控制非试验因素方面难度很大，往往需要较大的样本量、严密的设计与复杂的统计方法。对于许多影响健康和疾病的社会经济和行为因素的干预而言，社区干预试验是唯一可行的方案，这类试验是无法进行动物实验的。

调查研究是社会医学研究的主要方法，其主要任务是了解社会经济文化状况、卫生服务状况及人群健康状况等，为制定卫生政策和卫生规划、采取卫生措施提供科学依据。调查研究按所获取资料的性质可以分为定量调查研究和定性调查研究。

定量研究（quantitative research）也称量化研究，是社会医学领域的一种基本研究范式，也是科学研究的重要步骤和方法之一。定量研究是调查人群中发生某事件的数量指标，或探讨各因素和健康的数量依存关系的研究，一般是为了对特定研究对象的总体得出统计结果而进行的。定量研究具有以下特点：①标准化和精确化程度较高，具有较好的客观性和科学性。②结果可量化，常用概率统计方法进行分析。③定量研究主要运用演绎法，自上而下地形成理论。在定量研究中，研究者在研究开始就具有明确的问题和研究假设，研究计划是结构性的、预先设计好的、阶段明确的计划。

第一节　社会医学研究的步骤

任何一项科学研究均包括五个步骤，可以用一个环状图来表示（如图 3-1 所示）。

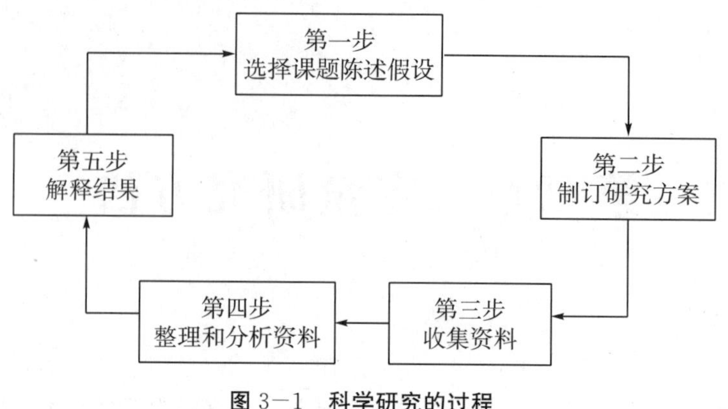

图 3－1 科学研究的过程

一、选择课题

课题的选择是一个重要的问题。课题选择是否得当，常常决定一个课题的成败。可以通过查阅资料、实地调查、学术交流等发现问题、提出问题，也可以通过工作实践发现工作中存在的尚未得到解决的实际问题，提出研究课题。但并不是所有发现的问题都值得研究，也不是所有的问题都能够进行研究。这涉及对课题的评价和可行性论证。

（一）课题评价

可根据三个原则来评价一个课题是否值得研究。

1．需要性原则

在实际工作中发现的对人群健康状况影响最大的问题，即社会实践的需要；或是出现一些事实与现有理论之间有矛盾的问题，即科学发展的需要。需要性体现了科学研究的目的性。

2．创造性原则

题目应是新颖的、国内外尚无人研究的。它体现了科学研究的价值。要使题目有创造性应注意两点：一是要详尽占有资料，充分了解人们已做的同类研究现状，从中寻找空白点及薄弱环节，发现新的问题。二是要有科学思维，要敢于冲破传统观念的束缚。科学创新需要怀疑精神，它是通向新理论的阶梯。

3．科学性原则

科学性原则体现了科学研究的根据。课题必须以客观事实和理论作为依据。科学性原则是保证科研方向正确无误的前提。

（二）可行性论证

可行性论证指论证一个课题是否具备进行研究的主客观条件。客观条件主要指科学发展的程度、各方面资料的积累、调查能否进行等。主观条件指研究人员的数量、专业知识及各种技能，人力及物力的配备状况等。

二、制订研究方案

研究方案的制订包含的内容很多，需要从整体规划入手做好每一局部的细节安排。研究方案的内容主要有以下几个方面。

（一）确定研究类型和研究方法

这一部分说明采用何种方式进行研究，即收集何种资料、使用何种研究方法、调查范围有多大、研究的时间设计。在确定研究方法之后，还要考虑具体的调查方法及资料分析方法。

（二）确定分析单位和研究内容

应当与研究方式的选择结合起来，考虑调查对象有哪几类、要调查哪些项目或指标、哪种分析单位能够提供所需的资料、所要调查的内容适合用哪些方法去收集、对资料的精确性和系统性有何要求、如何分析这些资料等。

（三）制订抽样方案

抽样调查要确定研究总体是什么、采用何种抽样方法、抽取多少样本才能做到既能减少工作量又能保证样本的代表性等。抽样方法可以分为两类，即概率抽样和非概率抽样。在概率抽样中，每一个对象被抽中的概率是已知的，而在非概率抽样中则是未知的。概率抽样的方法有多种，常用的有单纯随机抽样、分层抽样、系统抽样、整群抽样等。非概率抽样是不遵循随机化原则的，研究者以自己的方便或主观愿望，任意选择研究对象，这类抽样一般不能用样本推论总体。但是，非概率抽样方法简便易行、花费小，能及时得到有用的资料，没有概率抽样统计上的复杂性。因此，如果不将研究结果外推到样本范围以外，或者仅仅是大规模研究之前的预试验，则非概率抽样是适用的。常用的非概率抽样有方便抽样、定额抽样、立意抽样、雪球抽样等（非概率抽样详见第四章的相关内容）。

（四）制作问卷

问卷是由一系列与测量的目标有关的问题组成的问题表格，用来收集和评价个人的态度、信念、行为和个体特征等信息，它是社会医学研究常用的一种测量工具。采用问卷作为测量工具收集信息时，可以由被调查者自行填答有关问题，这称为自填法；也可以由经过培训的调查员按标准的方式提问，然后根据被调查者的回答情况填写问卷，这称为访谈法。

（五）确定调查的场所和时间计划，并对调查员的任务和工作进度做出安排

问卷调查一般是短期的，由各个调查员分发和回收问卷。而参与观察则是长期的，研究者和调查员需要生活在所调查的地区或单位，长期进行观察和访问。在进入调查之

前，还需培训调查员或编制指导手册。

（六）研究经费和物质手段的计划、安排

研究经费主要包括调研人员的旅差费、协作人员的劳务费、课题资料费、问卷表格的印刷费、资料处理费用等。研究经费是影响研究方案设计的重要因素，它直接限制了研究范围和调查方法的选择。但即使有充分的经费保证，也需要做出合理的安排与规划。物质手段主要指调查工具、技术手段以及资料整理与分析的手段，如录音及录像设备、实验仪器、计算机等。尽管它们都与经费有关，但这里还存在着使用与规划的问题，如使用何种型号的计算机、需要有何种统计软件等都需要结合调查内容做出安排。

三、收集资料

在科学研究中，资料起着举足轻重的作用，它为课题假设是否成立提供事实和依据，为主体报告的顺利完成提供保证。因此，在科研过程中收集资料是一项非常重要的工作，它直接影响着课题研究的质量和效率。定量研究的资料收集可使用多种方法，如文献法、问卷调查、量表与测验法、医学检查和理化分析等。

（一）文献法

文献多种多样：有一些是第一手资料，即由经历过某一事件的人撰写的；另一些是第二手资料，即由那些未经过某一事件，而是通过访问或阅读第一手资料的人撰写的。在查考文献资料时，需要区别是第一手资料还是第二手资料。国内外官方的人口普查、生命统计、国民经济统计、疾病统计等资料，有关组织、团体、研究机构的各种统计年报、调查报告、记录、案卷等资料，有关期刊、杂志、报纸、通讯、专著等资料，都是文献法获得资料的重要途径。文献法应用很广，从广义上讲，任何研究都离不开文献，只是使用文献资料的程度和范围不同而已。采用文献法可以研究不可能直接观察的对象，在做长时间的纵向研究时，若跨度很大，从古至今，文献法是唯一可行的方法。但是，文献常常带有浓厚的主观色彩，社会经济、文化的差异以及各种不同的文献编撰目的使得文献良莠不齐，有些可能有偏误，甚至完全错误。所以，对于文献法收集的资料，也应该同其他方法一样，分析其信度和效度。许多有价值的文献是在日常工作中逐步积累而来的，人们常常建立起规范的登记报告表格来收集这些资料，由基层工作人员填写表格，并逐级上报有关负责部门。因此，影响登记报告数据质量的关键是基层工作人员的素质，要加强他们的业务水平，培养严谨认真的工作态度，尽可能避免弄虚作假。必要时，可以进行抽样调查，对登记报告数据进行质量控制。

（二）问卷调查

问卷调查是社会医学研究中最常采用的收集资料方法，其具体方法包括访谈法和信访法。

1．访谈法

访谈法通过有目的谈话来收集资料，这种谈话可以是面对面访谈，也可以是电话访

谈，医学研究中常用的是面对面访谈。问卷调查中的访谈是由调查者根据事先设计的调查表或问卷对调查对象逐一进行询问来收集资料的过程，因此，这种访谈又称为问卷访谈或结构式访谈。其基本特征是有详细的调查表和进行面对面的访问。

(1) 优点：访谈法比较灵活，调查员可以进行必要的说明，解释问卷中引起误解或不理解的内容，并可在访谈中随时纠正和完善被访谈者对问题的回答。访谈法对调查对象的文化要求不高，文盲和不愿用文字回答问题者均可以用这种方法来收集资料。一般访谈法的问卷回收率较高，因为调查员可以督促被调查者回答，并且不需要被调查者自己填写问卷，问卷填答之后可以立即收回，对于不合作者还可以说服。在访谈过程中，调查员可以根据被调查者的姿势、语气、表情、反应等非文字信息来判断其回答的真实性。面对面访谈形式比较容易控制访谈的环境，有效地防止第三者对访谈的影响。由于有调查员对调查的问题进行必要的说明和解释，因此可以在问卷中列入较为复杂的问题。

(2) 缺点：访谈法需要大量甚至复杂的组织工作，如果访谈的样本很大，问卷中问题较多时，访谈就非常耗费时间和人力、物力。在访谈中比较容易受调查员先入为主的影响，如果调查员的素质不高或没有进行足够的培训，就可能出现访谈偏误。面对面访谈一般没有匿名保证，有时被调查者可能因此拒答或不真实地回答。由于涉及交通，且需要相当的人力、物力，因此其适用范围在地理上受限。

2. 信访法

信访法是被调查者自己独立填答问卷的方法之一，一般是由调查者将问卷邮寄给调查对象，调查对象再按照要求填写完毕后寄回给调查者。

(1) 优点：信访法由于不需要直接接触调查对象，因此，不涉及交通，不需要现场组织工作和培训调查员，比较节省时间和费用。调查对象可以根据自己在时间和地点上的方便来回答问题，可以避免现场自填时间紧张、时间冲突和周围环境的影响。信访法有较高的匿名保证，信访调查的范围可以很广，适用于调查对象居住较为分散的调查。

(2) 缺点：由于没有调查员，被调查者遇到问题时无法得到准确的解答，而只能依靠有限的填表说明，因此缺乏灵活性。不能收集到非文字资料，有时对被调查者的回答很难分辨真假。无法控制填写问卷的环境，可能出现代笔、代答、共同回答、讨论回答等，并且调查员对这些情况一般无从判断。由于缺乏有效的督促，问卷的回收率通常都较低，是否合作取决于调查员的身份、调查对象对调查的兴趣和文化素质，如果回收率过低，很难保证样本的代表性。缺乏有效督促的另一后果是遗漏的问题可能较多，问卷有效率可能降低。

（三）医学检查和理化分析

通过医学检查和各种理化分析，研究者可以获得有关人体生理健康方面的全面资料。这些数据非常客观，但仅局限于生理方面，且受到技术手段的限制，不同检查方法和步骤可能得出不同的结果，因此，有必要使方法标准化。该法花费的人力、物力和财力往往较大。

四、整理和分析资料

（一）整理资料

整理资料就是对收集到的原始资料进行检查、分类和简化，使之系统化、条理化，为进一步分析提供条件的过程。因此，整理资料既是资料收集工作的继续，又是资料分析的前提，也就是说，整理资料是由资料收集阶段过渡到资料分析研究阶段的中间环节。数据整理的一般步骤如下。

1. 数据的审核

数据的审核用于判断收集到的数据是否真实可靠，一般从准确性、完整性两方面进行。审核的准确性是关键，主要检查数据是否存在差错、有无异常值。检查的方法有逻辑检查与计算检查。审核数据的完整性要求检查应调查的个体是否存在遗漏，所要求调查的项目是否齐全、有无缺项等。对不符合调查要求的数据，应进行筛选。筛选有两方面的内容，一是剔除不符合要求或确认有错误的数据，保留可靠的数据。二是过滤，将符合某种特定条件的数据选取出来，而不符合条件的数据予以剔除。

2. 数据的编码

数据的编码指将问卷的问题及答案转化为计算机可以识别的数字或符号。通过编码，方便录入，适宜电脑进行处理。编码有事前编码与事后编码。事前编码是指在设计问卷时就给每一个变量和可能答案分配代码，适用于封闭性问卷。事后编码是在数据收集完成以后对调查问题的可能答案所进行的编码。对开放型问题，只能采取事后编码的方式。

3. 数据的分组

数据的分组指将性质相同的观察单位合在一起，将性质不同的观察单位分开，把组内的共性和组间的差异性充分显示出来。分组数的多少取决于研究目的、资料性质以及观察单位数。分组过少可能掩盖不同特征人群的本质差异，分组过多可能掩盖事物的规律性。在不太清楚研究事物和现象的变化规律时，也可以参考相关资料或按一般惯例分组。例如，研究年龄别死亡率时，年龄（岁）分组习惯上分为“0～，1～，5～，10～……”每5岁或10岁一组。

（二）分析资料

各种统计分析方法都具有特定的假设前提、应用范围以及功用，在进行资料分析时，必须根据研究目的和资料本身的特点选择适当的统计分析方法。

社会医学研究大体可以分为两类：描述性研究和解释性研究。描述性研究用于说明某种健康的状况，一般可采用描述性统计来表示，主要运用一些统计指标如平均数、标准差、率以及统计表和统计图等，对数据的数量特征及其分布规律进行客观的描述和表达。解释性研究的目的在于寻找社会现象之间，或者说变量之间（两变量之间、一个变量与另一组变量之间、两组变量之间）是否存在某种关系，关系的程度如何，关系存在的条件是什么等。这时除采用描述性统计方法外，还要使用多种统计分析技术，如方差分析、卡方检验、多元线性回归、Logistic 回归、结构方程模型等。具体的统计分析方法的原理和应用可参考相应的统计书籍。

五、解释结果

统计分析是一种定量的分析方法，如果不了解数量关系背后的社会情况和医学背景，就可能做出错误的解释。因此对统计结果的分析有赖于对事物进行深入的观察和了解，绝不能凭表面的数据就轻易下结论。例如，某研究者做了一个调查，同处一地的 A 和 B 两所中学，各有 1000 名学生，过去的一年，A 校有 5 名学生自杀（自杀率为 0.5%），B 校没有学生自杀（自杀率为 0）。统计学结果表明，两校自杀率的差异无统计学意义（$P=0.07$）。于是得出结论：A 和 B 两校的自杀率是没有差异的，A 校5 名学生自杀纯属小概率事件。如果从社会文化角度来看，这是非常严重的事件，应深入调查 5 名学生自杀的深层次原因，而不应该仅根据统计学结论，忽略 5 条生命的消失、5 个家庭的损毁。因此，对于统计结果的解释，需要根据专业问题的实际背景，与定性资料如社会、文化、医学等背景资料相结合，并参考其他分析方法所得到的结果，反映和揭示调查资料所代表的社会医学现象的本质的、深刻的意义。

第二节　问卷设计

一、问卷设计的原则

（一）目的性

问卷必须按研究者提出的目的来设计。问卷中的每一个问题都应与研究目的相关，通常不应该包括无关的问题。但有时，某些研究只有在被测者不注意或不知道研究的真正目的的情况下才能得到真实的答案，这时可以有意在问卷中安排一些掩盖真正目的的问题，但这些问题并非研究者的兴趣所在。

在实际工作中，问题是依据研究目标提出的。研究目标是指根据研究目的拟出的可以衡量的一系列项目。从研究目的到研究目标，至最后列出各个具体问题，是抽象概念操作化的过程。

（二）反向性

问卷的设计与研究步骤恰好相反，问卷中的问题是在考虑了最终想要得到的结果的基础上反推出来的。这种反向原则能够保证问卷中的每一个问题都不偏离研究者的目的，而且，在提出问题时，已充分考虑了问题的统计分析方法，避免出现无法分析和处理或使处理过程复杂化的问题和答案。

（三）实用性

问卷的提问用词必须得当，容易被理解。要求所用词句必须简单清楚，具体而不抽象，尽量避免使用专业术语。要考虑应答人的背景和兴趣、知识和能力等，鼓励应答者尽其最大的能力来回答问卷。

二、问卷的结构

问卷作为社会医学的一种测量工具，须具备统一性、稳定性和实用性的特点。在长期的调查实践中，人们逐渐总结出一套较为固定的问卷结构。问卷一般包括以下几个部分：封面信、指导语、问题及答案、编码等。

（一）封面信

封面信是一封致被调查者的短信，通常放在问卷的最前面。封面信需说明调查者的身份、调查目的、调查的意义和主要内容。封面信是取得被调查者信任和合作的一个重要环节。自填式问卷的封面信通常要比访谈式问卷复杂些，还需要把填表的要求、方法以及寄回的时间等内容写进信中。

（二）指导语

指导语是对填写问卷的说明，即对如何回答问题或选择答案做出明确的说明，对问题中的一些概念和名词给予通俗易懂的解释，有时甚至可以举例说明答卷方法。总之，对问卷中可能引起疑问或多种理解的地方都要说清楚。指导语依问卷形式而异，自填式问卷是对被调查者的指导语，而访谈式问卷是对调查员的指导语，所以在语气、方式等方面均有所差异。由于调查员在调查前一般要经过培训，一些访谈式问卷并不把指导语放在问卷中，而是放在调查手册中。

（三）问题及答案

问题和答案是问卷的主体。问卷中的封面信、指导语等都是为问题和答案服务的。从问题测量的内容上，可以将问题分为特征问题、行为问题和态度问题三类。特征问题用以测量被调查者的基本情况，如年龄、性别、职业、文化程度、婚姻状况等，通常是各种问卷必不可少的一部分。行为问题测量的是被调查者过去发生的或正在进行的某些行为和事件，如吸烟、饮酒、患病、就医等。行为问题是了解各种社会现象、社会事件、社会过程的重要内容。通过这类问题，可以掌握某些事物或人们的某类行为的历史、现状、程度、范围和特点等情况。特征问题与行为问题统称为事实问题，它们是有关被调查者的客观事实。态度问题用以测量被调查者对某一事物的看法、认识、意愿等主观因素，是许多问卷中极为重要的测量内容。了解社会现象的目的，不仅是描述它，更重要的是解释和说明这一社会现象产生的原因。态度问题是揭示某现象产生的直接原因和社会历史原因的关键一环。由于态度问题往往涉及个人内心深处的东西，而任何人都具有一种本能的自我防卫心理，难吐真言，甚至不愿发表意见，所以在调查中了解态度问题比了解事实问题困难得多。一个问卷中不一定必须同时具备三种类型的问题。根据是否对问题提供被选答案，也可以将问题分为开放式问题和封闭式问题两种。提供了被选答案的问题称为开放式问题，不提供任何答案的问题称为封闭式问题。

（四）编码

编码见前述相关内容。

三、问卷设计的步骤

（一）明确研究的目的和手段

在设计问卷之前，必须首先明确：研究的目的是什么？采用问卷调查的方式能否提供研究所需的信息，或者问卷调查是否为最佳的或唯一的方式？问卷测量要达到的目的是预测将来发生的结局，还是辨别不同的研究对象某些特征的差异，或是评价研究对象的现况？不同的测量目的对问卷提出的要求是不同的，大多数问卷通常只适用于一个目的，如果目的过多，势必要增加问卷的复杂性，对问卷的设计提出更高的要求。

（二）建立问题库

问题的来源主要有两个途径。

1. 头脑风暴法

头脑风暴法主要适用于首次涉及的测量领域，或对已有的问卷进行修改，以适用于测量人群或测量目的改变的情况。可以由与调查有关的人员，如被调查者及其家属、医生、护士、社会学家等组成研究小组，让他们围绕研究目的和基本内容，自由发表意见，提出各种可能的问题。由于不同的对象在提出问题时考虑的角度不同，被调查者依据的多是自己的亲身体验或感受，而医生、护士、社会学家等则主要依据理论、经验积累或研究发现，所以问题跨度很大，内容也很丰富，通常会形成一个庞大的问题库，但其中有许多无关或重复的问题，需要进一步筛检。至于问题库是否全面，则要视所选择的参加提问人员的代表性和样本量而定。这方面的问题可参阅有关的统计学书籍。

2. 借用其他问卷的条目

从已有的问卷中筛选符合研究目的的条目，是一种常用的方法，由于大多数问卷已经过反复应用和检验，借来的条目多有较好的信度和效度。尽管如此，新设计组合的问卷仍然要检验信度和效度，即使是把一个外文问卷完整翻译成本国文字亦需做此检验。在我国，引用外文问卷非常普遍，其最大的优点是便于与国外同类研究相比较，然而，译文的规范化及其信度和效度问题必须引起研究人员的重视。一般要求译文至少包括翻译和回译两个步骤，而且翻译者和回译者应该是不同的人，这样才能保证译文的准确性。

（三）设计问卷初稿

设计问卷初稿包括从问题库中筛选合适的条目，并进行适当的归类和合并处理；将问题的描述标准化、规范化；进行初步的量化处理；合理安排问题顺序；合理组合成结构完整的问卷等。

（四）试用和修改

问卷初稿完成后，要在研究对象中进行预调查，发现与研究目的关系不大或描述不清楚的问题，以及遗漏的重要问题。预调查是非常重要的一个环节。参加预调查的人群不一定要通过随机抽样确定，但是，如果预调查人群与研究对象差异过大，则可能达不到检验问卷质量的目的。预调查结果也可以进行统计分析，以决定条目的取舍。

（五）信度与效度的检验

问卷的最终质量要通过信度和效度检验来评价，经过信度和效度检验后才能确定问卷的正式应用版本。

四、问题和答案的设计

（一）问题的设计

问卷中的各种问题都可以归为开放式问题和封闭式问题两种，在具体应用时需根据它们各自的优缺点进行选择。

1. 开放式问题

（1）优点：可用于不知道问题答案有几种的情况。开放式问题可让回答者自由发挥，能收集到生动的资料，回答者之间的一些较细微的差异也可能反映出来，甚至得到意外的发现。另外，当一个问题有 10 种以上的答案时，若使用封闭式问题，回答者可能记不住那么多答案，从而难以做出选择。同时，问题和答案太长，容易使人感到厌倦，此时用开放式问题为好。

（2）缺点：开放式问题要求回答者有较高的知识水平和语言表达能力，能够正确理解题意，思考答案，并表达出来，因而适用范围有限，自填式问卷通常不用开放式问题。回答者回答此类问题需花费较多的时间和精力，加之许多人不习惯或不乐意用文字表达自己的看法，导致回答率低。对开放式问题的统计处理常常比较困难，有时甚至无法归类编码和统计，调查结果中还往往混有一些与研究无关的信息。

2. 封闭式问题

（1）优点：从调查实施的难易度看，封闭式问题容易回答，节省时间，文化程度较低的回答者也能完成，回答者比较乐于接受这种方式，因而问卷的回收率较高。从测量的层次看，封闭式问题在测量级别、程度、频率等方面有独特优势，这类问题一般必须列出一系列不同等级的答案，供回答者选择。例如，“您认为您的健康状态如何？（1）很好；（2）好；（3）一般；（4）差；（5）很差”。若用开放式问题，由于回答者可能用很多不同的方式进行描述，故很难将答案归纳为统一的等级结果。对于一些敏感的问题，如经济收入等，用等级资料的方式划出若干等级，让回答者选择，往往比直接用开放式问题更能获得相对真实的回答。从资料的整理和分析方面看，封闭式问题列出答案种类，可以将不相干的回答减少到最低限度，收集到的资料略去了回答者间的某些差异，统一归为几类，便于分析和比较。

（2）缺点：某些问题的答案不易列全，回答者如果不同意问卷列出的任何答案，没有表明自己意见的可能，而调查者也无法发现。对于有些无主见或不知怎样回答的人，答案给他们提供了猜答和随便选答的机会，因此，资料有时不能反映真实情况。封闭式问题还容易发生笔误，例如本来想选答案 2，结果却圈了答案 3，这类错误无法区分。

3. 封闭式问题和开放式问题的实际应用

问卷调查的结果简单堆积在一起是没有什么意义的，通常要通过统计分析，从中发现一些问题。鉴于开放式问题在适用范围和统计分析等方面的缺陷，目前的问卷调查多采用封闭式问题，但在少数几个答案不能包括大多数情况的提问中，问卷设计者不能肯定问题的所有答案，或者要了解一些新情况时也可用开放式问题。许多采用封闭式问题的问卷，常常在预调查时先用部分开放式问题，以确定封闭式问题的答案种类。为了保证封闭式问题包括全部答案，可以在主要答案后加上“其他”这一答案，以作为补充，避免强迫被调查者选择不真实的答案，例如：“您的职业是？（1）工人；（2）农民；（3）商人；（4）教师；（5）科技人员；（6）公务员；（7）其他（请注明）____________。”

（二）问题答案格式的设计

问题答案格式在一定程度上是由问题的特性决定的。例如，“您是否参加了医疗保险？”这样的问题只能有“是”或“否”两种答案。“您为什么参加医疗保险？”就不能用“是”或“否”来回答了。一般来说，常用的答案格式有五种。

1. 填空式

这种形式常用于一些事实性的能定量的问题。例如，“您家有几口人？____人。”

2. 二项选择式

二项选择式在问题后给出“是”和“否”两个答案，或者两个相互排斥的答案，它测量的是统计学中所说的二分类变量，由于这种答案格式对研究者和被调查者双方而言均简便易行，故应用非常广泛。然而，值得一提的是，将一些本来比较复杂的答案简化成二项选择后，就意味着研究者人为地合并了许多虽然相关但有程度差异的答案，在调查时，被调查者之间以及被调查者与研究者之间可能对这种合并有不同的标准，还有一些人可能觉得无所适从，不知如何应答。此外，减少答案的种类后，测量的信度明显下降。

3. 多项选择式

多项选择式的答案格式与二项选择式类似，只是答案的种类超过两个，可认为是若干二项选择式组合成的一种答案格式。该格式在问卷设计中应用最广，无论测量的尺度如何，在设计问卷时均可采用多项选择式的答案格式。对具有连续性特征的变量的测量也可采用多项选择式的答案设计，但在这种情况下，常常碰到这样的问题：到底设计几个答案供被调查者选择为宜？答案数量太少，信度便会下降，问卷测量的稳定度不佳；

而答案数量太多，不仅造成问卷篇幅的增加，而且被调查者可能不耐烦，从而不认真答卷。根据一些研究人员的报道，答案数量为 7 个时，测量信度与答案数量为 10 个时没有太大差异，而答案数量减少到 5 个时，信度下降 12%，当采用二项选择式答案时，信度则降低 35%。故一般认为，对于用多项选择式测量的连续性变量，给出 5～7 个答案是比较适宜的。当然，必要时增加答案的数量也是允许的，但最多不宜超过 15 个。在排列答案时，对于没有顺序关系的答案，无须考虑哪个排在前面，哪个排在后面，无论怎样排列答案都行。但对于有一定顺序关系的答案，应按顺序排列，以免逻辑混乱影响选择答案。

4. 图表式

有的问题答案可以用图表的方式列出，回答者在图表上表示自己的意见，常见的有脸谱、线性尺度、梯形、表格等，其中，表格与线性尺度用得最多。当要求回答者对某些问题做出多次反复的填答，如多次患病、住院等，或多个问题具有相同的答案设置时，最好将这类问题排列在一起，并且以列表的方式为宜，如此不仅可以给回答者留出回答的空间，而且可以节约问卷版面，表达也清楚明了。线性尺度的答案通常是绘出一条 10cm 长的刻度线，线的两个端点分别表示某项特征的两个极端情况，回答者根据自己的实际情况、看法或意见，可在线上的适当地方做标记来回答。此种方式实际上将答案视为一种连续的频谱，研究者不必想出许多词来描述答案，而且所得结果是定量资料，但是线性尺度操作起来有相当难度，回答者在确定选择哪一刻度来表示自己情况时可能有失误，而且，极少有人选择线性尺度的极端。

5. 排序式

有的提问是为了了解回答者对某些事情重要性的看法，其答案是列出要考虑的有关事情，让回答者排序。例如：“您认为下列问题中哪些对社会影响最大？请按对社会影响的重要程度从 1（最重要）排到 5（最不重要）。____环境污染问题；____交通秩序问题；____人口问题；____治安问题；____物价问题。”近年来排序式答案的应用减少，许多问卷倾向于用多选答案，根据选择各答案人数的多少来决定事情的重要性。

（三）条目的选择与设计

1. 问题和答案的编写

在问题和答案的编写过程中常出现以下错误，应注意。

（1）双重装填：指一个问题中包括了两个或以上的问题，有些回答者可能难以做出回答。

（2）含糊不清：使用了一些词意含糊不清的词，或使用了一些专业术语、俗语，从而使问题不易为人理解。有时也可能因为对问题的表述不准确或修饰语过多，使问题的意思含糊不清。

（3）抽象的提问：涉及幸福、爱、正义等一类抽象概念的提问一般较难回答。许多回答者遇到这类提问时，可能发现自己从未思考过这类问题。问卷如果一定要涉及这方面的提问，最好给出一些具体的看法，让回答者仅回答赞成与否。

（4）诱导性提问：这类提问会人为地增加某些回答的概率，从而产生偏误。带有诱导性的提问容易使无主见的回答者顺着研究者的意思回答，所以最好采用中性的提问。

（5）敏感性问题：有些问题对于回答者来说是非常敏感的，如未婚先孕、流产、同性恋、吸毒等。这类问题的设计宜慎重，否则将因回答者说谎造成偏误。有时，在肯定存在这类行为的人群中调查时，可以进行适当诱导提问，不给否定答案。

2. 条目的选择

可根据以下原则选择适当的条目。

（1）在问卷调查中，对同一个特征的测量往往要使用一个以上的条目，这些条目之间应该有较好的相关性，相关系数至少应该在 0.2 以上，否则表明它们测量的可能是不同的特征。但这种相关性也不能太强，相关系数一般应在 0.9 以下，因为如果一个条目与另一个条目高度相关或完全相关，说明它们只能测量出同样的内容，增加的一个条目不能增添什么信息。当然，如果将这样一对问题作为检验信度的条目，那又另当别论。

（2）对条目用词的难度须做出限制：通常，具有初中文化程度的人应该能够很容易地独立完成问卷。要保证所有被调查者都可以正确理解问题，并做出准确的回答。

（3）不同回答者对同一问题应该有若干种不同的回答，如果 90％以上的人都做出同样的回答，或某个答案几乎无人选择，则该条目意义不大。

（4）条目须具备一定的判别力：条目能够将事实上具有不同特征的人群区分开来。条目的判别力可以用判别指数来评价：

$$D_i = \frac{U_i - L_i}{N_i}$$

U_i：对条目做出肯定回答的人中，分数超过平均得分值（或中位数）的人数；L_i：对条目做出肯定回答的人中，分数低于平均得分值（或中位数）的人数；N_i：总人数（$U_i + L_i$）。

（四）问题的排列

当研究的各个问题合并为一张问卷时，研究者必须考虑各个问题在问卷中的排列顺序。以下几点在排列问题时可作为参考。

（1）先排列容易回答的、无威胁性的问题。如年龄、性别、职业等事实方面的问题宜放在前面。一般情况下，敏感性问题如性行为、经济收入、宗教之类，宜放在问卷的后面部分，以免引起回答者的反感，影响对后面问题的回答。

（2）先排列封闭式问题。开放式问题需要时间考虑，回答不易，如将这类问题放在前面，容易导致拒答，影响问卷的回收率。

（3）问题要按一定的逻辑顺序排列。应考虑人们的思维方式，按事物的内容和相互关系以及事情发生或发展的先后顺序排列问题。相同或相似内容和性质的问题应集中在一起，问完一类问题之后再转向另一类问题，避免跳跃性的提问。对有时间关系的系列问题，应按顺时或逆时方向提问，不要随意更换问题的次序，否则可能扰乱回答者的思维。但是，如果问卷的内容并不很复杂，或不能很明显地分为若干部分，则不用分，有时为了防止被调查者的厌倦或不加思索地随便答问，可随机地使用各类形式的问题，将不同的排列次序相结合，增加问卷的多样性。

（4）检验信度的问题须分隔开来。在很多问卷中，研究者有意设置一些高度相关或内容完全相同而形式不同的问题。这些成对出现的问题的目的是检验问卷的信度，它们不能排在一起，否则回答者很容易察觉并使回答无矛盾，达不到检验的目的。

（5）对于可能跳答的问题，要有醒目的连接语或转折语，引导回答者跳到其被要求回答的条目，以避免不必要的时间浪费和可能出现的漏答现象。

五、问卷的量化

问卷的量化是指给问卷的每一个条目或整个问卷及其各个组成领域一个恰当的评分，用以代表问题或问卷所测量的态度、信念、行为或个体特征的量度。

（一）问卷条目的量化

问卷条目的量化方法与问题答案的设置方式及其测量尺度有关。

1. 测量类型

（1）定名测量也可称为类测量，就是将观察单位定性分类的测量。进行定名测量的变量一般至少存在两类，它们相互区别、相互排斥，但各类处于同一水平。这里说的相互排斥是指各个观察单位只能恰当地属于某一相适合的类别，而不能既是这类又属那类，也不能哪一类都归不进去。各个分类之间没有大小、先后之分，因而在量化时要特别注意，对于有两个以上答案的定名测量，尽管在编码时可以赋予相互区别的任意数字，但这些数字并没有数量上的意义，因此在统计分析时，只能将每一个答案均视为二分类变量，采用非参数统计方法予以分析。

（2）定序测量是将变量的各类别排出一定顺序的测量。这些类别之间也是相互区别、相互排斥的，但各类别并不是处于同一水平，而是根据其特征排出高低、上下的顺序或等级，而且每一类别都在这个排列中居有一定的位置，不能任意颠倒。可以用数字序列来反映各个等级，这些数字即代表每个答案所处的位置，但数字之间的差值不能反映答案之间的距离，只能按等级资料进行统计分析，不能作为定量资料来处理。

（3）定距测量与定比测量都属于定量测量。前者可以将变量值分类，但各类之间的距离是相等的。后者具有所有定距测量的属性，所不同的是，它有一个绝对的、固定的、非任意规定的零点。

由于定距测量和定比测量本身就是定量的，因此这类条目的答案不需要量化。定名测量的各类处于同一水平，一般不可能量化，因此，条目的量化主要发生在条目的答案为定序测量的情况下。另外一些问题的答案能分成几类，测量的也是连续性的变量，但其答案之间并不等距，如果要将其作为定量资料来处理，也需要重新量化，给答案赋予能反映答案之间真实距离的数值。

2. 量化技术

（1）直接估计法。

1）视觉类比法（visual analogue scale）：视觉类比法利用线性计分的原理，只给出位于线性尺度的两个端点的极端答案，要求回答者在线上选择适合其情况的答案位置，然后通过计量回答者在线上所选择的刻度距两个端点的距离，按研究者的意图，转换成一定范围内的数值。如左端点取值为 0，右端点取值为 1（或 100），那么，线上的刻度即为 0～1（或 0～100）之间的数值。该法简便易行，在医药卫生领域应用很广，常用于对疼痛、情绪和能力等的测量。视觉类比法还常用于监测患者自觉病情的变化。尽管从理论上来说，视觉类比法测量的精度非常高，如用 10cm 的线性尺度，可以精确到 1%，但是，实际上患者在选择某个刻度时，该刻度并不一定能代表其某个特征的真实量度，能够理解并完成评量尺度的人是有限的，所以，其精确度在一定程度上值得怀疑。

2）描述性量化法（adjective scale）：该法将若干个答案通过具体的描述呈现给回答者，这些答案之间有一定的顺序关系，通常按等距离计分。

例如：“总的来说，您觉得您的健康状态如何？（1）极差　（2）差　（3）一般　（4）好　（5）极好。”

最常用的方法是将上述 5 个答案按顺序分别赋予 1～5 分或 0～4 分，如果是反向赋分，则可计为 5～1 分或 4～0 分。当然，如果是以 100 分赋值，则可以分别赋为 0、25、50、75、100 五个分值。这种量化方法很简单，但原则是各答案之间的距离相等。为保证答案等距离的真实性，需要统计学的证据。

有时可以在几个分成类别的答案之上，加上一个线性尺度，回答者仍然在线上选择答案。这种方法与视觉类比法类似，只不过除给出两个端点的答案外，还给出端点之间的几个不同答案的描述。

3）其他。根据直接估计法的基本原理，还有一些类似的量化技术，如 Likert 量化法，用于测量人们对研究者提出的各种问题的态度，将同意和不同意的意见分别置于一个线性尺度的两端，线的中点为“无意见”或“不知道”，如图 3－2 所示。这种量化不具备等距离性。

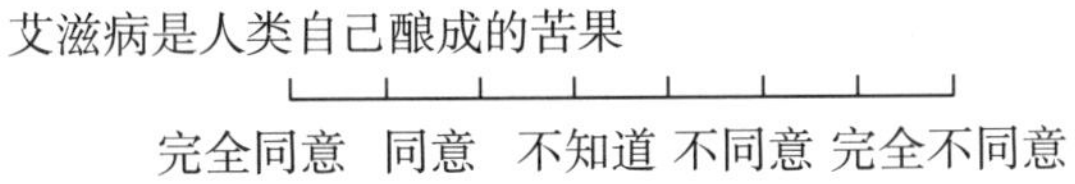

艾滋病是人类自己酿成的苦果

完全同意　同意　不知道　不同意　完全不同意

图 3－2　Likert 量化法示例

另一种常用的方式用于测量与某一问题相关的一系列具有双向性的特征，每一个特征均用线性尺度测量，组成一组答案（如图 3－3 所示）。显然，每个答案实际上相当于一个单独的问题。

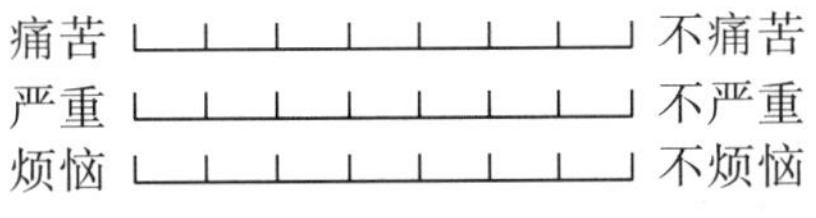

图 3－3　我目前所患的疾病对于我来说

另外，在一些量化的问卷中，每个问题的被择答案只有“是”或“否”两种选择，研究者应规定每个答案的记分原则。有的问题回答“是”记分，有的问题回答“否”记分。一般某个问题的选择与规定一致时记1分，不一致时不记分，也即0分。

（2）比较法。直接估计法简便易行，花费时间少，但在量化某些行为问题时却不适用。如调查影响健康的生活事件时，尽管各种生活事件有好坏之分，好坏的程度也有差异，对人们的健康会产生不同的影响，但将它们置于一个线性尺度上，或是按一定顺序排列，供被调查者选择，都是不适宜的。一则研究者的看法与被调查者的看法可能存在一定差异；二则采用循序排列后，被调查者通常只选择正向的答案，无法获得真实的量化结果。这时，可采用比较法进行量化。

1）Thurstone等间距法采用排序式答案格式对问题进行量化。首先要提出所有相关的问题，然后请被调查者按照自己的看法和意愿排序，每一个被调查者排序的顺位不尽相同，许多被调查者对同一问题排序结果的中位数即为该问题的量化得分值。

2）配对比较法与Thurstone等间距法类似，但每次只比较一对问题，之后，便可以以行乘列表的形式列出每一种选择出现的百分比，再应用正态分布的原理，将百分比值转换成标准正态分布下的Z分，例如50%的Z分为0，40%的Z分为-0.26。这样，就可以得到每一个问题在同其他问题比较的过程中，优选于其他各个问题的Z分，将这些Z分相加，计算出平均值，即得到该问题的量化值。为了避免出现负值，多数情况下，上述量化值还须再加上一个常数。

3）Guttman法常用于测量行为的问卷。首先，设计问卷时，必须提出一系列反映某一行为特征的问题，然后，精选10～20条能够反映该行为跨度范围的条目。由于研究者所提出的问题客观上已经可以比较出一个顺序，例如，从难度最大的行为至难度最小的行为，所以并不要求被调查者比较研究者设置的各个问题。被调查者只需根据自己完成每一个行为的能力如实回答问卷即可。通常，如果能够完成难度较大的行为，其他难度较小的行为亦都能够完成，可以根据能够完成的行为难度的顺位评分。这样得出的量化分并不能完全符合定距测量的要求。此外，如果被调查者完成这些行为的能力并不具备上述顺序特征（如脑血管疾病患者等），则不能用Guttman法进行量化。

（3）效用法。卫生经济学家为了进行卫生领域的成本效果评价，常常需要将各种不同的健康状态用一个数值来表示，以便开展经济学研究。这类量化技术详见第十章的相关内容。

（二）问卷及其领域的量化

多数情况下，我们除了要了解被调查者每一个问题的得分情况，还要了解由若干相关问题组成的领域或整个问卷的得分。对问卷及其领域进行量化的主要方法如下。

1. 相加法

相加法指将所有问题的得分相加，作为整个问卷或领域的得分值，这种方法很常用，但并不适用于所有问卷的量化。采用相加法量化的问卷，在设计时，要特别注意问卷中每一个领域组成条目的数量，重要的领域，条目数就应该多些，以强调这一领域对整个问卷得分值的贡献。有学者认为：对于组成条目很多（如40条目以上）或条目的同源性很高的问卷，采用相加法为好，这时，如果采用权重法，测量的准确性提高得并不多，但却增加了计算的复杂性。

2. 权重法

就问卷测量的态度、信念、行为和个体特征而言，每一个问题的重要程度是有差异的，这就需要给每个问题一个权重值，权重值乘以问题的量化值，然后再相加，得出全问卷或领域的量化得分值。前面介绍的许多量化技术均可用于确定权重。此外，还有两类常用的方法：统计学方法和主观定权法。

(1) 因子分析法。它是统计学最常用的方法。因子分析产生的因子负荷值表示条目与量表整体内容的相关程度，它反映了条目在测量其所属领域（公共因子）时的相对重要性。因而每个领域的评分均可用该领域中所包含的条目的因子负荷值作为权重。一般情况下，为了使权重的合计值等于 1，还需按比例对因子负荷值进行数学转换。

(2) 主观定权法。由问卷设计人员或聘请专家根据问卷测量的内容，对问卷条目的重要性进行判断，较为重要的内容给予较高的权重值，否则给予较低的权重值。由于每个人的观点和判断的角度有异，用此法确定的权重值差异较大。为了得到相对稳定的权重值，可以进行多轮咨询，如采用管理学中常用的 Delphy 法。

在相加法中谈到的条目数量问题，从实质上来说仍然是权重问题，若一个领域的组成条目多于其他领域，其实就是赋予了该领域较高的权重。当我们不需要权重，但因为条目来源问题而出现上述情况时，可以用两种方法处理：一是从条目较多的领域中去除一些与其他条目高度相关的条目，以便使各领域的条目数量相等，这种方法有时行不通，我们可能找不出应该“去除”的条目；二是首先对每个领域分别用相加法予以评分，然后将领域分除以条目数量，后者再相加得全问卷的总分，这样就能够消除领域条目数量不同带来的影响。

（三）问卷评分的标准化

不同的问卷，由于其组成条目数量不同，量化方法不同，在测量同一特性时，相同的量化得分值所表示的意义就完全不同。各种问卷之间就缺乏可比性。为了解决可比性的问题，通常可以用以下方法对初评分进行转换。

1. 百分位数转换

百分位数转换指将初评分转化成调查人群或代表人群得分值的百分位数值。该法简便易懂，适用于任何分布的数据转换。但是，如果调查人群或代表人群选择不当或样本量过小，则可能出现低于 0 分位或高于 100 分位的结果，显然不合理。采用百分位数转换的评分结果，使得初评分原有的差距发生改变，通常，由于集中在平均值附近的样本较多，经过百分位数转化后，其较小的差距被扩大，而位于两端的样本差距则被缩小。因此，转换分不能视为连续性的定量测量，只能采用非参数统计方法进行分析。

2. 标准分（*Z* 分）与标准化分（*T* 分）

标准分（*Z* 分）与标准化分（*T* 分）主要用于正态分布或近似正态分布的数据的转换。

$$Z=\frac{X-\overline{X}}{SD}$$

其中，X 为测量的初分，$\overline{X}$ 为测量初分的平均值，SD 为测量初分的标准差，经过转换后的结果呈标准正态分布，其平均值为 0，标准差为 1。

标准分结果过于理论化，对于普通人来说往往难以理解。实际上，大多数测量的平均值并不等于 0，标准差也不等于 1，为此，可以将标准分进一步转换，使其分布符合研究者的期望，如智商测验，平均值为 100，标准差为 15。标准分经过这种转换后，称为标准化分（T 分）。

$$T = (\overline{X}' + SD')\ Z$$

其中，$\overline{X}'$为研究者期望的转换分的平均值，SD'为研究者期望的转换分的标准差，Z 为标准分。

3. 正态化分

由于一些测量的初评分过于偏离正态分布，采用标准分往往有些不合理，此时可以先将初评分转换成百分位数值，然后利用正态分布表，将百分位数值转换成 Z 分或 T 分，这种转换分称为正态化分。

众所周知，许多特性存在着性别和年龄差异，那么，不同性别和年龄人群的初评分可能就有所不同。这时，仍然采用一个统一的代表人群进行初评分的转换就不合理，应该按各自人群的常模分别进行转换。

六、问卷的评价

问卷的质量直接影响调查结果的质量，关系到调查目的是否能够实现，因此，问卷设计完成后需要对其质量进行评价。主要评价指标包括可行性、信度、效度、敏感度等。其中，问卷的信度和效度评价尤其关键。

（一）信度

信度（reliability）又称可靠性、重复性、稳定性或精密度，用以反映相同条件下重复测定结果的一致程度。信度主要受随机因素的影响，测量结果发生的偏差往往不具有方向性。重复测定的可靠性说明的是重复测定结果彼此间的相似性，并不涉及真实值的大小，也不与真实值相比较。常用的信度指标有重测信度（test-retest reliability）、分半信度（split-half reliability）和内部一致性信度（internal consistency reliability）。

1. 重测信度

重测信度是在一定时间间隔中运用同一量表对同一组被调查者进行重复测量所得的信度系数。重复测量要求对同一对象测定两次，在实施中有一定的困难。另外，被调查者的情况可能随时间发生变化，那么两次测量的差异就不单纯由随机误差造成。受前一次测定的影响，被调查者在接受第二次调查时会记忆前一次调查时填写的答案，因而第二次测定结果不一定能反映被调查者的真实情况。因此，重复测定的间隔时间不宜太长，也不宜太短，视具体研究情况而定。一些学者认为以 1～2 周为宜。

在实际工作中，常常通过计算组内相关系数评价重测信度的高低。组内相关系数的具体计算公式如下：

$$ICC = \frac{MS_A - MS_e}{MS_A + (n-1)\ MS_e}$$

式中，MS_A 为组间（研究对象间）均方，MS_e 为组内（误差）均方，n 为重复测量次数。一般认为 ICC 大于或等于 0.75，测量结果可重复性较好。

2. 分半信度

分半信度常用的方法是将调查的条目分成两半，计算这两半得分的相关系数 r（又称分半信度系数），以此为标准来衡量整个量表的信度。分拆的方法很多，不同分拆方法可能得出不同的信度系数。例如，一个 10 条目的问卷就有 126 种组合方法。实际操作中，最常用的折半法是将问卷分为奇数和偶数条目的问卷。分半信度系数可以利用如下的斯皮尔曼－布朗公式求得：

$$R = \frac{2r}{1+r}$$

式中，r 为两半问卷得分的 Pearson 相关系数值。一般要求 R 大于 0.7。分半信度通常只在实施一次或没有复本的情况下使用。当一个测试无法分成对等的两半时，如年龄、教育程度等事实性的问题是无法相比的，就不宜使用分半信度。

3. 内部一致性信度

内部一致性信度是指用来测量同一个概念的多个计量指标的一致性程度。目前普遍使用克朗巴赫α系数（Cronbach's α coefficient）来检验量表的内部一致性信度。Cronbach's α系数是指量表所有可能的项目划分方法所得到的折半信度系数的平均值，其计算方法为：

$$\alpha = \frac{k}{k-1}\left(1 - \frac{\sum_{i=1}^{k} S_i^2}{S_T^2}\right)$$

式中，k 表示量表中条目总数，S_i^2 为第 i 题得分的方差，S_T^2 为总得分的方差。

值得注意的是，许多问卷测量的内容包括几个领域，宜分别对其估算α 系数，否则整个问卷的内部一致性较低。由于内部一致性只需用问卷在人群中测量一次即可估算，非常简便，所以应用很广泛。一般要求问卷的α 系数大于 0.70。

（二）效度

效度（validity）又称真实性或准确性，用以反映测量结果与“真实值”的接近程度。例如，智商测验是否真正测量了智力的高低？生存质量量表是否真正反映了人们的生存质量？抑郁量表是否真实测量了抑郁的程度？这些都是关于测量工具效度的问题。影响效度的因素多为系统误差，偏倚具有方向性。国内目前常用的效度评价如下。

1. 表面效度

表面效度（face validity）指从表面上看，问卷能否测量研究者想要了解的问题。这是一个由专家评价的主观指标。实际上，绝大多数问卷条目从形式上看都与测量目的相关，但实测结果不一定能达到预期目的。对于有的敏感性问题的调查，研究者为了得到相对真实的回答，故意采用一些表面效度不高的问题以掩盖其真正的目的，故该指标意义有限。

2．标准效度

标准效度（criteria validity）又称为效标效度，以相对准确的测量手段或指标的测量结果作为“金标准”，考察待评测量手段或指标的测量结果是否与其一致。例如，评价新的影像学诊断工具的效度，常以病理学检查结果作为“金标准”，考察两种诊断工具诊断结果的一致性。

（1）定量观察的标准效度：设用两个测量手段对 n 个个体进行定量观察，其中一个手段为标准手段，即“金标准”。观察结果记为成对的测量值，$i=1$，2，…，n。通常用两者的相关系数 r 来描述标准效度。

（2）定性观察的标准效度：设用两个测量手段对 n 个个体进行定性观察，结果为二分类或者是多分类变量，其中一个测量手段为标准方法。可通过 kappa 系数评价两种测量结果的一致性，从而评价新测量方法的效度。

3．内容效度

内容效度（content validity）评价测量指标的含义是否能准确反映真实情况。内容效度是一个定性评价效度的指标，它关心测量手段是否能够测量我们所需要测量的抽象概念、领域和方面。对比事先对概念的定义和最终的测量工具，可以得到关于内容效度的评价。可以采用专家评价的方法了解内容效度的大小。例如，对比生存质量的定义和用于测量的量表，可以得出该量表内容效度的大小。缺乏内容效度的测量会歪曲对所关心概念的理解，就像利用不具有代表性的样本对总体进行推断会得到错误结论一样。内容效度与表面效度一样，同属主观指标。但其评价过程要复杂得多，大致可以分为三个步骤。

第一步：详细描述研究目的与研究内容，明确问卷测量什么概念，可以分为几个领域，每个领域包括哪几方面的内容，对于测量概念而言，每个方面的内容的重要性如何。

第二步：判断问卷中的每个条目分别归属于哪个领域、哪个方面的内容。

第三步：评价问卷实际结构与第一步描述的一致性，如有无内容的缺漏、每个方面内容拥有的条目数或权重值是否与重要性相对应等。

在医药卫生界，大多数概念很难做出详细具体的描述，因此在实际工作中，只能由专家根据自己的经验，抽象地判断问卷表达内容的完整性。

4．结构效度

结构效度（construct validity）又称构想效度，指一个测验实际测到所要测量的理论结构的程度，或者指实验与理论之间的一致性，即实验是否真正测量到假设（构造）的理论。由于在心理学及社会学领域中一些概念的定义不是十分明确，内容效度在实际应用中存在困难，而标准效度往往因为缺乏比较的标准而难以应用。在这种情况下，可以使用结构效度。结构效度的评价借助因子分析来完成。具体过程：研究者根据某种理论结构设计量表，采用量表进行现场调查，对收集到的数据进行验证性因子分析，考察实际数据是否支持事先假定的理论结构，反过来也可验证研究者的假设是否成立。验证性因子分析的详细介绍可参阅相关专著或教材。

第三节　定量研究的质量控制

定量研究用于了解总体的真实情况及其相联系的各种因素，但研究结果常偏离真实情况。这种偏离可能包括抽样误差，也可能包括非抽样误差。抽样调查的抽样误差不可避免，但有一定规律。非抽样误差则是在调查设计、资料收集、整理和分析的整个过程中，各种人为因素或偶然因素所造成的，如设计方案不周密、问卷设计不恰当或测量仪器不精确造成的收集资料不准、汇总计算有误等。它涉及设计人员、调查人员和调查对象、资料录入和分析人员等。因此在实际研究工作中，应结合具体问题仔细考虑各阶段可能出现的各种非抽样误差，并采取有效措施控制研究质量。

一、设计阶段

（一）正确确定目标总体

在调查设计时，应正确确定目标总体。例如，调查某地流动人口的心理健康状况，目标总体应确定为该地流动人口群体，并给出“流动人口”的明确定义。

（二）恰当选择调查指标

反映同一问题的指标或许很多，选择一些常用的、普遍认可的指标才有利于不同研究、不同地区、不同人群的相互比较。例如，调查某社区居民的主要健康问题、卫生服务需求和利用水平，经常选择的调查指标为该社区居民两周患病率、慢性病患病率、伤残率、疾病严重程度、就诊率、住院率等。

（三）合理设置调查问题

问卷设计时应紧扣调查目的，合理设置调查问题，在众多问题中精选最有代表性的问题，这也是保证调查质量的重要环节。例如，为了解儿童的卫生习惯，可选择的问题包括洗脸、洗澡、勤剪指甲、勤换衣服、按时睡觉、饮食习惯、定时大小便和饭前便后洗手等方面，它们均在一定程度上反映了儿童的卫生习惯。

（四）恰当选择调查方式

根据调查对象的特点选择恰当的调查方式，以保证调查质量。例如，对小学生进行健康教育方面的调查时，由于他们理解力较差，易受环境干扰，宜采用调查员逐一询问，并由调查员填写问卷的调查方式；而调查儿童的父母时，既可用调查员填写的方式，也可用调查对象自填的方式。

（五）预调查

预调查是问卷设计过程中以及正式调查实施前一个十分重要的环节，它有助于完善问卷设计和正式调查的顺利实施。小范围的预调查可以检验问卷设计能否达到预期目的、设计是否合理可行。根据预调查结果可以及时修改和完善问卷设计。此外，预调查也是调查员培训的重要环节。

在调查研究中还经常涉及敏感性问题（sensitive question）的调查，比如个人收入、家庭财产、性关系、性取向或性行为等。敏感性问题的调查比较困难，一些被调查者要么拒绝回答，要么提供不真实的答案。但有时对敏感性问题的调查又是调查目的所决定的，例如艾滋病高危人群的性行为调查等。对于敏感性问题的处理，可采用匿名和保密等措施来消除被调查者的顾虑，也可在敏感性问题的设计中采用一些技巧。在问题设计时，采用“假定法”或“对象转移法”有助于减轻被调查者的心理负担以便其如实回答问题，也可采用附有保密协议的问卷或封闭式不记名自填式问卷进行调查等。此外，随机应答技术（randomized response technique，RRT）可以做到匿名和保密，有效保护被调查者的隐私。随机应答技术是指在调查过程中使用特定的设计，使被调查者以一个预定的基础概率 P 从两个或两个以上的问题中选择一个问题进行回答，被调查者本人以外的所有其他人（包括调查者）均不知道被调查者对问题的选择或作答，然后再计算出敏感性问题特征在人群中的真实分布情况。在实际应用时应根据不同的研究目的、不同的调查对象、不同类型的敏感性问题选择适宜的敏感性问题调查方法。随机应答技术详见本章第四节。

二、资料收集阶段

现场调查是由调查员实施的，他们是资料收集的具体执行者，直接关系到调查的成败。因此，调查员的选择与训练是调查工作中十分重要的工作。调查员的选择要注意工作态度、专业知识、业务技能、实际经验以及对当地文化的熟悉程度等。此外，根据特殊情况宜选用不同的调查员，如生育状况的调查或女性商业性性工作者的调查，最好选用女调查员。在调查员的培训中，最好将理论培训和实践培训相结合。在理论培训中，应明确调查目的和意义、调查的方法、调查的内容、调查指标的说明或定义以及提问方式等。不同的调查员由于对问卷或问题的理解不同，用相同的问卷调查相同的对象，可能得到不相同的调查结果。因此，应严格按照设计方案的要求，统一认识，掌握技巧，并通过预调查取得经验。另外，调查对象的理解和配合也是调查取得成功的重要保证。调查前应开展宣传，争取调查对象的积极配合，这在某些特定人群的敏感性问题调查中尤其重要。

三、资料整理与分析阶段

资料整理与分析阶段的非抽样误差可能来自于编码、录入、汇总和计算等方面的错误。为此，应采取有效措施进行严格的资料录入、清理和检查，及时发现和更正错误。

对数据可采取双输录入，并进行逻辑查错。

四、调查结果的质量评价

调查结果的质量主要反映在调查结果的真实性和可靠性两个方面，一般采用效度与信度两个指标进行评价（参见本章第二节的相关内容）。质量高的调查应尽量做到效度与信度的统一，即调查反映了客观情况并且结果是稳定一致的。理想的情况是对预调查结果的质量进行评价，质量好的调查表或问卷才能用于正式调查。此外，调查工具的可接受性也需评价。可接受性是指被调查者对调查表或问卷的可接受程度，主要取决于调查条目是否简单、内容是否为被调查者熟悉并且易于填写、调查所需时间是否较少等因素。可通过调查表回收率、合格率和填表所需平均时间等进行评价。

第四节　随机应答技术

社会医学的调查经常会涉及人们的禁忌、隐私和秘密，对这类问题的调查比较困难，用常规的问卷偏差较大。采用随机应答技术进行敏感性问题的调查，效果较好。它采用一种随机化装置，不用被调查者向调查者泄露回答问题的结果，就可以估计出所有被调查者中属于某种情况的比例。随机应答技术的步骤如下。

一、向被调查者提出一对问题

设计一对问题，使两个问题的答案种数和编码完全一致，被调查者随机选取一个问题，将答案编码选出，在答卷上做出相应的记号。由于答卷上没有问题的编号，只有一套答案编码，人们无从知晓被调查者回答的是哪一个问题，因而起到保密作用。

问题的设计方法有两种：

（1）设计两个相对立的陈述，即“我属于A类”和“我不属于A类”。每个陈述要求回答“是”或“不是”。例如：“问题1：你曾经吸过毒吗？（1）是　（2）否”“问题2：你从未吸过毒吗？（1）是　（2）否。”

（2）第一陈述为敏感性问题，第二陈述是与第一陈述无关的非敏感性问题，可以得到确切的答案。例如：“问题1：你曾经吸过毒吗？（1）是　（2）否”“问题2：你是工人吗？（1）是　（2）否。”

二、设置一个随机装置进行调查

使用一个内装许多黑色、白色小球的匣子，黑、白球的比例接近1∶1，但不等于1∶1，例如可以是60%和40%。混合均匀后，被调查者从匣子中随机摸取一球，摸取的是黑球还是白球只有被调查者知道。若摸取的是黑球，则回答第一个问题，否则，回答第二个问题。答卷上只有答案选择，没有问题，可按如下格式设计：“请将你的回答在相应的编号处做上记号√：（1）是　（2）否。”

三、根据概率理论进行计算

以前述问题为例。

“问题 1：你曾经吸过毒吗？（1）是　（2）否”

“问题 2：你从未吸过毒吗？（1）是　（2）否”

假设黑球所占的比例为 P，白球占的比例为 $1-P$，被调查者中回答“是”的总比例为 r，那么对第一个问题回答“是”的比例 R_A 可以由下式推算：

$$r=PR_A+(1-P)(1-R_A)$$

$$R_A=\frac{r-(1-P)}{(2P-1)}\quad(1>P>0.50)$$

“问题 1：你曾经吸过毒吗？（1）是　（2）否”

“问题 2：你是工人吗？　　（1）是　（2）否”

假设回答者中工人占的比例为 R_U，则 r 与 R_A 的关系为：

$$r=PR_A+(1-P)R_U$$

$$R_A=\frac{r-(1-P)R_U}{P}$$

思考题：

分组讨论下述问卷在结构和内容上有什么缺点和错误。该问卷用于调查 60 岁及以上老年人的社会状况与卫生服务情况。

老年人社会状况与卫生服务调查表

编号：____________

1. 姓名：__________
2. 性别：男；女
3. 年龄：_________岁
4. 婚姻状况：有配偶；无配偶
5. 文化程度：文盲、半文盲；小学；初中；高中；大学及以上
6. 是否离退休：退休；离休；在职
7. 职业：工人；农民；商人；干部；教师；科技人员；家务人员；其他
8. 生活的家庭类型：单身；核心；主干；联合；其他
9. 家庭月均收入（元）：500 以下；500～999；1000～1499；1500～1999；2000 及以上
10. 卫生设施：家用厕所；公用水冲厕所；公用非水冲厕所
11. 有无与卧室分开的厨房：有；无
12. 你喜欢哪种卫生教育的形式：报纸、杂志；广播；电视；科普讲座；医疗咨询；都喜欢；不知道；其他
13. 你认为你的健康状况如何？好；一般；差

14. 最近你是否患过病？是；否

15. 患病名称或症状：________________

16. 是否就诊？是；否

17. 去年是否住过院？是；否

18. 住院天数：______________

2. 实践。

（1）试设计一份评价人群综合健康状况的问卷，条目在20条以内，应包括身体、心理、社会功能三个领域的内容。

（2）用此问卷调查20人。

（3）分析问卷条目的适当性。

（4）分析问卷的信度和效度。

（刘祥）

第四章　定性研究方法

在医疗卫生研究领域传统的研究方法主要是定量研究，除了临床病案报道、实验室研究，更多的是通过人群的问卷调查获得相关数据，并通过统计描述与统计推断技术定量展示研究结果，希望用数据说话。但近年来，定性研究方法受到越来越多的重视，不仅在社会学科中采用，而且在以定量研究为主的其他学科（如医疗卫生）应用也越来越广泛。学者在研究中越来越多地采用定性与定量相结合的研究方法，甚至某些研究完全采用定性研究。因此，本章对目前在医疗卫生领域常用的定性研究方法加以介绍。

第一节　定性研究的概念、特点及应用

一、定性研究的概念

定性研究（qualitative research）也称为质性研究，是一种在自然的情境下，从整体的角度深入探讨和阐述被研究事物的特点及其发生和发展规律，以揭示事物的内在本质的一类研究方法。收集这类资料的调查称为定性调查。

专门的定性研究主要在社会学、教育学、人类学等社会科学学科领域应用，如民族志研究、田野调查、历史研究、个案分析等。民族志（ethnography）是一种描述群体及其文化的艺术与科学。民族志研究运用观察、访谈以及其他田野研究技术，深入细致地描述某一特定民族亚文化群体的社会及文化生活。其着眼于提供一个整体的观点和视角，探究特定民族亚文化中人们的生活方式、价值观念和行为模式。田野调查（field study）是指研究者亲自前往调查地点（村落、社区、各种活动场所），通过直接观察、具体访问、居住体验等方式收集资料，进行科学研究的过程。传统的田野调查以参与性观察为主要研究手段，随着发展，在参与性观察的基础上也结合使用访谈等其他定性研究技术甚至定量研究技术。历史研究除了考古现场工作，更主要的是运用文献分析方法。

在医疗卫生领域，更多的是应用定性研究中具体收集数据的方法，也即开展定性调查。

二、定性研究的特点

（一）定性研究注重事物的过程，而不是事物的结果

在定量研究中，人们按照事先的假设拟定调查内容，并按照既定的内容及程序去收集资料，通过对不同时间、地域或人群所收集的资料进行比较，用统计分析的手段探讨许多因素与事物的联系。因此，定量研究的重点是通过数据的展示，了解事物的结果，即什么因素导致什么结果。而定性研究则不同，它注重由原因导致结果的中间过程，了解事件发生过程中的许多细节，希望知道为什么有这样的结果出现、导致结果的深层次原因何在。所以，定量研究和定性研究的一个主要区别是研究的广度和深度的区别。

（二）定性研究是对少数特殊人群的研究，其结果不能外推

定量研究为了结果的代表性、普遍性，一般需要较大的样本量。样本人群的选择通常采用概率抽样的方法，旨在能够用概率统计分析得出对总体的推断结论。而定性研究的关注重点在过程，经常分析的是研究人群的特殊情况，如社区人群的信仰和风俗习惯、人们对事物的态度、信念和行为习惯等，因此，一般是在少数人群中进行，其样本量很小，常用非概率抽样的方法选择研究对象。这些导致其结果只适用于研究人群，一般不能外推。

（三）定性研究需要与研究对象保持较长时间的密切接触

定量研究的内容在问卷设计时基本固定，在具体操作过程中需按照固定的程序进行，一般不能随意增加或更改，因此在较短的时间内即可获得所需的资料，研究者与研究对象之间只有短暂的接触。而大多数定性研究则要求研究者与研究对象有深入的接触，建立相互信任的关系，强调在一种轻松自然的环境中收集资料，了解人们在普通状况下的态度、信念、行为，因而收集资料的手段往往较灵活，缺乏固定的模式，内容也可以根据资料收集过程中的新发现调整，因此一般需与研究对象有较长时间的接触。这种研究对调查员的要求也更高。

（四）定性研究的结果很少用概率统计分析

定性研究关注事件发生的过程，发现导致事件发生的深层次原因，因此结果一般是对某一事件的具体描述，或用分类的方法对收集的资料进行总结。例如，将人们对某件事物的态度分为几类，将人们的行为方式分为几种等，也可用流程图来表示某件事物的发生过程，加之样本量一般不大，故这类研究很少应用概率统计的方法。

三、定性研究的应用

目前，定性研究在卫生领域研究中受到越来越多的关注，其主要的用途如下。

（一）辅助问卷设计，估计问卷调查的非抽样误差

在定量调查问卷的设计中，如果研究人员对需要研究的对象的具体情况并不是很了解，或对需要调查的内容不能确定，则可以采用定性调查的方法了解情况；所设计问卷中，可能有些内容不一定适合研究对象，有些提法可能是研究对象不感兴趣或反感的，定性研究可以及时发现这些问题；一些概念可以通过定性研究寻找适当的通俗语言予以描述。问卷调查收集得多的是“言语”资料，即研究对象所说的情况。人群文化程度过低，不能正确理解问题；面对较高层次的调查人员或权威过于拘谨；受文化习俗和习惯的限制，不愿吐露真情；缺乏积极的动机等。这些都可能造成言语信息与事实之间的出入。对于一些敏感性问题，这一现象尤为突出。定性研究可以估计这些调查的非抽样误差。

（二）帮助理解、解释定量研究的结果，弥补定量研究的不足

案例 4—1：

为了解失业人员的心理卫生状况及影响因素，以提供相应的帮助方案，人们进行了一项定量调查。分析后的问卷调查资料显示：失业人员确实比在职人员更容易发生抑郁症。统计学分析也证明了失业与抑郁之间具有相关性。对导致失业人员抑郁的影响因素进行统计分析发现：导致失业的年轻人发生抑郁的主要因素是看太多的电视(失业的年轻人倾向于看更多电视，没有发现其他有统计学意义的因素)。

问：此结果是否合理？是真正的原因吗？

案例 4—2：

国内外均有许多关于母乳喂养的定量调查，结果大多发现“母乳不足”是导致母亲在婴儿三个月内停止哺乳的最主要原因。但定性研究却发现，母亲报告的所谓“母乳不足”其实是由乳房正常生理变化或婴儿行为变化引发的误解，或者因多种社会心理原因而找的借口。

1. 验证因果关系，探讨发生机制

定量研究确定的因果关系，有时可能掩盖真正的原因，定性研究可以揭露这种虚假联系。定性研究还可以用来探讨因果关系发生的机制。在印度，传统免疫方式严重地影响现代免疫方法的应用，很少有人同时接受这两种方式。为什么会出现传统方式与现代方法的对立呢？定性研究发现，这是因为接受传统免疫方式的人往往听信传统医生和女性长辈的错误观点，不相信“针管”的缘故。

2. 分析定量研究出现矛盾结果的原因

定量研究有时会发现人的知识和态度与其行为不一致，这到底是因为报告行为与实际行为不一致，还是因为人们未按照所具备的知识和态度发生行为？人们可以用定性研究的方法加以识别。

3. 了解危险因素的变化情况

一些危险因素可能随时间发生变化，这对那些非纵向追踪性的定量研究有较大的影响。例如，病例对照研究，当发现病例组和对照组间某行为有差异时，对于这种行为是否是疾病的危险因素，危险强度有多大，应对发病前后一段时间的行为进行动态的了解后，才能下结论。因为很多人在发病前后的行为会发生一定的变化，这种变化可能夸大，也可能掩盖可疑的危险因素。所以，进行定性研究，了解危险因素的动态变化情况，对正确理解和解释定量研究的结果是有益的。

（三）作为快速评价技术，为其他研究提供信息

定性研究一般是小样本人群的研究，与定量研究相比，在资料收集、数据处理等各研究环节所需时间较短，可以相对快速地获得研究相关信息。故当研究时间和财力不足时，通过定性研究可以在短期为进一步的研究提供大量深入的信息。当然，采用定性研究作为专门的快速评估技术，一般需要同时采用多种定性研究手段收集资料，对结果相互印证，保证结果的可信度。例如，在秘鲁和尼日利亚进行的一项控制儿童腹泻的干预试验，分别仅用两人，在 6 周时间内，用定性方法收集有关儿童喂养知识、行为、地区文化等大量的资料，为采取可行的干预措施提供依据，均取得了成功。

第二节　定性研究的样本选择及资料分析

一、定性研究的抽样方法

（一）抽样的概念及意义

抽样（sampling）是指根据研究目的，在目标人群中抽取一定数量具有代表性的样本人群，并通过样本人群信息去推断总体的特征。被抽出的人群称为样本，用样本人群获得的信息推断总体情况一般会存在抽样误差。如果将组成总体的所有个体全部加以调查，称为全面调查或称普查（overall survey），如人口普查。普查可以取得完整的信息，一般没有抽样导致的误差。然而大多数研究都不可能或者没有必要采取普查的方式，因为普查需要耗费大量的人力、经费，并且需时较长。因此大多数的人群研究，包括在医疗卫生领域的研究一般采用抽样调查。抽样调查比普查涉及的样本量小，因而节省不少人力、财力和时间。

（二）抽样的类型

抽样方法一般可以分为两类：概率抽样和非概率抽样。

1. 概率抽样

概率抽样是指依据概率理论，研究者按照随机化原则抽取样本，研究总体中的每一

个个体被抽中的概率是已知的，调查者可以抽取不同年龄、不同层次的调查对象，获得更多信息，样本调查结果可以推断总体。常用的概率抽样方法有单纯随机抽样、分层抽样、系统抽样、整群抽样等。

2. 非概率抽样

非概率抽样是一类不遵循随机化原则的抽样方法，研究者以自己的方便或主观愿望任意选择研究对象，这类抽样一般不能用样本推论总体，不能估计抽样误差的大小。但是非概率抽样简便易行、花费小，能及时得到有用的资料，没有概率抽样统计上的复杂性。在定性研究中，非概率抽样是主要的抽样方法。常用的非概率抽样有方便抽样、立意抽样、雪球抽样、定额抽样等。

（1）方便抽样又称偶遇抽样。在这种抽样中，研究者选择那些最容易接近的人作为研究对象，如邻居、朋友等。此法虽在抽样的准确性上有所失，但却节约了时间和费用。其常用于预实验或预调查，目的在于确定调查表是否设计得当、调查方案是否可行等，并不用于推论总体。

（2）立意抽样又称为目的抽样或判断抽样，是由研究者根据研究目的，通过主观判断选择研究对象的抽样方法。例如，要了解社区居民对医疗保健的需求，可对经济收入中等的成年人进行调查，了解一般人的需求；以经济收入高者、儿童或老年人为调查对象，了解特殊人群的需求。定性研究样本选择多采用此种抽样方法。

（3）雪球抽样：选择并调查几个具有所需要的特征的人，这些人是提供情况的人，并依靠他们再选择合乎研究需要的人，后者又可选择更多合乎研究需要的人，以此类推下去，样本就像滚雪球一样越来越大。此种方法在调查某些不太容易寻找或接近的特殊人群时使用较多。

（4）定额抽样：此法有些类似于分层抽样，先将要研究的人群按某种特征划分成几组，然后，按照各组人群所占的比例分配样本量，然后从每组人群中采用其他抽样方法（概率抽样或非概率抽样方法）按分配的样本量抽取研究对象。由于抽样前先进行了分层处理，即使用其他非概率抽样方法，抽得的样本的代表性也比单纯的方便抽样要好。

（三）定性研究样本量的确定

定性研究一般是小样本人群的研究，具体某项调查需要多大样本量并没有明确的规定，但多认为可以遵循“信息饱和”原则，即在研究中，研究对象所提供的信息已经重复，没有额外的“新信息”出现，可以认为信息已经饱和，样本量足够。

二、样本的代表性

定性研究的样本虽然多是采用非概率抽样方法获得，结果一般不能通过概率统计方法推论总体，但并不意味着研究结果不希望代表总体。因此，在定性研究抽样时就比较强调考虑样本的代表性。

要使样本具有代表性就需要在进行定性调查时，根据研究目的、研究问题的实质和目标人群的组成，从许多确定的人群中选择一个或多个知情者。要有意识地选择人群中不同年龄、种族、地位、教育的访谈对象，也即要考虑各种利益相关者。

（一）利益相关者的界定

利益相关者可以是个人，也可以是群体或机构。只要有可能受到研究的影响，可以是直接的研究对象，或者会直接/间接地影响某项研究的进行/方向，无论是积极的影响还是消极的影响，甚至仅是对研究感兴趣，愿意参与，就都是利益相关者。

在一项研究中为了保证主要的利益相关者都得到确定，可以从以下几方面考虑：

（1）谁是研究的受益者？

（2）谁会在研究中受到负面的影响？

（3）弱势人群或一些较难接触的人群（如残疾人）是否被考虑？

（4）哪些人或团体支持研究，哪些又是反对方，是否都考虑了？

除此之外，尚需对各利益相关者之间的关系进行分析及理清，并且要预测随着项目的开展，是否还会有新的主要或次要利益相关者出现，对此需有预案。

（二）利益相关者的分类

根据利益相关者在研究中受到的影响、所起的作用或其重要程度，可以将利益相关者分为内部利益相关者和外部利益相关者两类，内部利益相关者又可分为主要利益相关者和次要利益相关者。

1. 主要利益相关者

主要利益相关者指受到活动影响的个人或团体，包括研究中的受益者和受害者。他们与研究活动密切相关，是最主要的对象，所以研究都必须考虑这些人或团体。对任何一项研究来说，他们都是必不可少的。

2. 次要利益相关者

次要利益相关者指对活动有重要影响或对活动的成功非常重要的群体。他们也是大多数研究必须考虑的对象，因为他们能对研究的决策或者执行过程产生积极或消极的影响，从而决定研究能否很好地开展或取得预想结果。

3. 外部利益相关者

外部利益相关者指其他所有在活动中有利益关系或间接发挥作用的个人或机构。他们对研究有一定的影响，或与研究有一定的关系，但影响不大。因此，在一些研究中不一定考虑这部分利益相关者，或仅考虑部分。

案例 4—3：某地 HIV/AIDS 关怀项目的利益相关者分析。

主要利益相关者：HIV 感染者、其配偶、其子女、其性伴侣、同一社区民众。

次要利益相关者：市疾病预防控制中心、市妇幼保健院、市政府、市卫生局、市公安局、中英性病艾滋病防治项目办。

外部利益相关者：市妇联、市团委、市民宗局、红十字会、市计生委、市民政局、新闻媒体、世界艾滋联盟、英国救助儿童会。

三、定性研究资料的处理及分析

与定量研究类似，在定性研究中，资料收集之后就应对资料进行处理和分析，并在分析的基础上总结、形成报告。定量研究资料的分析主要是获得相应的量化指标，用指标表述结果，分析主要采用卫生统计与流行病学的方法。定性研究所获得的资料主要是文字描述或叙述性的资料，很难用统计指标表达，因此，其分析相对较为复杂，并且没有单一或最好的方法，分析方法的选择应根据研究的目的、研究理论架构、研究者对结果的需要、资料的来源等确定，在社会科学研究中甚至还根据具体的定性研究方法有一些特殊的分析技术。在社会医学领域进行的定性研究主要采用访谈，包括深入访谈及专题小组讨论等收集资料，收集的是语言、文字描述的资料，其处理及分析的一般步骤如下。

（一）整理资料

在访谈的过程中，大量的谈话内容仅靠大脑记录是不可能的，尤其做研究不可能仅与一个人交谈，随着谈话人数的增加，仅靠个人大脑记录更加困难，因此必须采用录音等手段。在调查中为了保证谈话或讨论的氛围，不可能要求被调查者逐条回答问题，记录难免混乱庞杂。因此，资料收集过程中的录音及记录资料需要进行整理，包括记录的誊写、梳理。整理资料的过程也是研究者对访谈资料再熟悉的过程，通过整理还可以发现调查过程中被忽视的内容、未被意识到的重点、深层次含义等，为进一步的分析提供保障。

（二）分析资料

分析资料在资料的收集、整理过程中就已经开始了。在资料的收集过程中，需要通过对已经收集资料的理解、分析提出深入的问题。在资料的整理过程中，可以熟悉资料、发现要点或“核心”，为资料归类分析提供依据。但主要的分析工作在资料分析阶段完成，资料分析过程如下。

1. 资料分类

资料分类指根据分析的要点或主题将收集到的资料归入相应的类别。分类的方法一般有两种，一种是预设分类，另一种是即时分类。前者是研究者在研究开始之前就已经确立了分类的标准或主题；后者是在收集资料或整理资料的过程中，对一些具体行为方式、词语或词组、表现出规律性的事件或因某些原因值得注意的事件进行仔细的研究后发现要点，提出分类的标准或主题。社会医学的定性研究一般都需要拟定访谈提纲，而不是完全的开放式访谈，一般多用预设分类，将提纲的要点或主旨作为分类的主题。

2. 归纳诠释

归纳诠释指在对资料分析的基础上，研究者根据研究的目的、自己的判断诠释相关的主题及各主题之间的关系，并归纳提炼相关的研究结论。

除了上述常用的分类归纳分析方法，在突出一些个案时，也可以用“讲故事”的形式完整地阐述被访谈者的描述。

目前，越来越多地用于定性分析的计算机软件给研究者带来很多便利，如使资料分类更加容易，也可以抛弃很多纸质资料，节省了空间。但对于定性研究者而言，必须要了解电脑和软件包能做什么和不能做什么。计算机可以处理机械性的任务，可以进行资料分类，甚至进行归纳，但不能完成解释、综合和假设检验等关键性的任务。而且，目前大多数用于定性研究资料的电脑软件还没有中文版。

第三节　常用定性调查方法

如前所述，目前在卫生领域主要应用的是定性研究中收集数据的方法，较为常用的方法包括深入访谈、专题小组讨论、选题小组讨论、观察法等。

一、深入访谈

（一）深入访谈的概念

深入访谈（in-depth interview）是一种非结构式访谈，也是定性研究收集资料的一种最基本技术。它是根据访问提纲，通过与研究对象的深入交谈了解其对某些问题的想法、感觉与行为来收集数据的方法。在交谈的过程中，调查者不必依据调查提纲的问题顺序按部就班地询问，而是根据被调查者的回答，随时提出新的问题逐步深入主题。

（二）深入访谈的步骤

1. 准备工作

任何一项研究工作在正式进行之前均要有所准备，有备无患，因此深入访谈的第一步是准备工作。准备工作包括访谈工具的准备、确定访谈对象、准备现场，甚至包括对收集和分析资料的考虑。

2. 调查对象的选择

调查对象是信息的来源，调查对象的选择关系到能否获得充分、深入、有用的信息，进而影响研究的结局，因此该步骤很重要。调查对象的选择包括确定要对哪些人、对多少人进行深入访谈。由于深入访谈是对知情人进行深入细致的交谈，因此一般只能在小样本人群中进行。样本的选择主要用非概率抽样方法，常用的是立意抽样，样本量可以预估，但最终可用“信息饱和”原则决定。

3. 设计访谈提纲

访谈提纲是深入访谈收集资料的主要工具，访谈提纲的好坏会影响信息的收集情况。提纲包括一系列调查者和知情者交谈的话题或问题，这些问题应该是开放性的，语言上要求使用一般性或非直接性的词语来代替直接性的问题，因为后者仅得到“是”或“否”的回答。问题要求简单、语言清晰、容易理解，不超出研究范围。

4. 访谈员的选择与培训

访谈员是具体开展深入访谈的人，他们本身的素质在很大程度上影响访谈工作的开展、进程及结果，可以说深入访谈能否成功很大程度取决于访谈者，因此选择合适的访谈员并进行必要的培训就很重要。深入访谈比一般的问卷调查需要更多的技巧，因此培训的内容除研究的目的、内容外，深入访谈的基本知识、怎样引导访谈深入进行、访谈时如何记录、访谈时可能遇到的问题及如何处理等的培训也很重要，必要时还应进行角色扮演和预试验。培训时间一般为 2～3 天，以集中培训为好。

5. 现场访谈

首先开场介绍，营造气氛使被调查者感到轻松和不拘束，介绍访谈目的，强调被调查者意见的重要性和保证访谈的保密性，目的是和被调查者建立友善的关系，使被调查者能够而且也愿意畅所欲言。然后进入实质性访谈，即在提纲的指导下进行正式访谈。先谈不敏感的话题，当被调查者足够放松时再过渡到深层次问题。同时注意非语言信息，注意时间的掌握，并采用一些访谈技巧。最后检查记录，纠正错误，补充完善，表示感谢。

6. 访谈结果分析和撰写报告

通过深入访谈获得相关资料后，需要对所获得的资料进行整理分析。根据分析结果撰写出相关报告（参见前述相关内容）。

（三）深入访谈的优缺点

1. 深入访谈的优点

深入访谈是一种非结构式访谈，交谈的形式是开放的，可以是没有提纲的开放性谈话，也可以利用准备好的提纲（开放式问题）进行访谈，因此具有较大的灵活性与开放性。访谈员如掌握了一定的技巧，可以鼓励被调查者对感兴趣的话题讲得深入一些，通过访谈把访谈员带入被调查者的世界，至少可了解能用语言表达的被调查者的内心世界，了解其经历、态度和行为等。一个熟练的访谈员通过询问详细的、具体的情况，能引出丰富的详细描述，揭示较深入的内涵，对复杂的问题可深入探讨，从而获得较为真实和深入的资料。

2. 深入访谈的缺点

容易受到被调查者的影响，被调查者可能对访谈员要了解的东西不愿意谈或感到不舒服，甚至有可能不真实地回答问题。受到访谈员技巧的影响，有时，因为访谈员有限的技术或不熟悉方言，提出的问题可能得不到丰富、详细的回答。被调查者也可能会受访谈员态度的影响，使回答产生偏倚。此外，交谈可能容易离题，被调查者有意回答的问题访谈员却不感兴趣。

二、专题小组讨论

（一）专题小组讨论的概念

专题小组讨论（focus group discussion）也称为焦点组讨论或焦点组访谈，是通过召集一小组同类人员，对某一研究议题进行讨论，得出结论的定性研究方法。其目的是利用小组相互启发、共同讨论的特点将调查引向深入，以相对较少的时间获取最大的信息量。

（二）专题小组讨论的步骤

1. 制订专题小组讨论计划

与深入访谈一样，专题小组讨论也要进行周密的设计并做相关的准备工作，尤其是讨论场地的准备，使讨论不被干扰，面积足够容纳参与讨论的人员，有利于讨论氛围的形成。

2. 确定调查对象

在专题小组讨论中，调查对象的确定不仅是确定调查哪些人，还包括将这些人分成几组，每组多少人，即要确定小组的数量及类型。专题小组的数量根据研究目的及研究对象的同类程度来确定。同类是指这些成员的各种特征是否会影响到讨论的氛围，如果不影响就是同类，可以在一组内讨论，如果影响就不是同类，需要分成不同组讨论。即每个专题小组的讨论者应有共同特征或共同兴趣，包括年龄、性别、资历等相似，目的是使每个讨论者都能自由开放地参与讨论。同类一般需要 2 或 3 组，不同类则需要更多的组。每个小组的人数应便于讨论者之间的相互交流，以 8～10 人为宜。样本的选择多用非概率抽样方法。

3. 拟定调查提纲

专题小组讨论的提纲依据研究目的和访谈组的类型而定，通常包括三类问题：①普通问题，指开始调查和让讨论者表达一般观点和态度的问题；②特殊问题，指那些发现关键信息和表达讨论者的感情和态度的问题；③深度问题，指那些揭示较深层信息的问题。专题小组的议题不宜太多。

4. 培训调查人员

每个专题小组讨论的调查人员包括 1 名协调人、1 或 2 名记录者和 1 或 2 名辅助者。协调人是组织者，其作用是引导讨论，鼓励自由发言，营造气氛，调动每个讨论者的积极性，并且要把握讨论方向，使讨论围绕主题，因此要具备一定的领导才能和交流技巧。记录员主要做讨论的记录，除了要完整、忠实的记录每个人的发言，还应记录现场环境、讨论气氛、讨论者的身体语言等。辅助人员主要负责会议环境和会议用品的准备、供给等。正式访谈前需对协调员和记录员进行培训，说明专题小组的作用以及如何组织协调专题小组，并通过角色扮演进行预试验。

5. 进行专题小组讨论

首先营造轻松愉快的讨论氛围，协调者可以通过自我介绍或者闲聊使大家放松。然后简单介绍研究目的、需要讨论的主要内容，并向讨论者申明结果保密的原则及其他讨论中应遵守的基本规则，如一次允许一位成员陈述，其他成员应给予基本尊重；所有看法都很重要，要求所有成员发言等。当正式讨论开始后，协调人不再加入讨论，而是掌握讨论氛围，把握讨论方向，关注每个讨论者的反应，避免“一言堂”和“同伴压力”，鼓励发表不同意见，调动所有讨论者的积极性。当讨论结束时，协调者可以请每位讨论者简单总结自己的看法，或者对自己的发言进行补充、说明。向讨论者重申保密原则。最后对讨论者表示感谢。

6. 对结果进行分析，撰写报告

与深入访谈法一样，专题小组讨论法收集的资料主要是质性资料，一般按访谈提纲归类整理，并据此写出报告。

（三）专题小组讨论的优缺点

1. 专题小组讨论的优点

专题小组讨论具有小组成员之间相互启发、共同讨论的特点，可以使参与讨论的小组成员产生“思想碰撞”，将调查引向深入，获取更丰富的信息。讨论以座谈方式进行，对文化程度较低者也适用。

2. 专题小组讨论的缺点

即使在组成讨论小组时考虑了同类，也无法完全排除讨论者之间的社会、心理因素影响；对讨论者的性格特征要求较高，比较含蓄、内向者，不善言谈者，易崇拜权威、有从众心理者都有可能无法充分表达自己的主张；不适合调查太敏感的问题。

三、选题小组讨论

（一）选题小组讨论的概念

选题小组讨论（nominal group discussion）是一种程序化的小组讨论过程，其目的是寻找问题，并把所发现的问题按其重要程度排列出来。也就是要在一个由具有各种不同既得利益、不同思想意识和不同专业水平的人组成的小组中发掘问题并排出先后次序。该方法属于一致性研究方法的一种，既属于定性研究，又具有定量研究的一些特征。

该技术部分来源于美国 20 世纪 60 年代后期在制定社区发展规划过程中取得的经验，现已在社会服务、教育、政府工作以及工业等诸多行业的评估工作中被广泛应用。目前在卫生领域的研究中，该方法被用来发现运作过程中的问题、确定优先领域、筛选评价指标等。

（二）选题小组讨论的步骤

1. 选题小组讨论的准备

选题小组讨论的准备主要是工具和讨论场地的准备。工具包括大白纸、夹白纸的夹子或粘条、水笔、色笔、计算器、纸条若干、信封若干（收集纸条用）等。

2. 选择调查对象

调查以小组的形式进行，故需根据研究目的和性质选择小组成员，每组 6～10 人。

如果调查人员足够，可以几组同时进行。

3. 进行选题小组讨论

(1) 列出与陈述问题。主持人给出要研究或解决的问题。小组成员不出声地酝酿各自的想法，结合自己的工作经验和工作体会，把认为必要的问题写在卡片（或纸片）上，用时 10~15 分钟。此阶段不能讨论，每个人独立完成。然后把每一个人的问题依次列到大图纸上或黑板上，并向大家解释自己写的每一项。

(2) 讨论所列问题。此阶段开始讨论，每个人都可以就列出的问题提问、解释并合并相同的问题、剔除某些问题等。这是一个对所列问题的澄清过程和大家相互理解的过程。

(3) 重要性评判。此阶段不再讨论，由小组的每一个成员独立对所列出的问题进行重要性排序打分。例如，从所列问题中选出认为重要的 10 个指标，最重要的为 10 分，最不重要的为 1 分，未选中的为 0 分。

4. 对结果进行分析，撰写报告

收集每个人的评分结果，汇总计算所列每一个问题的得分情况。按每一个问题的得分情况进行排序，排序结果基本上代表了小组成员的共同意见。在分析的基础上撰写报告。

（三）选题小组讨论的优缺点

1. 选题小组讨论的优点

通过选题小组讨论发现存在的问题和提出初选指标，是一种效率较高和较为有效的方式。它比头脑风暴法和专题小讨论等形式更为有效，特别是在问题的提出与评价、指标的评选等方面，是一种集思广益、融定量与定性方法为一体的程序化方法，避免了前两种方法中的个别人在讨论过程中的垄断性发言等缺点。也即是说，每个参与者都有平等表达意见的机会，可以提出自己的看法，较少受他人的影响，并且每一个讨论都有一个肯定的结果。

2. 选题小组讨论的缺点

由于此法需要参与者自己首先提出看法并写下来，因此要求参与者有一定的文化水平，对需讨论的事有自己的看法、观点。

四、观察法

（一）观察法的概念

观察法（observation）是研究者根据研究的目的，利用眼睛、耳朵等感觉器官及其他的科学工具及手段，有计划、有目的、系统地观察研究对象来获取资料的过程。它是社会科学研究中较常用的一种收集资料的方法，尤其适用于对非言语行为资料的收集。

观察法按照不同的标准可以划分为不同的类型。根据观察的标准化程度，可以分为结构式观察和无结构式观察；根据观察者的角色，可以分为参与性观察和非参与性观察。结构式观察一般拟定专门的观察表，固定了观察的内容，按照拟定的内容观察并记录即可。无结构式观察没有任何框架限制，研究者观察到什么就记录什么。非参与性观察指观察者不参与观察对象的群组活动，仅仅是一个旁观者。而在参与性观察中，观察者要深入观察对象所在社区的日常生活中，将自己视为社区的成员之一，在与研究对象互动的同时，通过仔细地体验和观察，获取第一手资料。

（二）观察法的步骤

1. 观察准备阶段

观察准备阶段包括明确观察目的；确定观察内容，即观察谁、观察什么、观察时间、观察地点等；具体的观察方法，是结构式观察还是无结构式观察，是参与性观察还是非参与性观察；确定观察工具和记录方式；预估观察中可能遇到的问题，并做相应预案。

2. 实施观察

首先进入现场，尤其是参与性观察，如何巧妙、合理地进入现场，让观察对象接受你的介入至关重要，这是能否开展观察，尤其是参与性观察的第一步。也是关键的一步。如果不被观察对象接纳，很难开展进一步的观察。进入现场后就可以按照预先的计划开展观察并记录观察结果。观察结束离开现场前应该对观察对象致谢。

3. 观察资料的整理分析

观察到的资料应该通过整理分析，形成观察报告。

（三）观察法的优缺点

1. 观察法的优点

观察法常常可以获得其他方法不易获得的资料，尤其是参与性观察，可以了解到一些研究者自己都不一定认识到，更不可能用语音表达出来的事物，如一些行为、态度、风俗习惯等。

2. 观察法的缺点

该法对观察者的要求很高，需要有敏锐的观察能力，并且须掌握研究地的地方方言，需较高的调查技巧；需要较多的时间，尤其是参与性观察，常常要花费几个月甚至更长的时间，对许多研究人员来说可能难以进行；容易受观察对象主观情感的影响，结果难以重复；与大多数定性调查类同，此种方法调查的结果一般是定性的，很难量化和分析。

第四节　德尔菲法

一、德尔菲法的概念

特尔菲法/德尔菲法（Delphi）也称之为专家评分法或专家咨询法，是采用匿名的方式广泛征求专家的意见，经过反复多轮的信息交流和反馈修正，使专家的意见逐步趋向一致，最后根据专家的综合意见，对评价对象做出评价的一种定量与定性相结合的预测、评价方法。

该法早期用于20世纪50年代由美国Rand公司受美国空军支持开展的一项名称为“Delphi Project”的项目，此项目选择了各方面的专家，通过多轮专家咨询，集中专家的意见达成项目研究目的。这种方法现已在社会的各个方面、诸多行业的预测、评估中被广泛应用。在医疗卫生领域的应用也越来越广泛，如在临床中应用于诊断标准的制定、评定疾病治疗方案、评定疾病的严重程度和预测病情等，建立医疗卫生相关各方面的评价指标体系，评价疾病流行情况、医疗卫生成本-效果等。

二、德尔菲法的实施步骤

（一）明确研究目的

这是任何一项研究的第一步，任何一项研究首要的是明确为何要选用该方法进行研究，然后要明确通过该研究想获得什么信息，并且要确定通过研究最终想得到什么样的结果。

（二）选择咨询专家

选择咨询专家也即确定调查对象。这是此法能否达成研究目的的重要步骤之一，因为德尔菲法是一种主观评议法，评议者对被评价事物本身的了解至关重要，因此专家的选择就成为采用此方法的关键。如果参与评价的专家对被评事物一无所知或一知半解，就可能影响评价的准确性。

1. 选择专家应考虑的问题

德尔菲法的专家一般应该关心正在研究的问题，并且对所研究的问题有足够的认识。在调查期间能完成回答问卷的工作也是要考虑的因素，因为如果某些所选专家无法按要求完成问卷，不仅会影响研究进度，而且会影响研究质量。尽可能全面地考虑与研究相关的各种利益相关者。

2. 专家的数量

对于每个研究所需专家的数量并没有一致结论。一般认为，如果是同质性高的团体，15～30人便足够；如果是异质性高的团体或包括多种不同利益相关者，就需要较多的专家，甚至可能需要数百人的参与。但大多数人认为，对于一般的调查，专家的人数以15～50人为宜。

3. 评价专家水平与结果可信度的指标

评价专家水平与结果可信度的指标包括专家积极系数、专家权威程度、专家意见集中程度、专家意见协调度等。

（1）专家积极系数：主要表现为调查表的回收率和每个问题的应答率，可以反映专家对该研究项目的关注和了解程度。有学者认为，专家积极系数不能低于50%。有学者总结以往报道，认为50%的回收率是用于分析和报告的基本率，60%的回收率为较好，70％以上则为非常好。

（2）专家权威程度：专家权威程度一般由两个因素决定，一个是专家水平及其打分的判断依据，另一个则是专家对问题的熟悉程度。

专家权威系数＝（判断依据＋熟悉程度）/2

专家判断依据及其影响程度评分标准见表4－1。

表4－1　专家判断依据及其影响程度评分标准

判断依据	影响程度		
	很大	大、中、小	很小
理论分析	0.3	0.2	0.1
工作经验	0.5	0.4	0.3
同行的了解	0.1	0.1	0.1
直觉	0.1	0.1	0.1

（3）专家意见集中程度：专家意见集中程度可选择算术均数、满分比、等级和、不重要百分比等指标进行评价。其中，均数是最常用、最重要的评价指标。当数据呈明显的偏态分布时，可尝试应用中位数进行代替。满分比可以作为均数的辅助评价指标。

（4）专家意见协调度：专家意见协调度指参与研究的专家对每项指标的评价是否存在较大分歧，主要通过变异系数及协调系数进行评价。变异系数是标准差与算术均数的比值，显示了专家对某一条目重要性评价的波动程度或者协调程度，变异系数越小，提示专家对条目重要性评价的一致性越高，分歧越小。专家意见协调系数又称肯德尔和谐系数（W），具体计算方法如下。肯德尔和谐系数反映专家对全部指标的协调程度，数值越大，表示协调程度越好。

$$W=\frac{12\sum_{j=1}^{k}R_j^2-3b^2k\ (k+1)^2}{b^2k(k^2-1)}$$

式中，b 为专家人数，k 为评价指标个数，R_j 是分配给第 j 个指标的秩次合计。

（三）编制专家咨询表

多轮咨询表可以不同，也可以相同，但每轮或许会有所修订。传统的德尔菲法第一轮咨询表一般是开放式问题，由专家就研究目的提出应该考虑的内容、领域、问题等，第一轮咨询表收回进行分析后形成正式的专家咨询问卷。第二轮咨询表收回后对专家的意见进行分析，除了计算均数、变异系数等指标，还需对专家提出的具体意见、建议进行分析，调整并修改一些指标或内容后形成第三轮咨询表。在第三轮咨询表中应列入第二轮专家咨询的一致结果及根据专家的主要意见进行的修改情况。如果第三轮咨询结果收敛不好，即专家的分歧太大，还需进行更多轮的咨询，咨询表的内容类似第三轮。近年来，德尔菲法有了一些改进，主要将原有第一轮的咨询改用专题小组讨论、专家座谈、选题小组讨论等方法进行，形成正式的专家咨询表后再应用德尔菲法，即将原来的第二轮变为第一轮。因此，目前一些研究仅做两轮咨询。

德尔菲专家咨询表作为一种问卷，在编制中应遵循问卷编制的原则，对调查内容、填答方式应给予说明，并需要有封面信。

（四）实施调查

德尔菲法的传统调查方式为信访法，即采用邮寄问卷的方式收集资料，主要目的在于保证参与者的匿名性。随着计算机技术及互联网的发展，近年来网络调查方式用得越来越多。如果选择的专家地理距离较近，研究时间又紧，也可采用现场自填方式进行。

（五）结果分析及报告撰写

结果分析及报告撰写包括对专家及结果可靠度的分析、对每一轮资料的分析及最终获得结果的分析，在分析的基础上撰写报告，展示结果。

三、德尔菲法的优缺点

（一）优点

1. 专家可以平等发表意见

专家咨询表一般是以匿名回复的方式，采用自填方式收集专家组成员的意见，避免专家之间由于声誉、地位不同可能产生的权威性影响。

2. 集思广益，统一意见

德尔菲法是在广泛听取并集中专家意见的基础上获得最终研究结果，因此结果具有较好的代表性。

3. 定量化

对专家的预测和判断意见进行科学综合后，可用定量的指标来预测结果。

（二）缺点

1. 难以避免主观因素的影响

德尔菲法是由专家进行主观评价或判断的方法，专家的主观因素对结果的影响难以避免。

2. 专家意见不易协调

不同利益集团的专家对同一问题的看法不完全相同，甚至同一利益集团内不同的专家也可能对同一问题有不同的观点。虽然每一轮会将前一轮专家共同的结果作为参考，但如果专家较为坚持自己的意见，有时就会导致结果一致性差，甚至多轮咨询后结果仍然无法收敛。

3. 需要较长的时间

德尔菲法若结果无法收敛，需要多轮反复进行，所花时间会较长。

思考题：

1. 为什么医疗卫生领域的研究越来越重视定性研究？

2. 请分析影响慢性病防控工作开展的利益相关者。

3. 若对分析出的影响慢性病防控工作开展的某一主要利益相关者进行调查，请拟定访谈提纲。

（李宁秀）

第五章　社会因素与健康

人不能脱离社会而生存，人与其他生物的本质区别是人具有社会属性。人类的自然和社会双重属性决定了人类的健康不仅受自然和生态因素的影响，也与社会因素息息相关。伴随着医学模式的转变，人们越来越认识到社会因素在疾病的发生、发展、转归以及疾病的预防控制中均发挥着极其关键的作用。当前，威胁人群健康的慢性非传染性疾病（慢性病）及社会卫生问题是多种社会因素共同作用的结果。从个体和群体的不同层次探讨社会因素与健康的关系，有助于人们全面地认识疾病的病因，从而为疾病的预防和控制提供重要依据。

第一节　概述

一、社会因素的概念

社会因素（social factor）是指人类社会生活环境中的各项构成要素，包括一系列与社会生产力和生产关系有密切联系的因素，即以生产力发展水平为基础的经济状况、社会保障、教育、人口、科学技术等，以及以生产关系为基础的社会制度、法律、文化教育、家庭婚姻、医疗保健制度等。社会因素的内容非常广泛，涉及人们生活的各个环节，并且与人类健康密切相关。按照世界卫生组织的观点，影响人类健康的社会因素是人们工作和生活环境中那些引发疾病的"原因的根源"，包括贫穷、失业、社会排斥、缺医少药等，因此，其也被称为健康的社会决定因素。这一章将重点介绍社会经济、文化以及人口发展、社会关系等社会因素对健康的影响。

二、社会因素影响健康的特点

由于社会因素包含内容十分丰富，各个因素之间有着密切联系，在分析某一因素的健康效应时往往受其他社会因素的影响，因此确定其因果关系比较困难，不像生物因素的作用那样明了。相比较而言，社会因素对健康的影响具有下列特点。

（一）作用的非特异性

一种社会因素可能会使人群健康状况变好或变坏，可能导致全身多个器官及系统发生功能变化，但这种作用的特异性不明显。其可能原因如下：

（1）在生活中，人们接触到的社会因素多种多样，各个社会因素之间相互影响，其造成的健康效应具有很大的重叠性，在通常情况下，每种社会因素作用的特异性难以显示。

（2）通常情况下，社会因素对健康的影响是通过心理活动作为中介的，而后者具有很大的个体差异，因此不同个体对同一社会因素的反应不同，这也使得社会因素作用的特异性不明显。

（3）一般情况下，社会因素的作用是逐步积累、缓慢发生的，故对其进行特异性的测量较为困难。

（二）作用的持久性和积累性

社会因素来源于社会的生产力和生产关系，只要人类社会存在，社会因素的作用就持久存在。作为一种慢性刺激源，社会因素对健康产生缓慢持久的作用，并伴随着个体的社会化进程以一定的时间顺序作用于人体，从而形成应激反应和功能损害的效应累加。

（三）作用的交互效应

由于各种社会因素之间密切联系，社会因素对人类的健康往往以交互作用的方式产生效应。如教育、经济、社会阶层、家庭可以分别作用于机体，也可以以其他社会因素为中介，或作为其他社会因素的中介作用于机体（如图 5－1 所示）。

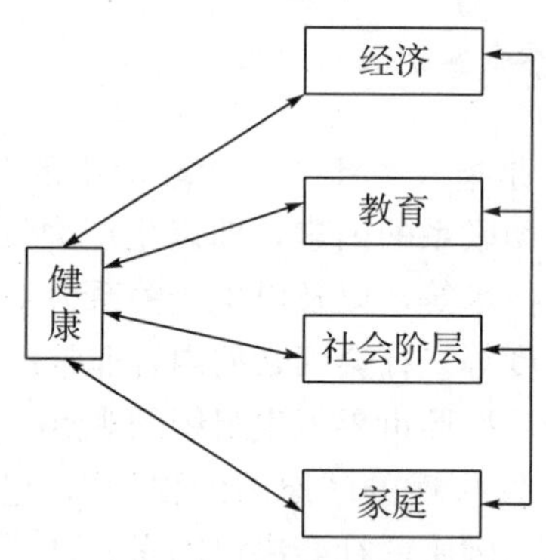

图 5－1 社会因素交互作用

三、社会因素影响健康的机制

社会因素对健康的影响有直接作用和间接作用。生活方式、风俗习惯等可直接作用于机体。间接作用以心理因素为中介，通过心理与躯体之间的相互作用产生影响以及通过影响人的社会适应产生作用。

社会因素被人的感知觉系统纳入，使机体处于一种紧张状态，以神经系统、内分泌系统、免疫系统为中介，经过中枢神经系统（大脑）的调节和控制，形成心理折射，产生心理反应及应对措施。如果对紧张的适应失败，超过了人体对社会、心理和情感的控制能力，对社会情境无法做出适宜的反应，则可能导致强烈而持久的生理反应，产生一系列的躯体症状。

社会适应是人在成长中不断社会化的过程。一个人在出生后的整个生理成长过程中，不断接受来自家庭、同龄人、社区、学校、单位或团体、大众传媒等社会环境的社会教化，从而获得基本的生活技能，并逐步形成社会绝大多数人共同遵循的行为模式。如果这一过程受到阻碍，会导致社会适应不良，就可能产生生理健康、心理健康的损害。

此外，社会因素可以间接地改变人体对自然因素的躯体感受。因此，自然、社会和人是一个统一体。人类保持健康必须使躯体和心理适应自然和社会环境，不只被动地适应，而且要主动地适应，包括能动地改造自然、改造社会和改造自身，以创造更高水平的和谐与统一。

第二节　经济发展与健康

经济是指社会物质资料的生产和再生产过程，包括物质资料的直接生产过程以及由它决定的交换、分配和消费过程。社会经济因素既包括一个国家或地区的经济发展水平，也包括与之相关的经济结构、居民收入、消费者结构等方面的情况。经济发展与人群健康关系密切。1984 年，世界卫生组织指出经济发展本身推动了卫生工作，卫生也同样推动着经济的发展，两者需齐头并进。社会经济与人群健康具有双向作用，两者是辩证统一的关系。一方面，经济是维护人群健康、提高人群健康水平的基础和根本保证，社会经济的发展必然会促进人群健康水平的提高；另一方面，社会经济的发展也必须以人群健康为先决条件，人群健康水平的提高对推动社会经济的发展起着至关重要的作用。

一、经济发展促进人群健康水平提高

经济发展是保障居民健康的物质基础，经济发展水平对人群健康状况有重要影响。常用的描述经济发展的指标包括国内生产总值（gross domestic product，GDP）、国民生产总值（gross national product，GNP）以及人均 GDP、人均 GNP 等。这些指标体现的是一个国家或地区的综合经济实力。然而值得注意的是，一个国家或地区的经济实力虽然对国民的健康有影响，但也与其经济分配政策密切相关，再好的经济实力，如果经济分配政策不利民、不公平，不可能产生有利于人群健康的结果。因此，在描述经济发展对健康的影响时也用到居民的收入指标（如农村居民纯收入）和反映收入分配公平的指标（如基尼系数）。常用于反映人群健康水平的指标主要是一些死亡指标，包括粗死亡率、婴儿死亡率、孕产妇死亡率、平均预期寿命等，有时也用发病率、患病率、出生率等指标。反映经济水平的指标与反映居民健康水平的指标有密切关系，通常表现为：随着经济水平的提高，居民健康状况向逐步提高的方向发展。发达国家的生产力水平高，科学技术先进，物质生活丰富；而在发展中国家，许多人在衣、食、住、行及医

疗保健等方面都存在较大的困难。通常在同一历史时期，相对于发展中国家，发达国家的健康状况更好（见表5—1、表5—2）。

表5—1 部分国家居民健康指标与经济水平的关系

国家/地区	人均国民总收入（2005年购买力平价美元）2012年	出生时期望寿命（岁）2012年	孕产妇死亡率（1/10万）2011年	婴儿死亡率（‰）2011年	5岁以下儿童死亡率（‰）2011年	收入基尼系数（2000—2010年）
挪威	48688	81.3	7	3	3	25.8
美国	43480	78.7	21	6	8	40.8
阿根廷	15347	76.1	77	13	14	44.5
马来西亚	13676	74.5	29	6	7	46.2
中国	7945	73.7	37	13	15	42.5
南非	9594	53.4	300	35	47	63.1
印度	3285	65.8	200	47	61	33.4
肯尼亚	1541	57.7	360	48	73	47.7
阿富汗	1000	49.1	480	73	101	27.8

资料来源：联合国开发计划署《2013年人类发展报告》、世界卫生组织《2013年世界卫生统计》。

表5—2 1990年和2012年不同国民收入水平国家的国民健康水平

国家类别	出生期望寿命（岁）		60岁以上期望寿命（岁）		婴儿死亡率（‰）		5岁以下儿童死亡率（‰）		15～60岁成人死亡率（女性）（‰）	
	1990年	2012年	1990年	2012年	1990年	2012年	1990年	2012年	1990年	2012年
低收入国家	53	62	16	17	104	56	166	82	294	230
中低收入国家	59	66	16	17	82	46	118	61	222	164
中高收入国家	68	74	18	20	42	16	54	20	133	92
高收入国家	75	79	20	23	12	5	15	6	83	67
全球	64	70	18	20	63	35	90	48	161	124

资料来源：世界卫生组织《2014年世界卫生统计》。

随着社会经济的发展，我国居民健康状况明显改善，平均期望寿命由新中国成立前的35岁提高至2010年的74.8岁，婴儿死亡率由新中国成立前的200‰下降至2010年的13.1‰。然而必须正视的是，在改革开放成果带来整体健康水平逐步提升的同时，由于地区间经济发展不平衡，区域健康差异问题凸显。据人口普查数据估计，像北京、上海这样的大都市，从1981年到2000年，人均期望寿命增加了4～5岁，分别从71.9岁提高到76.1岁，以及从72.9岁提高到78.1岁。相反，中国贫困省份之一的甘肃省的人均期望寿命，其间只增长了1.4岁，从66.1岁增长到67.5岁。显然，这几十年来，贫困和富裕省份之间的健康水平差异毫无疑问地拉开了。同时，中国城乡之间的健康差距也不容小觑（见表 5－3）。因此，要缩小健康差距，必须要创造更加平等的经济环境，促进社会经济与居民健康状况的协调与发展。

表 5－3　我国城乡居民健康指标与收入水平的关系（2011 年）

地区	人均年收入（元）	新生儿死亡率（‰）	孕产妇死亡率（1/10 万）	婴儿死亡率（‰）	5 岁以下儿童死亡率（‰）
城市	21810	4.0	25.2	5.8	7.1
农村	6977	9.4	26.5	14.7	19.1

资料来源：国家统计局《2012 年中国统计年鉴》。

社会经济状况是国力的综合反映，经济发展对居民健康的影响是通过多渠道综合作用的结果。

（一）提高居民物质生活水平

一个国家或社会，经济发展，物质丰富，可以提供充足的食物营养、良好的生活与劳动条件。食物营养是首要的生存条件。目前世界上尚有 8 亿人口得不到充足的食物营养，主要在发展中国家。在这些人群中疾病严重流行，健康水平低下。一个尚未解决温饱问题的国家是不会对居民卫生保健做出多大保障的。表 5－4 表明食物对居民健康的重要影响。每人每天摄入的热量（kJ）与预期寿命见表 5－4。

表 5－4　每人每天摄入的热量（kJ）与预期寿命

预期寿命（岁）	国家数	热量（kJ）				
		<7350	7350～	8400～	10500～	12600～
35～44	36	1	5	28	2	—
45～54	28	2	2	19	5	—
55～64	22	2	9	6	5	—
65 以上	44	—	—	8	12	24

资料来源：世界卫生组织《世界卫生状况第六次报告》。

（二）改善社会生活

社会经济水平的提高和社会财富的集聚有利于促进社会保障和法律体系的完善，促进科教文卫的发展以及和谐社会关系的建立，增加人们提高生活质量的机会，从而提高人群健康水平。

（三）有利于增加卫生投资

卫生事业发展需要大量的资金投入，用于建立医疗卫生机构、添置与更新仪器设备、培养卫生技术人员、进行科学研究、开展疾病防治、提供医疗卫生保健服务等。卫生经费的多少影响卫生事业的发展，进而影响居民健康。研究资料表明，卫生经费占国民生产总值的比例、人均卫生经费都与居民健康相关。20 世纪下半叶以来，世界经济有较快发展，各国卫生经费占国民生产总值的比例与人均卫生经费都有较大提高，尤其是发达国家。美国的卫生经费占国民生产总值的比例已达17%，而发展中国家则很低，有的还不及国民生产总值的1%。

但是，经济增长与健康水平之间并不存在必然联系，或者说联系是有一定限度的。经济增长对健康的促进作用，在发展中国家或低收入人群中比较明显，而在发达国家其健康效应正在消失。当经济发展到一定水平，影响健康的不再是经济的绝对水平，而是社会经济的公平性。英国医学社会学家理查德·威尔金森（Wilkinson）曾指出："在发达国家中，健康水平最高的不是那些最富有的国家，而是那些最具有社会公平性的国家。"

二、经济发展带来的新问题

社会经济发展为卫生事业发展、改善居民健康提供了物质条件。居民健康水平随着社会经济发展而提高，这是积极的总趋势。但现代经济社会的工业化、城市化和信息化趋势也引发了一些新的社会卫生问题，使人类健康面临新的风险。

（一）现代社会病的产生

现代社会病是指与社会现代化、物质文明高度发展有关的一系列疾病。例如，由于现代社会物质生活丰富，居民食物构成变化，体力活动减少，生活方式改变，高血压、冠心病、恶性肿瘤、肥胖症、糖尿病等疾病增加，它们是"富裕病"。又如，现代物质文化生活丰富，电子设备、化学制品与其他用品普及每个家庭，造成空调综合征、电脑综合征、手机网络成瘾等"文明病"，导致人体功能失调或出现相应的一些病症。

（二）心理紧张因素加强

现代社会的另一个特点是工作上的快节奏、高效率，人际关系上的网络复杂化和应激事件的增加。这使人们的心理紧张度加大，造成现代社会心身疾病、精神疾病与自杀增多。

（三）环境污染的加剧

环境污染是当前人类面临的重大问题之一，是工业革命的产物。环境污染是指由于人类的生产活动改变了周围环境的正常状态和组成，破坏了生态平衡和人们正常的生活条件，对人体健康产生直接、间接或潜在的有害影响。严重的大范围环境污染通常称为公害。环境污染对健康的损害作用具有影响范围广、涉及人数多、作用时间长、所致病症种类多等特征，同时还具有环境污染产生容易而根除困难的特征。

（四）社会流动人口增加

经济发展必然带来人口流动的增加，同时带来许多健康问题，如人口的频繁流动加剧了一些传染病的流行，并给卫生保健政策与措施的实施带来了阻碍。

三、人群健康水平提高促进经济发展

案例 5－1：

博茨瓦纳的“传奇”

博茨瓦纳是非洲的一个小国家。1966 年独立时是世界上最穷的国家之一，而自 1967 年起，钻石的开采业拉动了国家经济数十年的快速增长。到 21 世纪初，博茨瓦纳已经发展成为非洲少数经济繁荣的国家之一，人均年收入达到 6600 美元。同时，国家货币储备达到了 62 亿美元，在全球亦名列前茅。但不幸的是，博茨瓦纳遭遇了艾滋病的威胁。该国 15 至 40 岁人口中曾有 38.5％呈 HIV 阳性。艾滋病的传播使人口健康素质急剧下降。人均期望寿命从 1991 年的 65 岁降至 2001 年的 39 岁。数十年经济增长的成果几乎毁于艾滋病的灾难之中，这个国家的经济严重滑坡。为此，博茨瓦纳政府决心像对待经济发展一样严肃谨慎地对待这个问题。近年来，博茨瓦纳国内开展了大规模的健康教育运动，同时建立了大批诊所和医院。目前，15 岁至 18 岁的青少年中 HIV 感染率已经开始下降。和经济建设一样，博茨瓦纳的艾滋病防治运动也成为非洲许多国家的典范。

思考：结合案例，谈谈如何理解健康对社会经济发展的影响。

社会经济发展的实质是社会生产力的提高。具有一定体力、智力、劳动技能的人是生产力中最重要的因素。人群健康水平提高必将对社会经济发展起推动作用，可以说健康是对经济发展的投入。

（一）保护和提高劳动力水平

人群健康水平的提高有利于保障社会劳动力，使病伤减少，出勤增加，劳动效率提高，死亡率下降，平均寿命延长，从而延长劳动年限，为社会创造更多财富，促进经济发展。新中国成立以来，我国居民的平均期望寿命延长，平均每个劳动力可以延长工作 34 年。一项统计表明，出生期望寿命每提高 10％，经济增长率提高 0.3％～0.4％。

（二）为提高人群智力和科技知识水平创造条件

在现代社会，经济发展和世界性竞争已经不仅仅是简单的体力劳动创造价值的竞争，而是科技人才和技术的竞争。人群智力水平、科技知识水平对社会经济发展的促进作用比历史上任何时期都更为明显，而高水平的国民健康是高素质人才产生的基础。

（三）减少资源消耗

居民健康水平提高也表现为病伤减少，可以节省大量社会财富，尤其是卫生资源。有人估计，生产部门的劳动者如果每人每年减少缺勤 4 天，其创造的价值相当于全国卫生事业费的总额。反过来，疾病可以造成巨大的经济损失。

富裕国家和贫穷国家经济发展的差距很大并且在不断增大。当前全球最富裕国家的人均 GDP 达数十万美元，而最贫穷国家的人均 GDP 不足一千美元。在经济学家提出的众多要素中，健康状况是一个重要原因。尽管发展中国家的期望寿命增长很快，但是很多人仍面临着严重的健康问题。世界卫生组织《宏观经济与健康》一书中，强调了疾病对经济增长的直接阻碍作用，指出了七个疾病影响经济发展的路径：①疾病和疾病造成的死亡使个体劳动生产率下降。②家庭通过生育更多的孩子来应对婴幼儿高死亡率。过度生育使得贫困家庭没有能力对每个孩子的健康和教育进行足够的投资。③疾病降低了家庭储蓄率。④疾病影响生产效率。⑤疾病侵蚀了“社会资本”（社会体系内整体的信任与合作水平）。⑥疾病影响宏观经济的稳定性。⑦家庭对疾病预防和治疗的支出会直接导致因病致贫。

第三节　文化因素与健康

在影响人类健康的各种社会因素中，文化因素的作用十分明显。文化是人类社会的特有现象，存在于人类的一切活动中。医学人类学强调人类社会中的每一个个体或群体都分别属于不同的社会文化体系，具有不同的社会文化背景。人类的观念、意识和行为都受到特定文化的影响。世界卫生组织在第六次世界卫生大会中指出：“一旦人们的生活水平超过起码的需求，有条件决定生活资料的使用方式，文化因素对健康的作用就越来越重要了。”

一、文化概述

（一）文化的概念

文化是人类社会与人类才智发达程度的重要标志，也是推动社会向前发展的重要动力。广义的文化指人类社会历史实践过程中所创造的物质财富和精神财富的总和，与文明相通。狭义的文化即精神文化，指人类精神财富的总和，包括思想意识、观念形态、宗教信仰、文学艺术、社会道德规范、法律、习俗、教育、科学技术和知识等。

（二）文化的类型

可按不同的标准将文化划分为不同的类型。以文化在社会中所处的地位来看，文化可分为主文化、亚文化、反文化、跨文化等。主文化包括以政权为基础、侧重权力关系的主导文化，经社会发展长期造就的、强调占据文化整体的主要部分的主体文化，对一个时期产生主要影响、代表主要趋势、表现为当前的思想潮流和社会生活风尚的主流文化。亚文化是相对于主文化而言的，它所包含的价值观和行为方式有别于主文化，在权力关系上为从属地位，在文化整体里占据次要部分。反文化是一种在性质上与主导文化极端矛盾的亚文化。跨文化是由文化背景的变化所形成的文化现象。

以文化在社会中所起的作用来看，文化可分为智能文化、规范文化、思想文化等。智能文化包括生产知识和科学技术。规范文化包括社会制度、政治法律、伦理道德等。思想文化包括思想意识、观念形态、宗教信仰等。

（三）文化的特征

文化有以下基本特征：第一，历史继承性。人类文化的产生和发展是世代积累的结果，因此，总结和借鉴前人的经验和智慧才成就了后人的天才创造。历史的各个沉积层都饱含带有明显时代特征的内容。文化的形式和内容种类繁多，不同文化之间可以随着人类活动的空间和时间的转变而相互影响和传播，其影响和传播的速度与广度受传播媒介和交通的制约。第三，现实差异性。古今中外，人类总是生活在一定的文化模式之中，受一定文化的熏陶和制约，因而必然反映出地区间、民族间、国家间的差异。每一生活在其中的人或人群都会相应地烙上特征性烙印。研究文化与健康必须正视这种现实特征，有针对性才能有所发现、有所作为。

二、文化影响健康的途径和特点

不同类型的文化，通过不同的途径影响人群健康。由图 5－2 可见，智能文化和物质文化通过影响人的生活环境和劳动条件而作用于人群健康。随着人类智能的不断提高，科学技术的不断发展，人类物质条件日益丰富，生活环境不断向有利于人类生存和发展的方向改善。但当科学技术利用不善时，会产生一些有害于人群健康的环境因素（如环境污染），从而造成人的生理上的损害。规范文化则通过支配人们的行为来影响人群健康。无论是政治制度、道德标准还是风俗习惯，都是有关人们行为的标准和规范。一些不良的道德规范和风俗习惯使人们采取有损自身健康的行为，从而造成人们生理上的自我损害。思想文化主要通过干扰人们的心理过程和精神生活来影响人群健康。不同的价值观念和思维方式，使人形成不同的个性和心理倾向，由此影响人们的心理健康。

心理、行为、环境三者是相互关联的。人的心理状态是在特定的环境中形成的，心理是行为的内在动因，行为是心理的外显和表现，行为总是施于环境并取决于一定的环境条件。由此可见，不同的文化形态类别对人群健康的影响是交叉的，不可截然分割。

不同文化类型对人群健康的作用模式如图 5－2 所示。

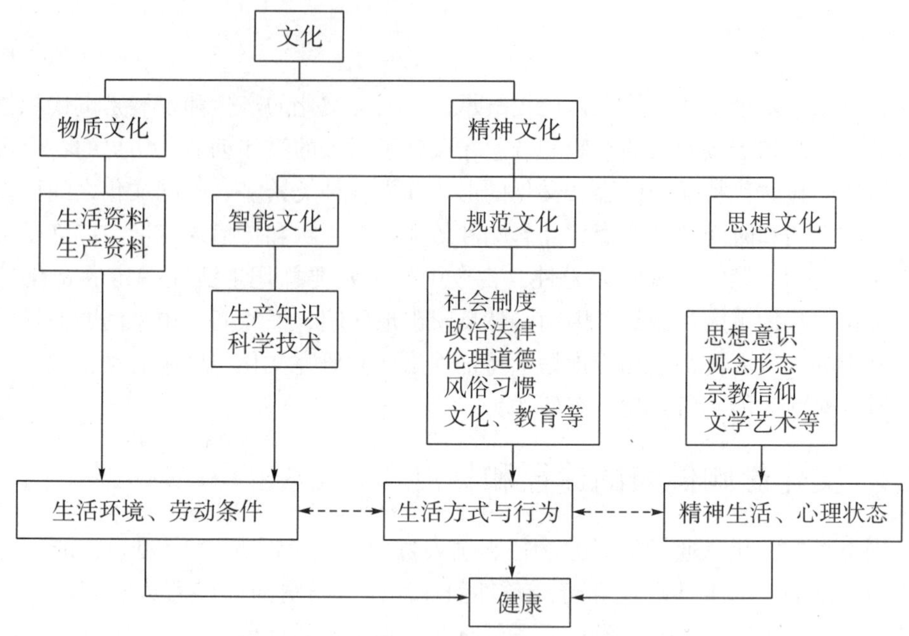

图 5－2　不同文化类型对人群健康的作用模式

文化因素对健康的影响既有社会因素作用于健康的一般特点，又表现出自身的特性。

（1）无形性：文化对人的塑造体现在个体一生的社会化过程中，这种影响无时不在、无处不在，包括与健康相关的价值观念的形成、知识的累积和生活习惯的养成。

（2）本源性：人们相似或相异的健康观、健康相关行为、对医疗卫生服务的认知程度和选择倾向等，都可以探寻到其形成的文化根源。

（3）稳定性：文化的传承性决定了文化的相对稳定性，在一代又一代人身上体现出相同或相似的生活习惯、价值观念、性格倾向、兴趣爱好、民风民俗等。

（4）民族性：文化具有地区、民族的差异性。当人们从一个文化环境转入另一个文化环境时，由于对语言、生活习惯、思维方式等的变化的不适应，可能引起身心健康的损害。

三、文化诸现象对健康的影响

文化的特征决定了它对健康的影响具有广泛性和持久性。教育、风俗习惯等文化现象对健康的影响涵盖了整个人群，因此，其广泛程度远远大于生物因素和自然因素。

（一）教育对健康的影响

教育属于一种规范文化。确切地说，教育是传播文化的一种方式，是人们社会化的过程和手段。因而，教育具有两种职能：一是按社会需要传授知识，即对人的智能的规范；二是传播社会准则，即对人的行为的规范。也就是说，成功的教育使人能够承担一定的社会角色并有能力执行角色功能。因此，无论是角色功能障碍还是对角色的承担障碍，都是不健康的表现。

1. 教育与健康水平

国内外很多研究结果显示，教育对健康状况的影响超过收入、职业及生活条件的改善。受教育程度与健康状况之间存在强相关关系。受教育程度越高，死亡率越低，期望寿命越长，出现疾病和伤残的可能性越小。从主观上评价，受教育程度高的人感觉自己对生活和健康状况具有更大的调控力。

此外，妇女受教育的程度关系到下一代的健康，对儿童出生体重、成活率、营养、疾病和智力发育等都有明显的影响。美国的一项研究指出，受过16年以上教育的母亲，其生育低出生体重儿的比例为4.9%，而受过不到9年教育的则为9.9%，母亲受教育程度与低出生体重儿呈明显负相关；文盲妇女的婴儿死亡率为受过10年以上教育妇女的婴儿死亡率的2.5倍。我国学者采用病例对照研究法，调查了常见的环境因素、遗传因素与患病、出生缺陷的关系后，发现母亲文化程度与发生出生缺陷的危险相关，即文化程度越高，发生出生缺陷的危险越低。世界卫生组织认为妇女识字和受教育情况是影响卫生状况的长期核心问题，妇女受教育状况与家庭健康程度成正比，因此将提高妇女的受教育程度作为增进健康的一条重要途径。

2. 教育影响健康的途径

教育对健康的作用过程十分复杂，可能是通过以下途径实现的。

（1）教育影响人们对生活方式的选择。生活方式是人们采取的生活模式或式样，它以经济为基础，以文化为导向。是否拥有一定的物资生活资料，这是一个经济问题；而如何消费这些物质资料，这是一个文化问题。文化对人们的生活方式的导向作用表现在多个方面，思想观念、宗教、科学技术、道德伦理、风俗习惯、文化艺术均可以从不同的侧面影响人的生活方式。而教育则通过培养人的文化素质来指导人的生活方式，因此，不同文化程度的人的生活方式不同。如何鉴别不同文化程度的人的生活方式的差异呢？除去宗教、习俗和社会制度等因素的影响，人们的消费结构和闲暇时间是两个重要的指标。这两个指标既体现了人们的文化素养，又包括了人们生活的基本内容。

在收入一定的条件下，文化程度不同的人对生活资料的支配方式也不同，从而产生不同的健康效果。人们对生活资料的支配，取决于对生活的认识，包括怎样生活才好的价值取向和如何实现好的生活的知识范畴。教育正是通过传播这两方面的知识，对人的物质消费进行文化导向。当收入一定时，增加了这方面的开支必然减少另一方面的开支，任何开支上的偏颇都可能带来一些健康问题。不合理的花费本身也会影响健康，比如，知识型的人群可能偏重智力投资，从而影响营养和生活条件的改善；享乐型的人群注重物质资料的满足，可能导致精神生活的匮乏；堕落型的人群则将金钱花费在无意义的活动上，如酗酒、赌博、吸毒等，这些花费不仅影响基本的生活条件，而且消费本身也是有损健康的；唯有积极型和发展型能比较合理地安排消费结构，在保证基本生活条件的基础上合理安排娱乐、智力开发和体育锻炼方面的支出，从而产生较好的健康效果。高知识层人群中，知识型和发展型所占比例较大；低知识层人群中，享乐型和堕落型较多。因此，不同文化程度人群的健康差异可部分地从消费结构中找到原因。

闲暇时间是指人们维持工作和基本生活活动（如进食、睡觉等）以外的时间。一种生活方式的实施不仅需要物质条件，而且需要时间条件。如何支配闲暇时间，仍是一个文化问题，它取决于人们的观念、兴趣、爱好和修养。闲暇时间的消磨方式与人群健康有密切的关系。从病因的时间分布看，人类病因的绝大多数暴露在闲暇时间。在工作时间内，人的活动较为单一，工作环境也较为单一。除某些有害作业外，工作环境一般对人群健康无害。在闲暇时间内，人的活动较复杂，如娱乐、休息、锻炼等。生活环境远比工作环境复杂，人际关系也较为复杂，并且人的不良行为和意外损伤也常常发生在闲暇时间。不同文化程度的人对闲暇时间的消磨方式是不同的。知识型的人把闲暇时间作为增长知识的机会；事业型的人把闲暇时间作为工作的延续；享乐型的人把闲暇时间作为寻欢作乐的机会；堕落型的人把闲暇时间作为醉死梦生的天地。由于闲暇时间的消磨方式不同，因而接触致病因素的机会也不同，最终带来的健康效果也必然不同。

（2）教育影响人们对卫生服务的利用。受教育程度高的人从总体上掌握更多的健康知识，更了解预防保健的重要性，对健康服务能更合理地使用。在出现健康问题时，能更好地获得医疗服务和处理自己的健康问题。此外，教育可能通过影响收入、社会凝聚力等其他社会因素影响人群健康。

（二）风俗习惯对健康的影响

风俗习惯是人们在长期的共同生活中约定俗成的，是人们的继承性行为。风俗习惯作为一种规范文化，主要通过作用于人们的日常生活活动和行为而影响人们的健康。

由于风俗习惯属于一种传统文化，因此越是在古老的社会形态中，风俗习惯的作用越强烈。又由于古老的社会结构常常受到地理环境的限制，因而风俗习惯常常表现出地区性和民族性。不同的地区和民族具有不同的习俗，这些习俗代表着不同民族的特征和风尚。由此可见，研究风俗习惯对人群健康的影响，实际上是研究地区性亚文化对人群健康的影响。

风俗习惯是与人群健康联系最为密切的文化范畴，这是因为风俗习惯与人的日常生活联系最为密切，它贯穿了人们的衣、食、住、行、娱乐、体育、卫生等各个环节。不良的风俗习惯可导致不良的行为，直接危及人群生理健康。

1. 人体装饰习惯对人群健康的影响

当人们把衣着与美学相联系时，衣着变成了人体装饰，由此造成的健康问题也出现了。纯粹的人体装饰常见于一些原始的野蛮民族，即使在科学技术高度发展的今天，仍有一些民族保留着这一习俗。人体装饰的产生主要出自人们的审美意识，无论是中非谢鲁克人以牛粪涂身，还是近代法国人的束腰风尚，都是以各自的审美标准为基础所采取的自我美化行为。从健康角度看，人体装饰大多是由审美意识导致的自身损害行为。

人体装饰有如下几种形式：绘身、文身、人体饰物和人体变形。这几种形式对人体健康几乎都是有百害而无一利的。其中对人体健康影响最大的是人体变形和人体饰物。缅甸巴洞地区女子以长颈为美，为了延长颈部，他们在颈部戴上铜环，有时颈环长达一英尺，重 30 磅，结果造成颈部肌萎缩、声带变形、锁骨和胸骨下压，影响呼吸功能。

澳大利亚原住民以皮肤瘢痕为美，为了获得“美丽”的瘢痕，他们不惜用石头或贝壳割破皮肤，然后涂抹泥土，人为感染以造成更大的瘢痕，由此造成的伤亡事故时有发生。另外，我国封建时期崇尚妇女小脚，经人为的致畸所造成的三寸金莲，是以我国妇女的健康和痛苦为代价的。

2. 饮食习惯对人群健康的影响

进食是人类乃至动物的本能，但人类的摄食行为与动物的差异在于人类对食物的选择不是被动地适应，而是积极地开发。并且，人类一般不直接从外界环境摄入食物，通常经一定的加工过程来生产食品。正是在食品的选择和加工过程中，产生了人类的食品文化。

人类对食品的选择与加工，除对营养的考虑外，更多的是对美味的追求。人们对美味的追求，一如对服装款式的追求。有时为了满足色、香、味，忽视了食品的营养意义，由此引起一些健康问题。

不同的人群根据自己的特定环境选择一定的食品，并根据自己的嗜好进行加工，行之已久，就形成了独特的饮食习惯。有些饮食习惯有损人的健康，在人们未认识之前，一直危害着人群健康，即使在认识后，有时也很难革除。我国广东、福建一带有食生鱼或半生鱼的习惯，因而该地区华支睾吸虫病流行。我国华东及东北地区由于有进食生或半生蟹与喇蛄的习惯，故该地区肺吸虫病流行。日本人有冒死食河豚之勇，因而每年都有居民死于河豚中毒。我国太行山地区居民的食管癌患病率增高，与长年摄入含亚硝胺的酸菜有关。凡此种种，因饮食习惯损害健康的事例数不胜数，因此革除不良的饮食习惯，将有利于人群健康。

（三）思想意识对人群健康的影响

思想意识是人们对客观世界认知带有相对固定性的理性化产物，常以观念、观点等形式出现，其核心是指导人的言行的世界观，包括人生观、道德观和价值观。由于人的观念既取决于个人生活阅历和体验，也受社会观念和现实的影响，因此思想意识具有个体特异性和社会普遍性。正确的积极向上的思想观念和意识有利于身心健康，而颓废消极的思想观念和意识会对健康产生极大的危害。

第四节 社会发展因素与健康

推动社会发展的主要因素是生产力水平，而生产力变化会引起生产关系的变化。因此，社会发展与生产力发展水平及生产关系的各种因素均是相关的。对于社会发展，学者根据不同的角度和涉及内容的广泛程度对其内涵有不同层次的界定：①社会发展是社会的整体发展，是包括经济发展、政治发展、文化发展和人的发展等各个方面在内的社会有机整体的发展与协调。②社会发展指的是社会有机整体中除经济发展之外的其他方面的发展，包括人民生活质量、城市化程度、教育水平、人口素质、社会保障和生态环境等方面。③社会发展归根到底是指人的发展，主要包括人的基本需求的满足、人的素质的提高、人的价值的实现等方面。本节主要探讨人口发展、社会关系等对健康的影响。

一、社会发展指标

社会发展指标主要描述和反映社会发展状况，是比较和评价社会进步与否及进步程度的重要尺度，是监测、预报和揭示社会发展过程中存在的各种问题的有效手段。目前常用的社会发展指标包括人类发展指数（HDI）、生命素质指数（PQLI）、美国社会卫生协会指标（ASHA）等。PQLI 和 ASHA 也是常用的人群健康状况评价指标，在第九章中将会详细阐述，本节主要介绍人类发展指数。

人类发展指数（human development index，HDI）是联合国开发计划署（UNDP）1990 年在其首次发布《人类发展报告》中提出的，旨在反映一个国家人类发展水平的一项指数。HDI 是目前在世界范围内应用最广泛和影响最大的衡量人类发展的工具。

HDI 由三个指标构成，分别是生命指标、教育指标和生活水平指标。这三个分指标的计算建立在四个数字的基础上，即出生时的预期寿命、成人识字率、综合入学率和用美元表示的使用购买力平价法调整过的人均 GDP。HDI 的计算公式为：

$$\text{HDI}=\sqrt[3]{\text{平均期望寿命指数}\times\text{教育指数}\times\text{收入指数}}$$

由此得到的 HDI 介于 0 和 1 之间，值越大，表示该国发展水平越高。计算上述三个分指标的方法为：

分指标值=（某国的该指标的实际值－UNDP 公布的最小值）÷（UNDP 公布的最大值－UNDP 公布的最小值）

式中的最小值和最大值分别为：①出生时的预期寿命最小为 25 岁，最大为 85 岁；②成人识字率最小为 0%，最大为 100%；③小学、初中和高中的综合入学率最小为 0，最大为 100%；④人均真实 GDP（PPP＄）最小为 100 美元，最大为 40000 美元。其中，计算人口受教育程度指数，成人识字率指标占 2/3，综合总入学率占 1/3。人均国内生产总值的计算基于收入效用递减做相应调整，目前使用的调整方法是对 GDP 进行对数计算。

HDI 从动态上对人类发展状况进行了反映，揭示了一个国家的优先发展项，为世界各国尤其是发展中国家制定发展政策提供了一定依据，从而有助于挖掘一国经济发展的潜力。同时，通过分解人类发展指数，还可以发现社会发展中的薄弱环节，为经济与社会发展提供预警。如我国自改革开放以来，HDI 持续增长，这根源于三个构成指数的不断提高。根据 UNDP 历年人类发展报告所公布的数据，在中国 HDI 的构成中，预期寿命指数和教育指数处于较高的水平（如图 5－3 所示）。2007 年，中国预期寿命指数和教育指数分别为 0.799 和 0.851。这表明中国几十年来教育与医疗卫生事业的发展，为人类发展奠定了比较坚实的基础。

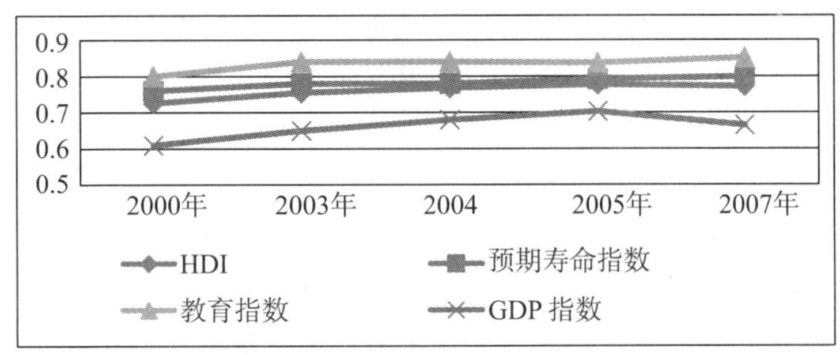

图 5－3　2000—2007 年中国 HDI 及预期寿命指数、教育指数和 GDP 指数

二、人口发展与健康

人口因素是社会赖以存在和发展的必要条件。人是社会活动的主体，是物质生产的发动者、生产关系的承担者，也是物质生产成果的消费者。没有一定数量的人口，就不能进行社会生产，也就构不成社会。人口数量、质量等因素如果适合社会生产力发展的需要，会加速社会的发展；如果不适合，就会阻碍社会的发展。但是，人口的数量和密度等并不能决定社会制度及其变革，它无法说明人口状况相仿而社会制度不同、同一社会制度而人口状况悬殊、一种社会制度恰巧被另一种新的社会制度而不是别的社会制度所代替等现象。因此，不能把人口因素夸大为社会发展的决定力量。

人口发展是指人口随着社会生产方式的进步和社会经济条件的变化，其数量增长并且质量、构成和各种外部关系不断地由低级向高级运动的过程。或者说，人口发展是指一个社会的人口向着适度的人口规模、优良的人口素质、均衡的人口结构、合理的人口分布演进。

（一）人口规模、结构与健康

1. 人口规模与健康

随着社会的发展，人口数量的增加是必然的结果，在一定的社会发展时期，甚至是人群健康状况良好，死亡率降低的表现。但人口增长过度，与经济和社会发展不相适应，则可能对健康产生负面影响。过量的人口增长会导致社会负担加重，影响人们的生活质量；加重教育及卫生事业的负担，影响人口质量；为了满足过量人口的生存，必然需要大力促进经济的发展，甚至不惜以破坏环境为代价，耗竭性利用资源，加重环境污染及破坏，环境的污染及破坏不仅会对当代人的健康产生影响，而且影响后代的健康及整个社会的可持续发展。

目前，世界人口已经超过 70 亿，人口增长过快已经成为世界各国尤其是发展中国家面临的一个紧迫问题。控制人口规模，使其与经济、社会发展相适应，才能够更好地促进人群健康。

2. 人口结构与健康

人口结构又称人口构成，是指将人口以不同的标准划分而得到的一种结果。依据人口本身所固有的自然的、社会的、地域的特征，人们将人口划分为各个组成部分所占的比重，一般用百分比表示。人口结构反映一定地区、一定时点人口总体内部各种不同质的规定性的数量比例关系，主要有性别结构和年龄结构，其属于人口自然结构的范畴。

知识扩展：

中国人口年龄结构变化趋势

人口结构各因素中，年龄和性别是最基本、最核心、最重要的因素。人口年龄构成是指各年龄组人口在总人口中所占的比重。理想的年龄结构应符合“人口低增长和长寿命”两大特征。人口低增长是指年出生人口的低增长（人口出生率在14.0‰～16.0‰），年出生人口急速增长（人口出生率高于16.0‰）和负增长（人口出生率低于14.0‰）均会使人口结构恶化。

目前，受到较大关注的是人口老龄化问题。从全球来看，2010年60岁及以上人口已经占世界总人口的12%以上，65岁及以上人口占总人口数的7.5%。我国2000年60岁及以上人口占总人口的10.5%，65岁及以上人口占7.1%；2010年分别占到总人口的13.3%和8.9%。然而，人口老龄化趋势只是老年人口比例的相对变化，其他年龄段人口的相应变化对人口老龄化发展和整个年龄结构的变化也是一个不可忽视的重要方面。中国0～14岁少儿人口的规模和比例自1980年以来呈现下降趋势，而65岁及以上老年人口的规模和比例则一直处于上升势头，15～64岁人口在2030年以前都处于增长之中，2030年以后将逐渐减少。三个年龄段人口规模及其比例的变化显示中国人口年龄负担趋势具有以下三个基本特征：第一，20世纪70年代以后，少儿人口负担比持续下降，在2010—2050年将降到历史最低水平。第二，老年人口负担比自20世纪80年代起开始持续上升，并且在21世纪30年代中期将会超过少儿人口负担比。第三，总人口负担比在2015年以前呈现下降的趋势，在2015年以后，少儿人口比例基本处于稳定状态，老年人口比例仍持续上升，导致人口年龄负担比开始逆转上升。尽管如此，在1995—2035年，总人口的负担比都在50以下，而且在未来半个世纪中，总人口的年龄负担比将大大低于1985年以前的水平（如图5-4所示）。

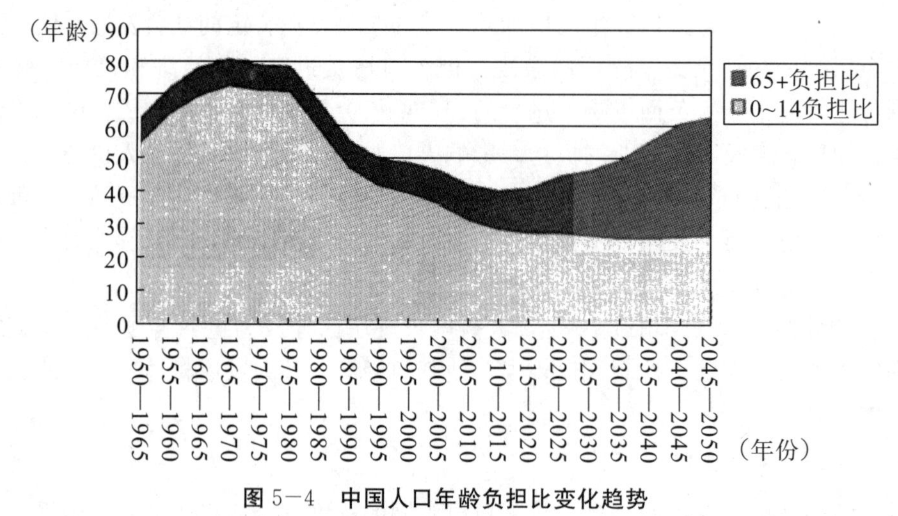

图5-4 中国人口年龄负担比变化趋势

由此可见，由生育率转变打开的人口轻负担的“机会窗口”出现于1990—2035年。在此期间，人口总抚养比低于50%。然而人口“机会窗口”前期和后期的人口抚养性质截然不同：前期以抚养少儿人口为主，后者以抚养老年人口为主。由于老年人口迅猛增加及引起人口年龄负担上升，2025年前后我国将面临最为严重的老龄化挑战。

注：(1) 老龄化：据世界卫生组织规定，一个国家或地区60岁及以上的人口占到总人口的10%及以上，或65岁及以上人口占到总人口的7%及以上，称为人口老龄化。

(2) 老龄社会：如何判断一个国家是否进入了老龄社会？我们可以考虑以下标准：一是人口零增长或开始负增长，二是老年人口负担比超过少儿人口负担比，三是人口“机会窗口”关闭。如果按照这几个标准判断的话，中国应该是在2030年左右进入老龄社会。

(3) 人口“机会窗口”(也叫人口年龄结构黄金时期) 指由于人口转变的迅速完成带来人口年龄结构的迅速变化，在人口发展历程中出现一段总抚养比很低的时期。

（二）社会阶层与健康

社会阶层（social class）是指财富、权力和威望不同造成的社会地位、生活方式等方面不同的基本层次。社会经济地位是划分社会阶层的主要指标。此外，阶层还由个人文化水平、受教育程度、职业、价值观念、生活条件和收入水平等因素决定。因此，社会阶层可以认为是一种综合的人口社会结构。

同一阶层的人群具有相似的经济水平、社会名誉、教育水平及政治影响，也具有相似的生活方式。不同社会阶层在这些方面具有明显的差异。我国1978年以来的改革开放，促使中国社会阶层发生了结构性改革，即从原来的工人阶级、农民阶级和知识分子阶层，变成了国家与社会管理者阶层、经理人员阶层、私营企业主阶层、专业技术人员阶层、办事人员阶层、个体工商户阶层、商业服务业员工阶层、产业工人阶层、农业劳动者阶层等。各阶层之间的社会、经济、生活方式及利益认同的差异日益明显。

许多研究结果表明，不同社会阶层的人群的健康状况存在很大差别。一般随着社会阶层的降低，健康状况下降。即使在没有贫困存在的社会阶层中，这种趋势仍然存在。低社会阶层的人群健康状况最差。

在英国，人们按家长的职务分为五个社会阶层。阶层Ⅰ是最高层，为重要职业和企业人员，如律师、医生等；阶层Ⅱ为较低职业和企业人员，如销售经理、教师等；阶层Ⅲ为技术工人，该阶层分为两类，ⅢN类为非手工操作者，ⅢM为手工操作者；阶层Ⅳ为半技术工人；阶层Ⅴ为非技术工人。资料显示，慢性病患病率不论男女皆以低社会阶层者较高，每年人均患病天数也以低社会阶层的人为多（见表5-5）。

澳大利亚按照职业分为四个社会阶层，各阶层居民的慢性病的年龄标化死亡率不同（见表5-6）。

表 5－5　英格兰和威尔士不同社会阶层的患病指标

指标		社会阶层					
		Ⅰ	Ⅱ	ⅢN	ⅢM	Ⅳ	Ⅴ
45～64 岁慢性病患病率（%）	男	35	31	41	42	47	52
	女	32	36	40	41	49	46
每年人均患病天数（天）	男	4	14	30	31	27	38
	女	22	23	28	27	33	39

表 5～6　澳大利亚不同阶层 15～64 岁男性几种死因的标化死亡率（1/10 万）

死因	社会阶层			
	A（高）	B	C	D（低）
车祸	20.9	50.0	51.1	95.5
慢性肺疾病	14.8	23.9	27.0	42.0
冠心病	240.6	171.1	237.7	287.4
脑卒中（中风）	55.5	66.9	54.8	69.7
肺癌	19.9	35.3	41.3	54.7
结肠癌	15.9	15.5	12.3	11.3

社会阶层之间的健康差异是明显的，其最重要的原因在于社会阶层影响一个人获得基本健康生活的机会。越低阶层的人群，越容易暴露于各种物理性、化学性、生物性危险因素及心理危险因素，具有更多的不良生活方式。这一系列因素的联合作用，降低了低社会阶层人群的健康水平。如英国对 5 岁儿童的发病率进行分析发现，反复发生意外伤害、头痛、哮喘发作、肺炎、湿疹、习惯性张口呼吸或打鼾和遗尿，均与社会阶层明显相关。低阶层儿童的哮喘发作与家庭吸烟者有关，肺炎与母亲吸烟和家庭子女多有关，意外伤害和打鼾同居住地区类型有关等。

研究分析社会阶层的健康差异及社会阶层中各种因素与疾病间的关系，有利于发现高危人群，为从根本上解决人群健康状况不公平性提供理论依据。

三、社会关系与健康

社会关系是指人们在共同的生活实践和社会生产中所形成的各种各样的相互联系。人是社会人，每个个体都生活在由一定的社会关系连接而成的社会群体之中。社会关系包括家庭亲友、社区邻里以及学校和工作单位中的同学、同事、朋友关系等。这些社会基本群体共同构成社会网络，人们在其中的相互关系和谐不仅是获得健康的重要影响因素，也是人们维系健康的基础和前提。

（一）社会支持与健康

社会支持（social support）是指一个人从社会网络中所获得的情感、物质和生活上的帮助。支持是人的基本社会需要，获得社会支持不是被动的，而是一个互动的过程。研究结果表明：社会联系减少与死亡率升高相关。妇女妊娠期间的社会支持和陪伴可减少并发症，分娩的情绪也更好。

影响社会支持的因素主要有人际关系、社会网络和社会凝聚力。

1. 人际关系

人际关系指人类社会中人与人之间相互联系与作用的过程。人际交往是人类社会发展与人的生存不可缺少的社会环境。融洽的人际关系不仅可以获得情感上的支持，而且是其他社会支持的基础。人际关系可以通过人际关系指数来评价：

$$RI = \sum R_i T_i$$

式中，RI 表示人际关系指数；R_i 表示某种关系存在与否，用 0、1 表示；T_i 表示某种关系强度，可用多级排序估量法估计。人际关系一方面本身构成社会健康的重要内容，另一方面也是躯体健康和心理健康的重要标志。据报道，人际关系强度与死亡率呈负相关。

2. 社会网络

社会网络的健全或合理性是人们获取社会支持的基本条件。它包括个人社网和服务社网。个人社网是指一个人的社交活动网络。个人社网的亲疏程度（即相互了解和影响的程度），社网上人数的多少，社网成员的年龄、社会阶层和宗教信仰等特征的相似程度，以及中心人物与社网成员接近的难易程度等都直接或间接影响个人交际圈内成员获得社会支持的可能性和力度。有研究结果表明，个人社网强者其死亡率低。服务社网是指满足公众社会需求的各种服务系统，如医疗服务系统、商业服务系统等。服务社网的构成、布局及服务人员的工作质量体现了社会支持的客观条件。个体可以通过从社会网络中获得的支持，如主观归属感、被接受感和被需要感，建立健康的感觉，减轻焦虑和紧张。

3. 社会凝聚力

社会凝聚力是人们思想道德观念、社会责任感及对社会的信心的综合反映。社会凝聚力虽然比较抽象，但在社会生活中，它是社会支持发生与否的重要决定因素。社会凝聚力与社会制度、政府行为、政策宣传导向、人群教育水平、人群公益意识、经济发展水平等都有一定关系，因此其测量与评价是一个值得探讨的问题。西方国家常用一定人口中拥有的社会志愿者数量作为评价社会凝聚力的指标。

（二）家庭与健康

家庭是社会的细胞，是以婚姻与血缘关系为基础建立起来的一种社会生活的基本单位。婚姻构成夫妻关系，血缘构成父母子女及兄弟姐妹关系，这些关系是通过相互间承担义务而巩固发展的。家庭是人出生后首先接触的社会，是人们成长活动的主要场所。

家庭的结构、功能及家庭关系均能深刻影响人的身心健康。

1. 家庭的类型

根据家庭关系的多少和种类形成不同的家庭类型。

（1）核心家庭指具有社会承认的性关系的两性别不同的成年人及他们的未婚子女居住在一起的家庭，即由父母与其子女组成的家庭，为两代人、两种关系。

（2）主干家庭由两个或更多的住在一起的核心家庭组成，即除一对夫妻和他们的子女之外，还有上代或上几代的人口或同辈未婚人口。最典型的形式是直系双偶家庭，即父母和一个已婚子女同居家庭，这种家庭包括两对配偶、两代或三代人。

（3）联合家庭指家庭中在同一代里至少有两对或两对以上夫妇的家庭。

（4）其他家庭指未包含在上述三类的家庭，如鳏、寡、孤、独等一个人的家庭，未婚同居，群居家庭，同性恋家庭等。

2. 家庭的功能

（1）养育子女：生儿育女是社会发展的需要，也是种族繁衍的需要，是圆满家庭的重要条件。家庭的养育功能不仅包括生养，也包括教育，使人类自身的繁衍有一个质的提高，使出生的子女健康成长，成为对社会有用的人才，以达到家庭幸福与推动社会进步的目的。从教育功能说，家庭是儿童成长的重要环境，父母是儿童的第一任教师，育儿是父母应负的责任。

（2）生产和消费：家庭的生产功能是历史性的，将随着社会发展而逐渐缩小并趋向消失。家庭的消费功能则是永存的。随着社会发展，消费结构有很大改变，从以满足生理需要的吃饭、穿衣为主，转变为高层次的以娱乐、享受等为主。家庭的消费状况直接影响着家庭成员的健康。

（3）赡养：下辈家庭成员有赡养上辈老人的义务。我国赡养老人是一种传统美德。当老人丧失劳动能力、完成社会责任时，在物质上与精神上的需要首先应由家庭承担。随着社会发展，家庭规模逐渐缩小，大家庭由核心家庭代替，虽然负担着老人的物质生活，但生活照顾与精神安慰常感不足，家庭赡养功能不完全。

（4）提供休息娱乐的特殊环境：社会发展为人的休息娱乐提供了充分的条件，但是家庭环境作为人们一天工作之后的休息、娱乐场所是其他任何场所不能代替的。家庭是人一生中接触最多的环境，是出生成长的地方，有最熟悉的房间卧室，有自己喜爱的玩具摆设，有自己的亲人，构成了最适合个人的特有环境，在这种环境中可以得到完全的放松与充分的休息。这种环境对体力的恢复、精神的调节都有重要作用。

家庭功能的好坏可以进行评价。1978 年，Smilkstein 设计了 APGAR 家庭功能问卷，从适应度（adaptation）、合作度（partership）、成长度（growth）、情感度（affection）及亲密度（resolve）五个方面提出五道问题，采用封闭式问答方式来评价家庭功能，见表 5-7。

每道问题都有三个答案供选择，若答“经常这样”得 2 分，“有时这样”得 1 分，“几乎很少”得 0 分。若总分是 7～10 分，表示家庭功能良好；4～6 分表示家庭功能中度障碍；0～3 分表示家庭功能严重障碍。

表 5－7　家庭功能评估表（Family APGAR）

	经常这样	有时这样	几乎很少
1. 当我遭遇困难时，可以向家人得到满意的帮助	□	□	□
补充说明……			
2. 我很满意家人与我讨论各种事情以及分担问题的方式	□	□	□
补充说明……			
3. 当我希望从事新的活动或发展时家人都能接受且给予支持	□	□	□
补充说明……			
4. 我很满意家人对我表达情感的方式以及对我的情绪（如愤怒、悲伤、爱）的反应	□	□	□
补充说明……			
5. 我很满意家人与我共度时光的方式	□	□	□
补充说明……			

3. 家庭的生活周期

家庭和个体一样，有其产生、发展和消亡的过程，即家庭的生活周期。它是与个体的发育时期交织在一起的。每一个家庭都要经历不同的家庭生活周期，各期有不同的家庭问题和保健重点，见表 5－8。

表 5－8　家庭生活周期中的重要家庭问题及保健重点

阶段	平均长度	定义	家庭问题	保健重点
无孩期	2 年左右	男女结合，适应新的生活方式，学习共同生活	1. 性生活协调 2. 生育计划 3. 沟通问题 4. 适应新的亲戚关系	1. 婚前健康检查 2. 计划生育 3. 性生活指导
生育期	7 年	孩子出生，家庭人口增多，孩子尚在幼年	1. 父母角色的适应 2. 经济问题 3. 生活节奏 4. 照顾幼儿的压力 5. 母亲产后的恢复	1. 新生儿筛检 2. 计划免疫 3. 婴幼儿营养与发育 4. 基本习惯的养成
离巢期	18 年	孩子介于 6～24 岁，小孩入学，家庭要适应孩子渐渐独立的过程	1. 儿童的身心发展 2. 上学问题 3. 性教育问题 4. 青春期卫生 5. 注意与子女的沟通问题	1. 安全防护（防范意外事故） 2. 健康生活方式的指导 3. 青春期教育

续表5-8

阶段	平均长度	定义	家庭问题	保健重点
空巢期	15年	孩子成家立业，家长学会独处	1. 给孩子以精神和实际的支持 2. 让家仍是孩子的后盾 3. 重新适应婚姻关系 4. 照顾高龄祖父母	1. 防止药物性成瘾 2. 婚前性行为指导 3. 意外事故防范 4. 家长定期体检 5. 不健康生活方式的改变
鳏寡期	10～15年	家长退休，因丧偶而人员减少，又称收缩期	1. 适应退休的角色和生活 2. 健康状况衰退 3. 收入减少，可能有经济问题 4. 适应丧偶的悲伤	1. 慢性病防治 2. 孤独心理照顾 3. 老人赡养 4. 丧偶期照顾 5. 临终关怀

4. 家庭对健康和疾病的影响

圆满健康的家庭既是社会安定的必要条件，也是家庭成员身心健康的重要保障。家庭结构、家庭功能、家庭成员间关系正常与否成为影响健康的重要因素，并且家庭结构与家庭功能、家庭人际关系之间形成交互作用，进一步影响家庭成员的健康。

（1）遗传因素和先天因素的影响：每个人都是一定的基因型与环境之间相互作用的产物，许多疾病都是通过基因继承下来的，如血友病、地中海贫血、G－6－PD缺乏症、白化病等。由先天因素（如胎内感染、怀孕期间用药或射线照射等）所致的婴儿残疾将会给儿童的心身健康造成直接的影响。

（2）家庭对儿童发育及社会化的影响：个人心身发育的最重要阶段（0～20岁）大多是在家庭内完成的。儿童躯体和行为方面的异常与家庭病理有密切的关系。例如，父母亲情的长期剥夺（parental deprivation）与自杀、抑郁和社会病理人格障碍（sociopathic personality disorder）三种精神问题有关。3个月至4岁这段时间是儿童心身发育的关键时期。在这一时期，父母的行为对儿童人格的形成有很大的影响。例如，生活在父母因感情不和而经常打架或父亲经常虐待母亲的家庭中的儿童容易形成攻击性人格。

（3）家庭对成年人发病率和死亡率的影响。对于成年人的大部分疾病来说，丧偶、离婚和独居者的死亡率均比结婚者高得多。离婚不仅影响离婚夫妻双方，并且严重影响子女的身心健康。离婚者的子女容易造成心灵上的创伤，增加孩子心理上的痛苦和人格上的缺陷。

梅达利（Medalie）和古德柏尔特（Goldbourt）（1976年）发现，有严重家庭问题的男性产生心绞痛的概率比那些家庭问题较少的人高出3倍；在有较高焦虑水平的男性中，能得到他们妻子更多支持和爱的那些人产生心绞痛的危险性明显低于那些得不到妻子支持和爱的人。

（4）家庭对生活习惯和行为方式的影响。家庭成员的健康信念往往相互影响，一个家庭成员的行为受另一个家庭成员或整个家庭的影响。家庭成员往往具有相似的生活习惯和行为方式，一些不良的生活习惯和行为方式也常成为家庭成员的"通病"，明显影响家庭成员的健康。

(5) 家庭环境对健康的影响。家庭环境中比较重要的因素是拥挤程度。过分拥挤的环境不但为许多疾病的传播创造了条件，而且可能引起家庭成员的心身障碍。另外，家庭与邻居的关系、住房的牢固程度、社区环境的卫生和治安状况等都将影响家庭成员的心身健康。

思考题：

1. 为什么要研究社会因素与健康?
2. 案例分析。

案例 1：托马斯·麦肯温（Thoms McKeown）在《欧洲的死亡率减退》一文中分析了英格兰与威尔士在 19 世纪到 20 世纪中期结核病死亡率的变化情况。从图 5－5 可见，随着时间的变化，结核病死亡率在不断下降。图 5－5 中也标出了结核杆菌发现的时间以及结核病化学疗法和卡介苗开始使用的时间。在这场与结核病的对抗过程中，生物科学、现代医学技术成功地将结核病控制在一个较低的发生水平。然而，结核病死亡率的整体下降趋势却显示，其中起到关键作用的是整个社会的全面发展。

分析：除生物医学技术以外，影响结核病死亡率的社会因素有哪些？这些因素是如何影响人类健康的?

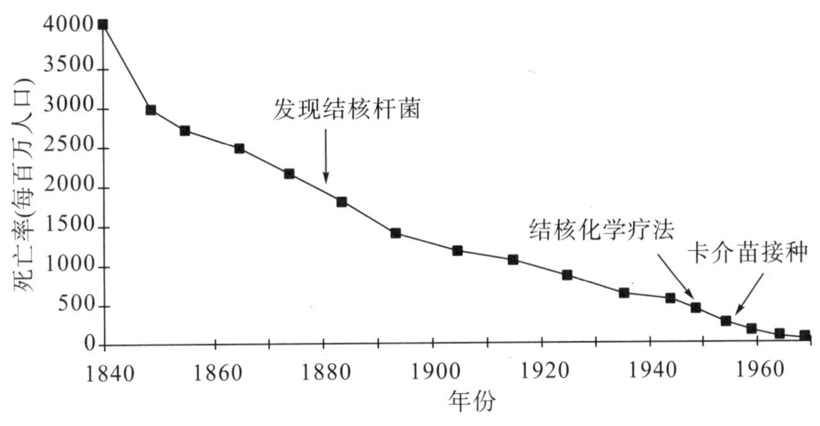

图 5－5　1840—1960 年英格兰和威尔士结核病死亡率变化情况

案例 2：死亡率是人口变动的一个重要变量，与经济发展密切相关。从宏观经济学的角度来看，经济发展的现代化是实现人口由高死亡率转变为低死亡率的重要条件。塞缪尔·H. 普雷斯顿（Samuel. H. Preston）在 1975 年发表的《死亡率与经济发展水平的变化关系》一文中，把人均收入水平作为衡量经济发展水平的主要标志，通过 20 世纪初至中期发达国家和发展中国家的人均国民收入与平均预期寿命的比较研究，发现人均收入水平和死亡率具有反向关系，人均收入水平高则死亡率低，反之，人均收入水平低则死亡率高。然而，塞缪尔在 1979 年发表的《20 世纪以来欠发达国家死亡率下降的原因和后果》一文中指出，随着经济的发展和时间的推移，人均收入和死亡率的反向关系有所削弱，当高收入水平伴随着人口老龄化的加速时，死亡率往往有所回升。这种变化趋势从北欧、西欧的许多国家可以得到验证。

多数经济学者认为随着经济的发展，生活水平的提高是死亡率下降的首要原因。生活水平的提高是一个广义的概念，它包括收入水平、消费水平、教育水平的提高和医疗卫生条件的进步，本质上仍然得益于经济水平的提高。日本人口学家河野稠果在《寿命和死亡率的世界状况：现状和将来》一文中，通过发达国家和发展中国家的死亡率、婴幼儿死亡率与平均期望寿命的比较研究，提出死亡率下降主要是由国民生活水平的提高和生活条件的进步引起的。

思考：社会经济发展是如何作用于人类健康的？是否经济水平越发达，健康水平就越高？

3．要开展促进农村妇女生殖健康的卫生项目，考虑有哪些社会因素制约妇女生殖健康及针对这些制约因素可能采取哪些干预措施。

4．为什么经济发展与健康之间并不存在必然联系？

（高博）

第六章　社会心理因素与健康

生物-心理-社会医学模式将人看作一个整体，人不但是一个生物有机体，而且还是一个有思想、有情感、参与社会生活的社会成员，当人们遭遇负性事件，在社会生活中受到挫折，社会需要得不到满足，或者不能胜任所承担的社会角色，人际关系处理不好时，就可能引起紧张、压抑等心理反应和情绪变化，从而刺激机体产生一系列的应激反应，影响健康，出现疾病。与遗传、生理、免疫等因素一样，社会心理因素在疾病的发生、发展、治疗和预防中起着重要的作用，比如紧张性头痛、应激性溃疡、情绪性哮喘、精神性脱发和白发，反映的就是这样的现象。

社会心理因素对健康的影响的研究始于 20 世纪 20 年代前后的“心身医学”，是 1918 年由德国的精神科医生海恩罗特首先提出来的。心身医学（psychosomatic medicine）是研究心理因素、社会因素对健康和疾病的作用以及它们之间相互联系的科学。它不是研究某一器官或某个系统的疾病，而是研究在社会因素、心理因素、躯体因素的影响下有关疾病的倾向性、易患性以及疾病的起因和预后等，因此它是一种关于健康和疾病整体性和综合性的理论。

随着人类疾病谱和死因谱的转变，以贫困、生活条件恶劣为主要因素引起的急性传染性疾病已退居次要地位，恶性肿瘤、心脑血管疾病等慢性病成了威胁人类健康的主要疾病。大量研究结果表明，这些慢性病的发生、发展与社会心理因素有密切关系。随着现代生活节奏的加快，知识更新迅速，社会竞争加剧，对人的内部适应能力（包括心理健全和情绪平衡）提出了更高的要求，因此人们受到的心理社会因素的挑战有相对增加的趋势，心理健康已成为人们健康生活不可忽视的问题。

第一节　心理的本质和社会基础

一、心理现象

心理现象是个体心理活动的表现形式，一般把心理现象分为两类，即心理过程和个性特征（如图 6-1 所示）。

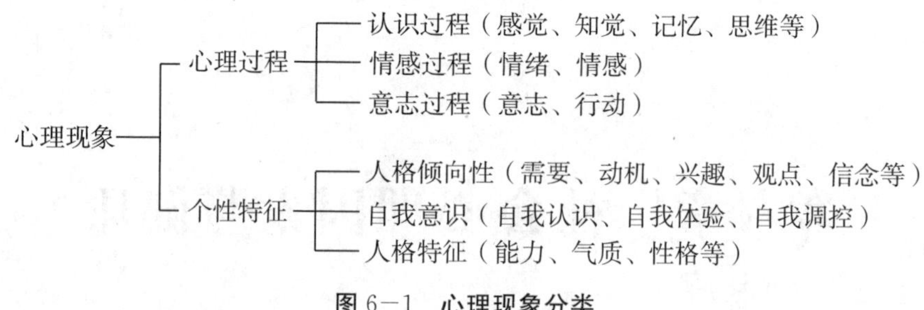

图 6－1　心理现象分类

心理过程包括认知过程、情感过程和意志过程。认知过程是人获得知识及信息加工和处理的过程，包括感觉、知觉、记忆、思维、想象等。人在认识客观事物的时候，由于客观事物的不同，客观事物与人的关系不同，人对客观事物会产生不同的态度和体验，如满意或不满意、愉快或不愉快等，这些复杂多样的态度或体验称为情绪或情感。人不仅能认识客观事物，对它产生一定的感受，而且还能根据对客观事物及规律的认识自觉地改造世界。人能够根据自己的认识确定行动目的，拟定计划，克服各种困难把计划付诸行动，这种自觉地确定目标并力求实现的心理过程叫作意志过程。人由于先天素质不一样，生活环境和受到的教育也存在差别以及从事的实践活动不同，所以人在活动过程中会表现出各自独特的特点，比如兴趣、观点、气质、性格等，这些特点即为个性特征，个性特征是人稳定的心理特征的综合。

人的心理过程和个性特征是密切联系的。个性特征是通过心理过程形成的，同时已形成的个性特征又会制约心理过程，并在心理活动过程中得到表现，从而对心理过程产生重要影响，使每一个人在认知、情感、意志等方面表现出个性特征的差异。

二、心理的本质

科学的心理观认为，脑是心理产生的器官，是一切心理活动的物质基础，人类的心理现象是人脑进化的结果。随着神经系统特别是脑的进化，人的心理从无到有，从简单到复杂，逐渐发生着变化。大脑既可同时接受各种刺激，也受过去所经历的刺激的影响，加上反馈作用，使得心理变得极为复杂。

大脑本身并不能凭空产生心理活动，客观现实是心理的源泉和内容，没有客观现实就没有心理。心理活动来源于客观现实，人的感觉和知觉是客观事物直接作用于人的感觉器官而产生的反映，记忆、思维、情绪、情感等心理活动是在感觉和知觉的基础上形成和发展起来的。脑对客观现实进行反映时，不是机械被动的反映，而是一种主观反映，受到个人经验、人格特征和自我意识等多种因素的影响。在这一过程中逐渐形成了不同的心理水平、心理状态和人格特征，而这些内容反过来又调节个体对客观现实的反映，表现出人的心理的主观特点。

三、心理的社会基础

> 案例 6－1：
>
> 布夏尔（Bouchard）等选择了早年就分离、成长环境不同的同卵双胞胎作为被试者。数据表明，一共有 56 对（112 人）接受调查，接受调查的同卵双生子的平均年龄是 40 岁，他们平均在 5 岁的时候被不同的家庭收养，中间平均有 30 年没有见面。研究结果发现，在不同家庭抚养长大的同卵双生子在以下测试中结果呈现一定程度的相关，其相关系数如下：智力 $r=0.71$，认知能力 $r=0.78$，多维人格测试 $r=0.50$，职业兴趣 $r=0.40$，非宗教社会信仰 $r=0.34$。
>
> 提问：从该结论可以得到什么提示？

一个完整的个体不仅是生物的人，而且也是社会的人。不少人从社会学或社会心理学的角度，探讨社会变量与心身健康的关系。社会变量涉及许多因素，如政治制度、经济状况、道德规范、宗教信仰、民俗、家庭、社会交往等。由于人的心理受一定的社会生活的制约，因此社会因素必然影响人的心理活动的内容，也间接地影响心身的健康。

（一）环境与人的心理

环境是与人体发生联系的外部世界，环境对个体的心理发育会产生深刻的影响。个体从生命开始，就置身于母体的特定环境，这种环境对个体出生后的生理和心理都会产生影响，比如母亲长时间的情绪激动会影响出生后子女的情绪特征。出生后人所处的环境纷繁复杂，人和环境不断地相互作用，与相应的生活环境保持平衡。

心理学提到的环境，按属性分为自然环境和社会环境，其中人类的社会生活条件和社会交往关系对心理的产生和发展具有决定的意义。社会环境是在自然环境的基础上，人类通过一系列有意识的活动所形成的环境体系，包括经济环境、政治环境、教育环境、伦理环境等。社会环境对人心理产生巨大的影响，人的心理活动在不同的社会环境中是不同的。良好的社会环境能够促进人的心理健康发展，消极的社会环境会对心理健康产生不良影响。例如，和谐的家庭关系对促进儿童心理发育，培养儿童乐观、助人的品质有积极的作用。事实证明，如果出生后由于某种原因脱离人类社会生活，就没有人类的心理意识的发展，所谓的“狼孩”事件，就充分说明人类社会生活环境是形成人的心理和行为（即人性）的先天条件。总之，人类社会生活环境是人的心理产生和发展的必要条件。没有人类特定的社会生活环境、社会实践活动，就没有人的心理。同时，人的心理、人们对客观世界的认识是随着社会生活环境、社会关系的变化而不断变化的。

（二）社会化与人的心理

社会化（socialization）是指一个人在社会环境的影响下掌握社会经验和行为规范成为社会人，同时也积极地反作用于社会环境的双向过程。人类的生物遗传素质为个体发展成为一个社会人提供了可能性。社会化开始于婴儿脱离母体，以后通过各种人际接触和社会影响，人学会把自己看作独立存在的个体，掌握语言和知识经验，学会建立社会关系，形成道德观念等。与此同时，对各种社会影响以其自身的独特方式做出种种反应，反作用于社会环境，表现出人的主观能动性，从而成为社会的人。由于社会环境、社会关系性质的不同，也由于个体在社会环境、社会关系系统中所处地位的不同，个体社会化的内容是有差别的。例如，不同的国别、民族以及不同性质的社会制度对其社会成员的行为规范、道德标准的要求是不同的。即使在同一社会环境下，处于不同社会关系和社会阶层的人们对其子女的影响也是不同的。社会环境、社会关系对个体的影响可能是有意识、有目的、有步骤的，也可能是无意识、潜移默化的。个体对社会影响的反应可能是积极自觉地去认识、掌握，也可能是不知不觉地受影响。每个人的社会化的方式是不完全一样的，即使在同一社会，由于个体在遗传素质和生活实践基础上所形成的将要被社会化的维度（如心理过程、心理倾向、心理特性等）具有一定的差异性。因此，个体总是以自己所具备的条件对社会化的力量有选择地接受，体现了社会化的多元性。经过社会化之后，个体形成了自我观念，学到了社会所期待的社会规范、知识经验、理想信念、生活方式、社会态度和价值观等，个体的心理和行为朝着社会期待的方向发展，成为与社会环境相适应的社会人。

近年来，许多大样本调查统计研究已证明，人类健康明显地受社会适应不良、都市化、生活节奏加快、紧张单调工作、人际关系紧张、孤独、居住条件差等社会因素的负面影响，因而需不断寻找应对的办法。社会心理学研究结果还证明，改变社会环境、提供社会支持、指导社会适应，对许多疾病的治疗、预防和康复都有重要意义。

第二节　社会心理因素的致病机制

长期以来，不少心理学家和生理学家利用生物学理论和方法探索心身相互关系的规律和生理机制，从观察到实验，到提升，到理论解释，如皮质内脏相关学说、情绪理论、应激理论和脑功能定位等。其中，应激理论对心理学的发展产生了巨大的影响，直至今日仍是社会心理学的重要研究内容。掌握心理应激理论不但有助于认识心理社会因素在疾病发生发展过程中的作用规律（心理致病机制），而且在维护个体心理社会因素的动态平衡（心理卫生与健康促进）、降低各种心理社会因素的负面影响（应激的控制与管理）等方面具有理论与实践指导意义。

一、应激过程模型

现代应激理论将应激定义为：应激是个体面临或觉察到环境变化对机体有威胁或挑战时做出的适应性和应对性反应。20 世纪 30 年代，加拿大生理学家塞里（Selye）提出了著名的应激（stress）适应假说，认为应激是机体对恐惧等各种有害因素进行抵御的一种非特异性反应，表现为一般适应综合征（general adaption syndrome，GAS）。根据应激学说的发展历史和国外各种应激有关研究成果，国内学者倾向于将心理应激看作由应激源（生活事件）到应激反应的多因素作用过程，即“应激过程模型”（如图 6−2 所示）。

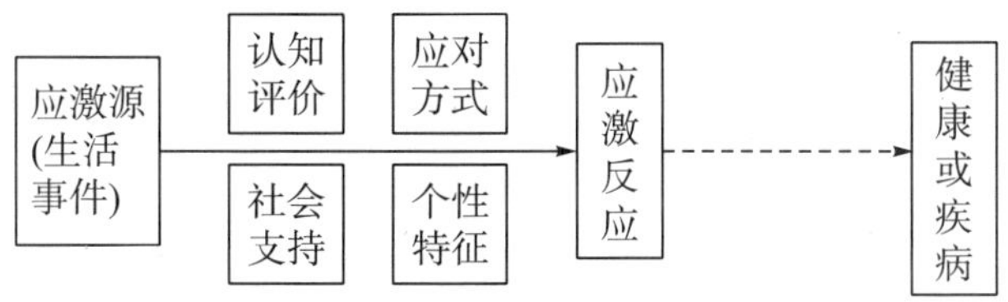

图 6－2　应激过程模型

根据应激过程模型，心理应激被定义为：个体在应激源作用下，通过认知、应对、社会支持和个性特征等中间多因素的影响（或中介），最终以心理生理反应表现出来的作用“过程”。该定义强调，应激是个体对环境威胁和挑战的一种适应过程；应激的原因是生活事件，应激的结果是适应的或不适应的心身反应；从生活事件到应激反应的过程受个体的认知等多种内外因素的制约。人们可以对应激刺激做出不同的认知评价，从而采用不同的应对方式和利用不同的社会支持，导致不同的应激反应。

二、应激源

应激源（stressors）是引起应激的刺激，也就是应激的原因，通常是指向机体提出适应和应对要求并进而导致充满紧张性的生理和心理反应的刺激物。应激源种类繁多，一般按其性质分类如下。

（一）躯体性应激源

躯体性应激源是指对人的躯体直接发生刺激作用的刺激物，包括各种物理的、化学的和生物学的刺激物，如过高过低的温度、强烈的噪声、酸碱刺激、不良食物、微生物等。这一类应激源是引起人们应激生理反应的主要刺激物。

（二）心理性应激源

心理性应激源是指来自人们头脑中的紧张性信息，主要指冲突、挫折和各种原因导致的自尊感降低。心理性应激源与其他类应激源的显著不同之处是它直接来自人们的头脑，但也常常是外界刺激物作用的结果。例如，心理冲突往往在人际关系出现困难或发生目标冲突时产生，较低的自尊感多产生于难以胜任学习和工作任务之时。

（三）社会性应激源

社会性应激源是指能导致个人生活风格变化，并要求人们对其做出调整或适应的社会情景和生活事件。社会性应激源包括重大的社会政治、经济的变动，生活中重大的变故，日常生活困扰，如每天挤车上下班、处理家庭事务、操心孩子学习、生活节奏太快、学习负担过重、工作压力大等。

（四）文化性应激源

文化性应激源是指因语言、风俗和习惯的改变而引起的应激，最为常见的是“文化性迁移”，如由一种语言环境进入另一种语言环境，或由一个民族聚居区、一个国家迁入另一个民族聚居区、另一个国家。在这种情况下，个体将面临一种生疏的生活方式、习惯与风俗，从而不得不改变自己原来的生活方式与习惯，以顺应新的情况。

> 提问：
> 举例说明你在生活中所遇到的应激事件，你是如何应对的？该应激事件对你产生了什么影响？

三、应激过程的心理中介机制

（一）认知评价

评价（evaluation or appraisal）是指个体对遇到的生活事件的性质、程度和可能的危害情况做出估计。对事件的认知评价直接影响个体的应对活动和心身反应，因而是生活事件是否会造成个体应激反应的关键中间因素之一。个体对客观事物的认知评价并非一成不变，某一事件可能被某人认为是应激性的，而对别人并非如此；同一个体可能在某时认为某事件是应激性的，而在另一时候却不这样认为。认知评价本身也受其他各种应激有关因素的影响，如社会支持在一定程度上可以改变个体的认知过程，个性特征也间接影响个体对某些事件的认知，而生活事件本身的属性与认知评价关系密切。

（二）应对方式

应对（coping）又称应付。由于应对可以被直接理解成个体解决生活事件和减轻事件对自身影响的各种策略，故又称为应对策略。目前一般定义为：应对是个体对生活事件以及因生活事件而出现的自身不稳定状态所采取的认知和行为措施。它是心理应激过程中一种重要的中介调节因素，个体的应对方式影响着应激反应的性质与强度，进而调节着应激与应激结果之间的关系。同时，个人应对方式本身也受认知评价、社会支持、个性特征和经验等因素的影响。

如果从应对的主体角度看，应对活动涉及个体的心理活动（如压抑）、行为操作（如回避）和躯体变化（如放松）。从应对是否有利于缓冲应激的作用，从而对健康产生有利或者不利的影响来看，应对可分为积极应对和消极应对。例如，日常生活中某些人习惯于幽默，而有些人习惯于回避。

（三）社会支持

社会支持（social support）是指个体与社会各方面包括亲属、朋友、同事、伙伴等以及家庭、单位、党团、工会等社团组织所产生的精神上和物质上的联系程度。在应激研究领域，一般认为社会支持有减轻应激的作用，是应激作用过程中个体可利用的外部资源。社会支持所包含的内容相当广泛，可从多个维度进行分类，如客观支持与主观支持。客观支持指一个人与社会所发生的客观的或实际的联系程度，如得到物质上的直接援助和社会网络。这里的社会网络是指稳定的（如家庭、婚姻、朋友、同事等）或不稳定的（非正式团体、暂时性的交际等）社会联系的大小和获得程度。主观支持指个体体验到在社会中被尊重、被支持、被理解和满意的程度。

（四）个性特征

作为应激系统中的诸多因素之一，个性特征与生活事件、认知评价、应对方式、社会支持和应激反应等之间均存在相关性。因此，应激过程模型将个性特征看成应激系统中的核心因素。个性可以影响个体对生活事件的感知，有时甚至可以决定生活事件的形成。许多资料证明，个性特征与生活事件量表得分之间特别是主观事件的频度以及负性事件的判断方面存在相关性。态度、价值观和行为准则等个性倾向性，以及能力和性格等个性心理特征因素，都可以不同程度地影响个体在应激过程中的认知评价。这些因素决定个体对各种内外刺激的认知倾向，从而影响对个人现状的评估。事业心太强或性格太脆弱的人就容易判断自己的失败，个性有缺陷的人往往存在非理性的认知偏差，使个体对各种内外刺激发生评价上的偏差，导致较多的心身症状。

个性影响应对方式，它在一定程度上决定应对活动的倾向性（即应对风格）。不同人格类型的个体在面临应激时可以表现出不同的应对策略。有研究结果发现，当面对无法控制的应激时，A 型性格的人与 B 型性格的人相比，其应对行为更多的显示出缺乏灵活性和适应不良。个性特征间接影响客观社会支持的形成，直接影响主观社会支持和社会支持的利用度。人与人之间的支持是相互作用的过程，一个人在支持别人的同时，也为获得别人对自己的支持打下基础。个性孤僻、不好交往、万事不求人的人很难得到和充分利用社会支持。

综上可以看出，个性与应激反应的形成和程度密切相关。同样的生活事件，在不同个性的人身上可以出现完全不同的心身反应结果。

四、应激反应

应激反应（stress reaction）指个体因为应激源所致的各种生物、心理、社会、行为方面的变化，常称为应激的心身反应。从应激的时间特性来看，应激反应可分为急性应激反应和慢性应激反应。急性应激反应持续时间短，往往由强烈的或威胁性的刺激作用所致，如美国的“9·11”恐袭事件、东南亚海啸、我国的“5·12”汶川地震等重大生活事件；慢性应激反应持续时间长，常常由难以摆脱的社会生活事件持续作用而引起，如人际关系紧张、慢性病、长期失业等。在心理应激状态下，个体不仅产生各种应激的生理反应，也将发生心理或行为反应。

（一）应激的生理反应

处于应激状态中的机体，体内出现一系列的生理、神经生理、生化、内分泌、代谢、免疫过程的变化。塞里提出机体在各种不同的外界刺激作用下，产生相同的、非特异性的生理应激反应，称为一般适应综合征。该反应可分为如下三个阶段。

1. 警戒期

在机体受到刺激的初期，相继出现休克时相和抗休克时相。交感神经与儿茶酚胺及下丘脑－垂体－肾上腺皮质轴被激活，神经系统、内分泌系统、免疫系统被高度动员。首先有短暂的神经张力降低，肌张力降低，体温下降，血压下降，血糖降低，血容量减少，心跳加快，若刺激非常强烈，可导致急性骤死。接着血压与血糖升高，血容量恢复，体重回升。若刺激继续存在，应激反应进入下一阶段。

2. 抵抗期

抵抗期指机体处在与应激源长期抗衡的状态，各系统均处于动员状态。垂体促肾上腺皮质激素和肾上腺皮质激素分泌增加，合成代谢占优势，机体对各种刺激的抵抗力均有增加。若刺激强而持续存在，应激反应进入下一阶段。

3. 衰竭期

衰竭期表现为肾上腺增大，最终耗竭，体重减轻，淋巴系统功能紊乱，激素水平再次升高后下降。当个体抵抗应激的能力枯竭时，副交感神经系统异常兴奋，常出现抑郁、疾病甚至死亡。

（二）应激的心理反应

当人们察觉到威胁存在时，焦虑、恐惧等负性情绪体验较多。应激状态下常见的情绪反应主要有焦虑、抑郁、恐惧和愤怒。

（1）焦虑是应激下最常见的情绪反应。这是人们对即将来临的、预期会出现不良后果的事物所表现出的复杂情绪状态，包含忧虑和害怕。例如，人们在考试前、接受医生检查前、等待一次重要会见时或参加一场重大比赛时，往往会出现这种焦虑状态。适度焦虑可以提高人的警觉水平，促使人投入行为努力避开引起焦虑的不利情况，以适当的方法应对应激，对适应环境是有益的。过度的焦虑则是有害的，因为它妨碍人准确地认识、分析和考察自己所面临的挑战与环境条件，从而难以做出符合理性的判断和决定。

（2）抑郁是指情绪低落、悲观失望、缺乏兴趣、自我评价降低，多伴有睡眠和饮食障碍，是一种痛苦的复杂情绪。它常由亲人死亡、失恋、失学、失业、遭受重大挫折和长期病痛等原因引起。

（3）恐惧是一种预期要受到伤害或威胁生命的情绪反应。恐惧多发生于身体安全和个人价值与信念受到威胁的情况下，是最有害的情绪。当恐惧时，交感神经兴奋，肾上腺髓质激素分泌增加，强烈的恐惧会威胁人的生命而致死。

（4）愤怒也是常见的一种应激情绪反应。一般来说，当人们的强烈愿望受到限制或阻止，受到侮辱和欺骗，被强迫做自己不愿做的事时，都会导致愤怒。愤怒多伴有攻击行为。

（三）应激的行为反应

当个体经历应激源刺激后，常自觉或不自觉地在行为上发生改变，以摆脱烦恼，减轻内在不安，恢复与环境的稳定性。积极的行为应激可减少压力，甚至可以激发主体的能动性，激励主体克服困难，战胜挫折。而消极的行为应激则会使个体出现回避、退缩等行为。

1. 积极的行为应激反应

积极的行为应激反应包括问题解决策略及情绪缓解策略。前者发挥主观能动性改变不利环境，比如寻求社会支持、正确认识压力、寻找解决问题的办法；后者改变自己对事件的情绪反应强度，比如向他人表达自己的情绪、改变对事物的期待、进行行为放松训练。

2. 消极的行为应激反应

(1) 逃避（escape）与回避（avoidance）是一种常见的消极性应激反应。逃避指已经接触应激源后远离应激源的行为；回避指预先知道应激源会出现，而提前远离（如拖延、闭门不出、离家出走、离校、辞职等）。

(2) 退化（regression）与依赖（dependence）：退化是指个体经历创伤事件后表现出不成熟的应对方式，失去成人式解决问题的态度和方法，退行至小孩的阶段。退化常伴有依赖心理和行为（如就地打滚）。

(3) 敌对（hostility）与攻击（attack）：个体出现过激的情绪反应和行为，其共同的心理基础是愤怒，有时甚至出现自伤及伤人行为。

(4) 无助（helplessness）与自怜（self－pity）：无助是指无能为力、无所适从、持宿命论的行为状态，其心理基础常有抑郁的成分。无助常使人无法主动摆脱不利的情境。自怜指自己可怜自己，心理基础包含对自身的焦虑和愤怒等成分，多见于性格孤僻、孤芳自赏、独居、对外界环境缺乏兴趣者。

(5) 物质滥用（substance abuse）：某些个体在经历应激事件后会选择通过饮酒、吸烟或服用某些药物的行为方式来转移痛苦，这些不良的行为方式通过负强化机制逐渐成为个体的习惯（如饮酒或服用过量的精神活性药物等）。

五、应激的转归

（一）适应

适应是指当应激源作用于机体时，机体为保持内环境平衡而改变的过程。所有生物应对行为的最终目标为适应，个体通过保持内环境稳态，并调整自己的情绪、认知、行为，最终适应社会生存。具体表现为在生理层面积极应对，免疫力短暂增强，心理层面的承受力、信心、应对能力增强，在人际层面改善人际关系，获得更多的社会支持等。

（二）亚适应

亚适应是指应激源刺激后，生理及心理水平表现为亚健康状态，常表现为疲劳、失眠、食欲差、情绪不稳等。情绪亚健康状态表现为情绪易波动，存在焦虑及抑郁体验，但尚达不到情感障碍及神经症诊断标准。若亚健康持续发展，可进入“潜临床阶段”，此时个体已出现发展为某些疾病的高危倾向，出现慢性疲劳或持续的身心失调，且常伴有反复感染、慢性咽痛、精力减退、反应能力减退、适应能力减退等。

（三）不适应

不适应指在应激源刺激下机体出现一系列功能、代谢紊乱和结构损伤，并出现精神障碍和心身疾病，严重时可出现危险或破坏性行为，如自杀、自伤、伤人、毁物等。

第三节　社会心理因素与健康的关系

社会心理因素是影响人心理活动及行为的基本因素，尤其是社会文化、社会关系、社会工作及生活环境等。社会心理因素作为应激源，引起人的心理活动变化及行为的改变。社会心理因素主要通过人们日常生活中经常遇到的生活事件对人体产生应激，如果应激状态强烈而持久，超过机体的调节能力就会影响健康，甚至导致精神疾病和躯体疾病。社会心理因素和健康的关系越来越受到人们的重视，许多学者在这方面做了大量的研究。

一、社会心理因素与精神疾病

精神疾病种类很多，表现各异。现代文明的发展使人类越发脱离其自然属性，污染、生活快节奏、紧张、信息量空前巨大、社会关系复杂、作息方式变化、消费取向差异、在公平理念下不公平现象突出、溺爱等，都使精神疾病逐渐增多并恶化。梅西亚斯（Messias）等有关收入不均与抑郁症流行的生态学研究发现，抑郁症水平和基尼系数相关，收入分配差距越大，抑郁症发病率越高。瓦伦西亚（Valencia）等的研究结果表明，社会资本与抑郁症、焦虑症呈显著负相关。凯瑟琳（Catherine）等在社会支持和社会压力性事件导致产后抑郁症的研究中得出，积极的和持续的社会支持与产后抑郁症显著性负相关。这说明妇女在生产的时候由于缺少社会支持而容易患有产后抑郁症。孟秀红等在生活压力性事件对青少年心理健康的作用机制的研究中得出，每一种生活压力性事件的维度均与焦虑、抑郁显著相关。喜超在边疆少数民族大学生家庭收入对其心理健康的影响分析中发现，家庭经济状况与大学生心理健康状况存在显著相关性，同时与强迫、人际敏感、抑郁、焦虑、敌对因子之间存在显著负相关；家庭年收入较低的大学生比家庭年收入较高的大学生在各因子上得分都要高。

二、社会心理因素与躯体疾病

随着心身关系的深入研究和不断实践，已经确认社会心理因素在某些躯体疾病的发生与发展中起重要作用，其中心身疾病是最常见的一类疾病。心身疾病是指由社会心理因素引起的持久生理功能紊乱及其所致的器质性疾病，通常限于受自主神经系统（植物神经系统）所支配的器官或系统的功能障碍和病理形态方面的变化。心身疾病见于全身各系统，大体包括下列躯体疾病和障碍：①心血管系统疾病：原发性高血压、冠心病、原发性低血压综合征、某些心律失常、雷诺病等；②消化系统疾病：胃、十二指肠溃疡，神经性呕吐，神经性厌食症，过敏性结肠炎，溃疡性结肠炎，贲门或幽门痉挛，心因性多食症或异食症，习惯性便秘，慢性胃炎等；③呼吸系统疾病：支气管哮喘、过度换气综合征、心因性呼吸困难、神经性咳嗽等；④神经系统疾病：偏头痛、肌紧张性头痛、植物神经失调症、心因性知觉异常、心因性运动异常、慢性疲劳等；⑤内分泌代谢系统疾病：甲状腺功能亢进、肥胖病、糖尿病、低血糖、垂体功能低下等；⑥骨骼肌肉系统疾病：类风湿性关节炎、全身肌痛症、颈臂综合征、书写痉挛等；⑦泌尿生殖系统疾病：神经性多尿症、慢性前列腺炎、阳痿等；⑧皮肤疾病：慢性荨麻疹、神经性皮炎、皮肤瘙痒症、斑秃、多汗症、牛皮癣、湿疹等；⑨耳鼻喉疾病：美尼尔综合征、咽喉部异物感、口吃、晕动症等；⑩眼部疾病：原发性青光眼、眼肌疲劳症、低眼压综合征等；⑪口腔疾病：心因性齿痛、口腔黏膜溃疡、口腔异物感等；⑫儿童疾病：心因性发热、遗尿症、周期性呕吐、心因性呼吸困难等；⑬妇科疾病：功能性子宫出血、月经失调、更年期综合征、经前期综合征、外阴瘙痒、心因性不孕症、阴道痉挛等；⑭某些肿瘤。

有人对居丧的903名男女做了长达6年的观察，对比研究发现：居丧的第一年死亡率达12%，第二年为7%，第三年为3%；而对照组为1%、3%和2%。还有研究结果指出，中年丧偶者与其对照相比，以下一些疾病的比例相差最为显著：脑血管疾病为对照组的6.2倍，冠心病为4.6倍，高血压性心脏病为8.2倍，动脉硬化为7.1倍，肺结核为7.8倍，肺炎和流感为5.5倍，其他如恶性肿瘤、糖尿病及意外损伤的比例也很高。

紧张的工作对人体身心健康的影响在现代化生活中也居于突出的地位。有人曾调查了年龄为25～40岁的100例冠心病患者，同时以100名非心脏病者为对照，发现91%的冠心病患者有与工作有关的强烈而持久的工作应激，而对照只有20%有应激体验。卡塞尔（Cassel）总结了20个流行病学研究成果，发现生活在简单的、安定的原始社会中的人们血压偏低，但这些人如果移居工业化城市，血压明显升高。有人报道，农民移居城市，由于不能有效地适应环境变化，结果第一代婴儿死亡率和结核病、忧郁症、高血压等的发病率都增高。又有研究结果认为，复杂紧张的城市生活给城市居民带来的心理压力使之比农村人口易患神经-心理失常和身心疾病。苏联学者的统计指出：每一千人中患神经系统疾病的，城市为101人，农村为38.5人；患高血压病的，城市为23.6人，农村为10.5人。

综上，社会心理因素对疾病的发生、发展有不可忽视的作用，但其作用的大小在不同的疾病是不相同的，并且除社会心理因素外，遗传、代谢等其他因素也有一定的关系。

第四节　社会心理测验

心理是人们的一种主观体验，无法像生理状况一样用一些客观的指标来测定，而在心理生理理论研究和临床实践中又常常需要对群体或个体的心理现象进行观察、评定，这就需要一种工具。心理卫生评定量表就是这样一种用来量化观察中所得印象的测量工具。它是心理测验中收集资料的重要手段之一。

心理测验是一种定量的测知人的心理状况的方法。这种测验利用事先设计好的模具与量表，组成一些能反映心理特点的刺激，让受试者做出回答与反应。心理测验在测试人的心身疾病、精神神经疾病以及社会病的先兆症候方面，不亚于生理、生化测试手段。有时心理测验的灵敏度还更高。但是在开展心理测验与研究工作时应注意下列问题：

（1）正确选择测验方法和熟练掌握测验技术。

（2）测验方法要标准化，即要有固定的测验程序和实施方法，标准的指导语、测验题及答案，统一的记分方法与换算表。

（3）工具应有区别个体差异的能力，即有一定的鉴别能力。

（4）有符合国情的、经过研究测试而制定出来的常模作为比较与评估的标准。

（5）要注意测定工具应该有较好的信度和效度。

（6）对测定结果要做信度和效度评价。

心理测验的评定量表种类繁多，包括智力、人格（个性）、气质、性格、情绪等方面的心理评定量表和评价生活事件、社会支持等方面的社会心理评定量表，也包括自评量表和他评量表。

一、应激源的测定

应激源刺激是否产生应激状态、影响健康与许多因素有关，并不是遭遇到任何社会心理因素就会致病，这与社会心理因素的类型、刺激量的大小、持续时间、作用方式有关。社会心理刺激要达到一定的量，持续一定的时间才可能致病，并且不同质的刺激其量不同。

最常见的应激源是生活事件，其内容很广，许多事件还相互交织在一起。1973 年，美国华盛顿大学医学院精神医学专家霍尔姆斯（Holmes）对 5000 多人进行了社会心理调查，把人们在社会生活中所遭受的事件依据身体的承受力归纳并划分等级，以生活变化单位（life change units，LCU）为指标进行评分，并编制了生活事件心理应激评定表（见表 6－1）。该表可用于评估社会心理刺激的质和量。他在研究中发现，LCU 与 10 年内重大健康变化有关。如果在一年内 LCU 超过了 200 单位，则发生心身疾病的概率很高；如果 LCU 超过 300 单位，来年生病的可能性达 70％。在所有的生活事件中，配偶死亡是对人心理影响最重的事件。里斯（Leith）在 1967 年对 907 例新近丧偶者进行调查，发现居丧一年的死亡率比对照组高 7 倍。巴金斯（Parkners）观察一组英国寡妇，结果与此相似，发现在 3 个月内主要死因是冠心病。另一组统计资料也证实，亡妻的男性冠心病发病率比对照组高 40％。

1985 年，我国上海的张明园等人在国内原有研究的基础上，参照霍尔姆斯的评定量表及调查方法，在全国 10 个省市 1000 多正常人中间进行调查，编制了正常中国人生活事件量表，表中列出了 65 种中国人在日常生活中最可能遭遇的生活事件。该表与霍尔姆斯的生活事件心理应激评定表呈高度正相关，并且更适合我国国情（见表 6－2）。

生活事件量表为评价生活事件刺激的质和量提供了依据，但是也有不足之处。有的学者认为，生活事件有正性（积极性质的）和负性（消极性质的）之分，正性生活事件是一些有利于健康的生活事件，而负性生活事件才是致病的。还有学者认为，正性生活事件和负性生活事件虽然都可能引起精神紧张，但消极的生活事件为甚。而且，生活事件是否新异、事件的可预料性和可控性不同，其所致的紧张刺激都可能有差异，新异事件以及不可预料、难以控制的事件易形成紧张刺激，对人的健康影响更大。另外，用生活事件量表评定忽略了个体的差异，不同的个体对同样的生活事件可能有不同的感受，对同一事件的重视程度不同，引起的紧张程度也就不同。而这种差异在生活事件评定量表中反映不出来。

表 6－1 生活事件心理应激评定表

变化事件（LCU）		变化事件（LCU）	
1. 配偶死亡	100	23. 子女离家	29
2. 离婚	73	24. 姻亲纠纷	29
3. 夫妇分居	65	25. 个人取得显著成就	28
4. 坐牢	63	26. 配偶参加或停止工作	26
5. 家庭成员丧亡	63	27. 入学或毕业	26
6. 个人受伤或患病	53	28. 生活条件变化	25
7. 结婚	50	29. 个人习惯的改变	24
8. 被解雇	47	30. 与上级的矛盾	23
9. 复婚	45	31. 工作时间或条件的变化	20
10. 退休	45	32. 迁居	20
11. 家庭成员健康变化	44	33. 转学	20
12. 妊娠	40	34. 消遣娱乐的变化	19
13. 性功能障碍	39	35. 宗教活动的变化	19
14. 增加家庭成员	39	36. 社会活动的变化	18
15. 业务上的再调整	39	37. 少量负债	17
16. 经济状态的变化	38	38. 睡眠习惯变异	16
17. 好友丧亡	37	39. 一起生活的家庭人数变化	15
18. 改行	36	40. 饮食习惯变异	15
19. 夫妻多次吵架	35	41. 休假	13
20. 中等负债	31	42. 圣诞节	12
21. 取消赎回抵押品	30	43. 微小的违法行为	11
22. 所负担工作责任方面的变化	29		

表 6－2　正常中国人生活事件量表

生活事件（LEU）		生活事件（LEU）		生活事件（LEU）	
1. 丧偶	110	23. 开始恋爱	41	45. 夫妻严重争执	32
2. 子女死亡	102	24. 行政纪律处分	40	46. 搬家	31
3. 父母死亡	96	25. 复婚	40	47. 领养寄子	31
4. 离婚	65	26. 子女学习困难	40	48. 好友决裂	30
5. 父母离婚	62	27. 子女就业	40	49. 工作显著增加	30
6. 夫妻感情破裂	60	28. 怀孕	39	50. 少量借贷	27
7. 子女出生	58	29. 升学、就学受挫	39	51. 退休	26
8. 开除	57	30. 晋升	39	52. 工作更动	26
9. 刑事处分	57	31. 入党、入团	39	53. 学习困难	25
10. 家属亡故	53	32. 子女结婚	38	54. 流产	25
11. 家属重病	52	33. 免去职务	37	55. 家庭成员纠纷	25
12. 政治性冲击	51	34. 性生活障碍	37	56. 和上级冲突	24
13. 子女行为不端	50	35. 家属行政处分	36	57. 入学或就业	24
14. 结婚	50	36. 名誉受损	36	58. 参军、复员	23
15. 家属刑事处分	50	37. 中额借贷	36	59. 受惊	20
16. 失恋	48	38. 财产损失	36	60. 业余培训	20
17. 婚外两性关系	48	39. 退学	35	61. 家庭成员外迁	19
18. 大量借贷	48	40. 好友去世	34	62. 邻居纠纷	18
19. 突出的成就和荣誉	47	41. 法律纠纷	34	63. 同事纠纷	18
20. 恢复政治名誉	45	42. 收入显著增减	34	64. 睡眠重大改变	17
21. 重病外伤	43	43. 遗失贵重物品	33	65. 暂去外地	16
22. 严重差错事故	42	44. 留级	32		

二、心理中介的测定

（一）认知评价

有学者曾对认知评价活动进行过定量研究，但至今尚缺乏经典的用于对生活事件做出认知评价的测量工具。不过目前一些自我估分的生活事件量表实际上已部分结合个人认知评价因素。在这些量表中，各种生活事件由被试者按事件对自己的影响程度做出认知评分。国内杨德森（1988）等编制的生活事件量表即属于这一类型。

（二）应对方式

由于应对分类尚无统一认识，故应对的测量方法也多种多样。

福克曼（Folkman）和拉扎勒斯（Lazarus）编制的应对量表将应对分为八种：对抗、淡化、自控、求助、自责、逃避、计划和自评，分别被划归为问题关注应对和情绪关注应对两大类。这是经典的应对过程研究问卷。

国内的肖计划等（1995）筛选出解决问题、自责、求助、幻想、退避和合理化六种应付方式的应付方式问卷。

卢抗生等（2000）修订自福克曼（Folkman）等的老年应对问卷，包含五种应对方式：面对、淡化、探索、幻想、回避，分别被划归为积极应对和消极应对两类。

姜乾金等（1987、1993、1999）以应对的特质研究思路，采用因素筛选与效标考察相结合的方法，将一组与一定的个性特质有内在联系的应对条目分成消极应对和积极应对，最后形成特质应对问卷。特质应对反映的是个体内部某些相对稳定的、具有习惯性倾向的应对方式或应对风格。

（三）社会支持

国内外研究结果表明，社会支持对身心健康都有显著的影响，即社会支持的多少可以预测个体身心健康的结果。目前国内使用的社会支持评定量表是我国学者肖水源于1986年在参考国外有关文献资料的基础上自行设计的。整个量表有10个条目，分为客观支持、主观支持、对支持的利用度三个维度。

（1）客观支持包括三个条目：①近一年来你的居住情况；②在遇到困难时，曾经得到经济支持或解决实际问题的帮助的来源；③在遇到急难情况时，曾经得到的安慰和关心的来源。

（2）主观支持包括四个条目：①你有多少关系密切、可以得到支持和帮助的朋友；②你与邻居的关系；③你与同事的关系；④从家庭成员得到的支持和照顾。

（3）对支持的利用度包括三个条目：①你遇到麻烦时的倾诉方式；②你遇到麻烦时的求助方式；③团体组织活动的参加情况。

从已有的研究结果来看，此量表的条目易于理解，无歧义，具有较好的信度和效度，量表测定结果与身心健康结果具有中等程度的相关性。

（四）个性心理特征

个性心理特征是个体在社会活动中表现出来的比较稳定的成分，包括能力、气质和性格等。个性心理特征的测定种类较多，这里仅介绍人格和性格的测定，其余个性心理特征的测定可参考相应量表。

1. 人格

人格是较固定的个人思想和行为模式，包括性格和气质，性格是内在形式，气质是外在表现。人格是心理测验的一项重要内容。国际通用且应用价值较大的人格测定量表有MMPI、Cattell个性测验和艾森克人格测验。这里主要介绍艾森克人格测验量表。

艾森克人格测验量表由英国伦敦大学心理系的艾森克（Eysenck）教授所创。人格问卷共100条，20世纪80年代引入我国，是国际通用的人格度测定量表。该量表不但经过许多数理统计学和行为观察方面的分析，而且也得到实验室内许多心理实验的考察，现已推广应用于医学、社会、心理、教育、管理等不同领域。该问卷包括四个分量表（人格类型）的内容。

（1）E量表。外向-内向，表示性格的内外倾向。分数高表示人格外向，可能好交际、渴望刺激和冒险、情感易于冲动。分数低表示人格内向，可能好静、富于内省，除亲密朋友之外，对一般人缄默冷淡，不喜欢刺激，乐于有秩序的工作及生活方式，情绪比较稳定。

（2）N量表。神经质或称情绪稳定性，反映的是情绪表现，并非指神经病。分数高可能是有明显情绪反应，如焦虑、担忧，常常闷闷不乐、抑郁，忧心忡忡，有强烈的情绪表现，以致出现不够理智的行动。

（3）P量表。精神质或称倔强性，并非暗指精神病，它在所有人身上都存在一些表现，只是程度不同。如果分数太高，表示易出现异常行为。分数高可能表示孤独，不关心他人，难以适应外部环境，不近人情，感觉迟钝，与别人不友好，喜欢寻衅扰乱，喜欢干奇特的事情，并且不顾危险。

（4）L量表。掩饰性，测定其隐蔽、假托或自身掩饰的程度，或测定其社会幼稚的水平。L型与其他分量表的功能有联系，但它本身不代表一种较稳定的人格功能。

2. 性格

性格是一个人对周围事物的一种稳固的态度及与之相适应的习惯性的行为方式。A型性格问卷就是一种评定性格行为的问卷。该问卷由梅宁格（Menninger）和弗里德曼（Friedman）研制而成，共有60条。许多国家均在使用此问卷。我国1984年在参照国外量表的基础上制定了国内A型性格行为量表。根据量表测定结果将人的性格行为分为5种类型：

（1）A型在行为上表现为为取得成绩而努力奋斗，有竞争性，易不耐烦，有时间紧迫感，语言和举止粗鲁，对工作和职务过度承诺，有旺盛的精神，个性强，急躁，易紧张，常有过分的抱负。

（2）A-型较A型程度明显减轻。

（3）M型是A型与B型的混合体。

（4）B-型性情平静，随和，不争强好胜，做事不慌不忙，无时间紧迫感，但尚有少许A型特征。

（5）B型与A型恰恰相反，与世无争，安宁，松弛，易相处，顺从，沉默，节奏慢。

A型性格问卷共有3个分量表："TH"量表有25个条目，测试时间紧迫感、急躁匆忙；"CH"量表也有25个条目，测试竞争、敌意、戒心等行为特征；"L"量表有10个条目，为真实性校正（测谎题）。

计算与评分方法：每题的回答与标准答案相符计1分，不相符计0分。首先计算"L"量表项目，如积分大于6分，则表示真实性不大，剔除该问卷，不予进一步评定，反之则进一步评分。评分标准："TH+CH"总分36～50分为A型，28～35分为A−型，27分为M型，19～26分为B−型，1～18分为B型。

三、心理健康的测定

（一）SCL−90量表

SCL−90量表共有90个项目，具有容量大、反映症状丰富、能准确刻画被试者的自觉症状等特点。该量表对感觉、情感、思维、意识、行为直至生活习惯、人际关系、饮食睡眠等，均有涉及，并采用10个因子分别反映10个方面的心理症状情况，包括躯体化、强迫症状、人际关系敏感、抑郁、焦虑、敌对、恐怖、偏执、精神病性及其他。根据总分、阳性项目数、因子分等评分结果情况，判定是否有阳性症状及其严重程度，或是否需进一步检查。因子分越高，反映症状越多，障碍越严重。

（二）SDS量表

SDS量表共有20个条目，每个条目分四级评分，主要了解被调查者近期的心境和情绪，特别有助于鉴别是否有抑郁症表现。当标准分大于65分时，可判为抑郁症；标准分小于50分为正常。当一个人有人格障碍和精神异常症状时，总分多在51～65分之间。

（三）SAS量表

SAS量表与SDS量表相似，同样有20个条目，分四级评分，主要了解被调查者近期焦虑心理反应。如分数偏高（>51分）则可评为有焦虑症表现，46分可作为正常人的上限。有人格障碍和精神异常症状者，总分多在47～50分之间。

综上可以看出，进行社会心理因素对健康的影响研究，涉及应激源（生活事件）、心理中介（认知、应对、社会支持和个性特征）和健康状况的评定。根据研究目的，选择正确的研究类型，全面综合地考虑研究指标，才能客观准确地反映社会心理因素对健康的影响。

思考题：

1. 现代城市生活对居民心理健康有哪些正向和负向的影响？
2. 研究流动人口的心理健康状况，哪些因素可能会影响该群体的心理健康？针对这些因素可采取哪些干预措施？

（刘祥）

第七章　社会行为与健康

行为对健康的影响人们早有觉察，而随着疾病谱和死因谱的改变，心脑血管疾病、恶性肿瘤等越来越成为威胁人类健康的主要疾病。大量的研究结果表明，这类疾病的发生、发展与不良行为生活方式关系密切。1992 年世界卫生组织报告，全球 50%以上死亡与不良生活方式和行为有关。著名的医学家和社会科学家诺勒斯（Knowles）指出："99%的人生来就是健康的，但由于种种社会环境条件和个人的不良行为而使人患病。"在 1988 年第十三届世界健康教育大会上，各国代表也一致认为，如今威胁人民健康的主要问题，如心脏病、脑卒中、肿瘤、麻疹、破伤风等都与生活方式、行为习惯密切相关。被人们称为现代瘟疫的艾滋病，则更与行为方式有直接关系。吸烟、饮酒、不合理膳食、静坐生活方式成为常见慢性非传染性疾病的共同危险因素。因此，我们与其说面临心脏病、脑血管疾病和恶性肿瘤的挑战，不如说面临不良行为和生活方式的挑战。

第一节　概述

一、行为的概念

行为是人类及动物为了维持个体的生存和种族的延续，在适应不断变化的复杂环境中所做出的反应。行为是个体赖以适应环境、赖以生存的一切活动。人的行为既有低级行为，也有高级行为。低级行为主要受本能的支配，如摄食、睡眠、防御和性本能，这些是动物也具有的行为。人类除了一些受本能支配的低级行为，还有受社会生活所制约和支配的较复杂的高级行为，如劳动、人际交往、意志行为等。实际上，即使是人的本能行为也受到社会准则、道德规范的约束。因此，人的行为与动物的行为有本质的区别，其行为的社会化很明显，社会行为是人所特有的。

对人类行为的研究是在美国心理学家华生（Watson）首创行为主义学派观点以后才在学术界迅速发展的，形成了专门的学科——行为科学。行为科学（behavior science）是一门研究人类行为的发生、进化和发展，正常和异常行为的特征以及预防和矫正异常行为的学科。它是一门新兴的跨学科的边缘学科，涉及心理学、社会学、生理学、生物学、人类学和精神医学等。行为科学的研究目的是从千差万别的人类行为中揭示其普遍规律，以便有效地控制和预测人的行为，使人按照一定的社会生活的需要来行动，更好地促进社会和人类自身的发展。行为科学有自己独特的研究方法，通常采用的方法有观察法、访谈法、问卷法、测验法、实验法、个案法等。采用这些方法对人类的行为进行定性和定量的研究，就能科学地揭示人的行为的本质及其规律。

异常行为与疾病的特定关系使人们又发展了交叉学科——行为医学。行为医学（behavioral medicine）是在行为科学和医学高度发展的基础上，逐步形成和发展起来的一门新学科。它是一门把与疾病和健康有关的行为科学技术和生物医学科学技术整合起来，用于疾病的预防、诊断、治疗和康复的边缘学科。行为医学这一概念在1973年被首次提出。在这之前，美国哈佛医学院外科教授库伯（Cope）于1968年根据一次研究行为科学和医学的关系的专题讨论会（1966年）写了《人类、精神和医学：医师的教育》一书，书中附录了加拿大内科学教授拜克（Back）的报告《行为科学在医学中的研究》，这些都涉及行为医学的思想。行为医学有别于传统的经典医学的思想内容、体系和方法，为医学开辟了新的领域，并在对付危害人类健康的慢性病方面，已逐渐探索出一条新的途径。

二、健康相关行为与健康生活方式

影响人类健康的行为有多种，通常把人所表现出来的与健康和疾病有关的行为称为健康相关行为（health-related behavior）。根据行为对健康的作用性质，健康相关行为可以分为两类：促进健康行为（health-promoted behavior）和危害健康行为（health-risky behavior）。促进健康行为是指客观上有利于自身和他人健康的行为，主要有合理营养、适度睡眠、积极锻炼、缓解心理压力和保持心态平稳、定期体检、不吸烟、不酗酒、不滥用药物、积极应对突发事件、正确看待疾病和死亡等。危害健康行为也称不良行为，是指偏离自身、他人和社会的期望方向的行为。主要特点是该行为对己、对人、对整个社会的健康有直接或间接的、明显或潜在的危害作用；该行为对健康的危害有相对的稳定性，即对健康的影响具有一定作用强度和持续时间；该行为是个体在后天生活经历中习得的，如吸毒、吸烟、酗酒等。

知识拓展：

健康相关行为的分类

根据不同的标准，健康相关行为有不同的分类。根据行为主体的健康状态，卡斯尔（Kasl）和科布（Cobb）将健康相关行为分为三类：预防性健康行为、患病行为、生病角色行为。预防性健康行为指为了预防或发现无症状状态下的疾病，相信自己身体健康的个体做出的任一活动。患病行为指为了界定健康状态或为了找到适合的弥补方式，认为自己生病的个体做出的任何举动。生病角色行为指为了康复、好转，认为自己生病的个体做出的任何举动。美国医学社会学者考克汉姆（Cockerham）将健康相关行为归为两类：患病行为和健康行为。前者是一个自感有病的人所从事的行为，其目的是确定该疾病，并寻求办法摆脱它；后者是人们为了保持健康或者促进健康、预防健康问题，或者打造良好的身体形象而进行的活动。

健康相关行为的集体模式形成健康生活方式。基于韦伯（Weber）和布迪厄

(Bourdieu) 关于生活方式的理论和研究，考克汉姆 (Cockerham) 认为由生活选择和生活机会共同作用形成某一特定人群的生活观念，在此引导下产生个体健康相关行为（如饮酒、吸烟、膳食、锻炼、体检等），不同健康相关行为的组合构成了该人群特定的健康生活方式。健康生活方式受阶层、年龄、性别、种族、民族、集体、生活条件、社会化过程等社会结构因素的影响。

第二节　人类行为发生的基础

人的行为是一种复杂的现象，其行为表现千差万别。但人类仍然是动物大家族中的一员，具有一切动物所具有的生物属性。但是，人是脱离了动物世界生活在人类社会中的人，即使还具有动物的本能行为，也绝不会赤裸裸地表现出来，会在社会化的过程中通过社会、文化的改造和修饰使其符合社会的道德规范和准则。因此，其行为又具有社会性，并且更多地表现为社会性，生物性和社会性都是人类行为产生的基础。

一、人类行为的生物学基础

生物学基础是人类行为能够产生的基本条件，其包括遗传、进化及神经生理物质基础等。

（一）行为的遗传和进化

随着生物遗传学、分子遗传学、行为遗传学等众多遗传学分支学科的发展，行为与遗传的密切关系越来越为人们所重视。通过对危险家族的研究、双生子研究、寄养子研究以及家系追踪调查研究，人们证明了遗传与人类行为有着密切关系。通过染色体检查、遗传标记及对 RNA 和 DNA（核糖核酸和脱氧核糖核酸）的分子遗传学研究，逐渐弄清了遗传与行为有密切关系的原因。例如，染色体异常、染色体数目的增多或减少、染色体异位、染色体断裂、基因异位都与人类的疾病行为、弱智，甚至某些犯罪行为有关。人类行为可能受多基因支配，例如儿童的恐惧反应、遗尿、梦游，某一类习惯性动作，在单卵孪生同胞兄弟中的发生率都比双卵孪生兄弟中多一些。精神分裂症、先天愚型等更与遗传有着密切关系。又如男性同性恋者在单卵孪生同胞中的一致率为50%，而在双卵孪生同胞中则只有 12%的一致率。其他如子女的性格、兴趣和爱好、生活习惯等无一不受亲体的遗传影响。

人类的行为是从长期的生物进化发展而来的。经过亿万年的生物演化，动物不断由低级向高级发展。进化发展的途径是多种多样的，每种途径都提供一种特殊的适应优势。有的动物生存下来依赖其力量，有的依赖其速度，有的依赖其保护色。而人类的进化发展主要集中在脑以及脑和神经系统结合发展的技能（躯体的和精神的）。远在几十万年以前，就存在了高度发展的类人猿。它们成群地居住在树林里。由于攀登，其手足分了工；由于手足功能的发展，特别是直立行走，促进了大脑和智慧的发展；由于劳动，特别是集体劳动，促进了他们之间的交往，继而出现语言。语言成为使人的行为区别于动物行为的特性。所以，人类行为虽然是其他动物行为的延续，但并不是其量的延续，而是有着质的飞跃，语言文字就是这种质的飞跃的特征。

（二）行为的生理基础

人类的一切行为，无论是随意的还是不随意的都必须有一定的解剖生理学基础。无论是招一下手或走一步路，还是解决一个复杂的科研难题，人类行为都依赖体内许多过程的整合作用。这种作用是在内分泌腺的参与下，由高度复杂的神经系统活动来完成的。神经系统由神经元以特殊方式联结，具有高度整合功能的结构形式。神经系统的所有部分相互联系并伸展到身体的每个部分，在各种不同细胞之间形成一个四通八达的网络，担负起调节人体各器官、系统功能的主要任务，其高级部位——大脑，是发生和调节行为的主要器官。当神经元的某一部分受到某种刺激时，在受刺激的部位就产生兴奋，这种兴奋会沿着神经元散布开，并在一定条件下通过突轴传达到与之相联的神经细胞或其他细胞，通过中枢间的神经联系使最后传达到的器官的活动或状态发生变化。这时，反射弧的一次活动完成。对于高等动物和人来说，要适应复杂多变的客观环境以及进而改造环境，就需要高级形式的反射活动——条件反射活动。条件反射活动的反射弧中间部分的接通，主要是在大脑皮层中实现的。此外，神经－体液调节在反射活动中也具有一定的影响。内分泌腺对于神经系统、效应器官，特别是内脏器官的功能有显著的作用。

二、人类行为的社会性

人类的行为除了受生物学因素的影响，还要受社会因素的影响，受后天社会文化的教化，以及社会道德准则、道德规范的约束。一个人只要生下来是健全的人，生理基础具备了，其行为的发展就主要受后天社会教化的影响。人的行为随着所处的社会环境改变可以发生改变，这也是我们能够通过行为干预措施改变行为，促进健康的理论基础。

（一）人类行为的社会化

人作为一个生物体，一旦从母腹分娩出来，就被置于一个复杂的社会环境之中。任何时代的社会都会使用种种方法对他施加影响，使其成为一个符合该社会要求的成员，这就是个体行为社会化的过程。社会环境对人的行为的影响，是通过各种直接或间接的渠道产生的。个体行为从婴儿期开始，经过儿童期、青年期、成年期到老年期，在家庭和学校环境、社会地位、社会背景等的影响下不断地社会化。所以说，个人行为社会化的过程就是个人成长与发展的过程。

社会化过程的实质在于接受社会的文化，并按该社会绝大多数人共同遵循的行为模式生活。个体社会化依赖于机体内外因素的发展及二者交互作用而实现。个体社会化的内部因素主要指自我意识的形成和认识能力的发展。人的行为的社会化基础是人类的遗传素质。从生物学意义上讲，正是由于物种在漫长的进化过程中不断分化并使其遗传素质表现出自身发展所特有的趋势，才使人的行为社会化成为可能。动物由于其自身所具备的遗传素质不同于人类，虽然长期生活在人类的社会中，也掌握了某些与人类相似的行为方式，但最终还是动物。在狼窝里长大的“狼孩”，虽然从小生活在动物环境中，当他回到人类社会后，在一定程度上能够恢复人的行为。而人的行为社会化的外部因素则主要指个体生活的社会条件，如政治制度、法律制度、工作制度、道德规范、经济状况、习俗、宗教等。社会对人的意识和行为的制约性，以及人对各种社会关系所做的反应体现了人类社会化的社会效果。就某些个体而言，社会化过程可能受到阻碍，如智力发育迟滞、认识能力低下、某些病理心理干扰，以及家庭残缺或学校教育不当、社会不良环境的影响等，从而出现社会化障碍和人格缺陷，甚至产生异常行为。

人类社会化的内容主要包括四个方面：

(1) 社会生活基本技能社会化。如从婴幼儿时期开始学习吃饭、穿衣、走路等生活自理技能，青少年时期学习知识、技术以获得谋生技能等。

(2) 社会生活行为规范社会化。任何社会都有其相应的社会规范，表现为风俗、习惯、道德、宗教、法律等，通过教育使个体认识这些社会规范，再经过个体的服从、认同和内化三个阶段，使个体形成一种信念、习惯，以约束自己的行为，协调个人、团体和社会的关系。

(3) 社会角色社会化。角色是一个人的社会地位及其权利义务要求的行为模式，它代表一种社会期望，个体不断认识自己所扮演的社会角色与所处的社会地位，学习与角色、地位相一致的感情与态度，了解其责任与权利，了解社会对角色的期望。

(4) 政治社会化。个体逐渐学习和接受现有政治制度采用和确定的政治信念、思想体系、社会价值观念、社会制度和政治态度，其目的是将个人培养成为有政治意识和为特定社会发展发挥作用的社会成员，以保持社会的稳定与发展。

个体行为社会化既有共性也有个性。社会对一个特定的群体有相对一致的期望和要求，特定的群体有共同的社会生活和经验，这造就了社会化的共性。在社会化的过程中，人不是被动的，而是一个具有能动性和选择性的主体，他可以具有不同于他人的生理心理特点、社会生活和经历，从而形成独特的个性。个性化是与社会化同时进行的，个人的社会共同性是通过个性体现出来的，二者相互影响、不可分割。一般说来，在评定一个人的行为时，一定要与其特定的社会背景联系起来，这样才能了解为什么会产生这种行为。

（二）人类行为产生的原因

需要、动机和行为三者密不可分，人的行为主要产生于动机，而动机又源于需要。需要是指人对某种目标的渴求或欲望，它是对人类维持其个体生命和种族延续所必需的条件以及相应社会生活的反映。人是具有生物和社会双重属性的统一体，所以人类既有生物性需要又有社会性需要。生物性需要是指维持生命有机体生存和延续种族所必需的条件，如空气、水、食物、休息以及配偶等。社会性需要是人在社会生活过程中逐步习得的高级需要，如求知、交友、爱情、实现理想等。需要是一切有生命的机体所共有的，但人类的需要和动物的需要有质的不同。即使是人的某些本能的生物需要，虽然与动物的需要有共性，但人的大多数生物需要都带有社会性，这是动物所无法比拟的。正如马克思所述：“饥饿总是饥饿，但是用刀叉吃熟肉来解除的饥饿不同于用手、指甲和牙齿啃生肉来解除的饥饿。”此外，人的社会需要是动物所没有的，是人在社会环境影响下通过学习而形成的，它更易受社会物质文化发展的制约。美国著名心理学家马斯洛曾把人类的需要分为五个层次，即生理需要、安全需要、社交需要、尊重需要和自我实现的需要。最低层次的需要是生理需要，它是一种随生物进化而逐渐变弱的本能或冲动。最高层次的需要是自我实现的需要，它是随生物进化而逐渐显现的潜能。健康本身也是人的安全需要之一。马斯洛认为，人的需要从低级到高级不断地螺旋式进展，当低一层次的需要得到满足后，高一层次的需要就会显现。但是，这五个层次的需要其先后顺序不是固定不变的，在某些情况下，即使低一层次的需要未得到满足，人们也可能有高一层次的需要。马斯洛的需要层次论对研究人的行为的社会性有着重要的借鉴作用。

动机是人的行为发起的原动力。动机一旦产生，就会发起行为，指引行为始终向既定目标前进。动机的种类多种多样，由于动机是以人的需要为基础的，所以可以把它大致分为两类，即起源于身体内部生理需要的生理性动机和起源于心理和社会需要的社会性动机。在实际生活中，人们的行为往往不是由一个动机左右的，而是同时存在几个动机，这许多动机对行为都起着一定的作用，但它们的力量不是均等的，其中总是有一个动机的强度最大，对行为的影响最大。这种在全部动机结构中最强有力的动机，叫作优势动机。优势动机对人的行为起着支配的作用，决定行为的性质。一个行为中的优势动机不是固定不变的，在一定条件下，非优势动机可以转化为优势动机，优势动机也会变为非优势动机，优势动机转化后，行为也发生相应的改变。例如，一个人疲乏、饥饿交加，此时如果疲乏是其优势动机，那么这个人会先去休息，当疲乏消除后，饥饿就成为其优势动机而导致其吃喝行为。优势动机的建立由人的心理需要和社会需要所决定。所以，掌握每个人各个时期的优势动机，有的放矢地进行疏导，是改变其行为的关键。

（三）人类行为的主要特点

综上所述，人的行为与动物的行为相比，主要有以下特点。

1. 人类行为具有目的性

这是人与动物相区别的重要标志之一。动物只能消极地适应自然环境，受环境所支配，在环境面前是被动的、盲目的。而人的行为一般都带有预定的目的、计划、期望，这就使人不但能适应环境，而且能按照自己的意图改造环境、改造自己本身。

2. 人的行为受需要、动机、情感、意志等心理活动的调节

动物饿了见食就吃，渴了见水就喝，遇见敌人就逃。人则不然，同样是饿，有人能在灾荒之年把省下来的粮食拿去救济别人；同样是遇到敌人，英雄能不避危险，舍身救人。人之所以产生这些不同表现，全是因为人能思维、会判断、有情感，能用一定的世界观、人生观、道德观、价值观支配和调节自己的行为。

3. 人的行为表现出更大的差异性

同一种属的动物之间，其行为虽然也有差异，但差异是微乎其微的，没有什么质的差异。人的行为则不然，它受外部环境和个性心理特征的强烈影响，在不同种族之间、不同地域之间以至不同年代之间的人的行为表现出巨大的差异性。

4. 人的行为具有极大的可塑性

一些比较高级的动物如狗、猴子等，虽然经过训练可以看家、玩杂技，但这种改变是微小的，并且是极其缓慢和困难的。人则不然，人的行为具有较大的可塑性，通过家庭和学校教育、环境的熏陶及个人学习得到改造。正是由于人的行为具有可塑性，才为控制和改变人的行为提供了可能性。

第三节　危害健康行为

根据人类行为的心理性和社会性特征，危害健康行为即不良行为的出现也有一定的规律可循。为了防治不良行为对人体健康的影响，应研究和找出产生这些不良行为的规律，有目的地预防和纠正。各国大量研究结果表明，对人体健康影响较大的不良行为有吸毒、吸烟、酗酒、网络成瘾、身体活动不足、不合理膳食等。本章主要介绍前五种危害健康行为。

一、吸毒与健康

吸毒又称药物成瘾，指不是由于医疗需要使用海洛因、可卡因等非法的有害物质和医疗用药（如巴比妥、安定类等）的行为。这类物质主要作用于神经系统，影响神经活动，故又称精神活性物质。这类物质的滥用和成瘾不但严重危害个体的身心健康，而且带来许多家庭和社会问题。从行为医学角度来看，吸毒成瘾主要是人们对精神应激所采取的一种应付方式，是一种社会适应不良行为。

（一）成瘾毒品的种类及特征

国际上通用的分类法将毒品分为受到管制的麻醉药品（如鸦片类）、精神药品（如镇静催眠类）和其他成瘾物质（如烟、酒）。依据毒品的来源分为天然毒品（如鸦片）、半合成毒品（如海洛因）和合成毒品（如冰毒）。按对中枢神经的作用分为镇静类毒品（如吗啡）、兴奋类毒品（如可卡因）、大麻类、麻醉性镇痛类毒品和致幻类毒品。按流行的时间顺序分为传统毒品（如鸦片、可卡因、大麻等）和新型毒品（如冰毒、摇头丸等）。也把毒品分为非法毒品（如海洛因、冰毒等）和合法毒品（如烟、酒、安定类药物等）。这里主要讨论除烟、酒之外的毒品。

1. 鸦片类

鸦片是由从罂粟未成熟的果荚划痕处流出的乳白色渗出物干燥制得的，含多种生物碱，包括吗啡、可待因、罂粟碱等。其中，吗啡是鸦片中主要的有效成分，医疗上主要用于镇痛。其主要衍生物包括海洛因（Heroin）、可待因（Codeine）。另外还有吗啡样镇痛作用的人工合成镇痛药物，如哌替啶（杜冷丁）、美沙酮等。

2. 镇痛催眠类

镇痛催眠类包括巴比妥类和苯二氮草这类药物的主要药理作用是中枢抑制，临床上主要用于镇痛催眠和抗焦虑。处方应用范围甚广，极易形成滥用。

3. 兴奋剂

兴奋剂包括冰毒、摇头丸、可卡因（kocaine）、咖啡因、苯丙胺及利他林等中枢神经系统兴奋药物。临床主要应用于振奋精神，可致欣快感。此类药物反复使用易形成心理依赖。

4. 致幻剂

致幻剂也称类精神病药（psychotomimetic drugs）。顾名思义，使用此类药物后能产生类似精神病患者的表现，如生动的幻觉、片断的妄想及相应情绪、行为的改变。其包括大麻（canabis）、麦角酰二乙胺（LSD）、苯环已哌啶等。

（二）吸毒成瘾的过程和机制

吸毒成瘾有三个基本过程：耐药作用、躯体依赖和强化。耐药作用表现为不断服用相同剂量的毒品而产生的作用越来越小。当毒品带来的刺激作用越来越小时，吸毒者可能通过增加毒品的剂量来抗衡身体产生的耐药作用。当耐药作用增高到一定的水平时，可能引起危险的后果。躯体依赖是中枢神经系统对长期使用毒品所产生的一种身体适应状态。一旦停止吸毒，生理功能就会发生紊乱，出现一系列严重的生理反应。如海洛因上瘾，一旦停止使用，可能出现流鼻涕、发烧、腹泻等症状。强化即精神依赖，是一种行为紧跟着一些结果，从而产生为了得到这些结果而重复这种行为的不断增长的需要。这种结果可以是令人愉快或有所“奖赏”的状况，也可以是终于摆脱了疼痛和不舒服的感觉。一旦出现强化，往往难以消除，这是许多戒毒者复吸毒品的原因，也是迄今没有解决的医学难题。

目前对吸毒成瘾机制提出了许多假说，分别从生物学因素、化学因素、心理因素及社会因素进行了探讨。其中，社会因素角度主要包括以下四个学说：①社会成因学说，广泛的毒品供应及对毒品的需求相互促进，为药物成瘾创造了条件；②人生观成因学说，认为感官上的享受是人生的目的，通过吸毒来尽情享乐；③化学成因学说，认为人是化学物质的组合，只要使身体的感官愉快就是幸福，毒品可以达到这一目的；④毒品解脱学说，通过吸毒摆脱失意情绪，忘掉自己的存在。

（三）吸毒流行趋势及危害

作为一种医疗手段，鸦片早在3500年前就已应用于临床。大麻作为一种中草药在我国古代医学书籍《神农本草经》中已有记载。当时使用的目的在于止痛镇咳、改善情绪和消除疲劳。中国人吸毒始于18世纪初，鸦片由英国商人自印度输入中国，后来通过鸦片战争与日本侵华战争开辟市场，鸦片对中华民族的毒害空前严重。新中国成立后数年之内，由于政府的严厉控制，泛滥成灾的鸦片烟祸才基本绝迹。随着改革开放政策的实行，经济快速发展，与外部世界的交流增加，人们思想认识上的一些误区、国际贩毒集团对我国的渗透、过境贩毒活动的增加，以及边境地区部分不法山民的过境贩毒，使毒品在我国境内的流动不断增加，带来毒品在境内的吸食消费，引发了吸毒、贩毒活动的蔓延。1988年，我国首次公布全国吸毒者有7万多人，2014年4月登记在册的吸毒人员已达到258万人。吸毒行为不仅危害吸毒者本人的身心健康，而且给家庭和社会带来危害。

1. 吸毒对吸毒者本人健康的危害

所有毒品几乎都是作用于人的大脑神经中枢。因此，一次过量必然会导致中枢神经的过度兴奋而衰竭或过度抑制而麻痹，甚至导致死亡。长期使用则可能引起大脑器质性病变，形成器质性精神障碍，包括人格障碍、遗忘综合征和痴呆。中枢神经的受损也会殃及机体的各器官、系统，使患者极度衰弱，丧失工作能力和生活自理能力，成为家庭和社会的负担。吸毒可能感染结核病、肺炎等，尤其严重的是静脉注射毒品可能感染艾滋病。2005—2016年我国各地区的吸毒人员HIV感染检测报告显示，HIV感染率差异较大，在0～51.25%。成瘾的毒品不同，其临床表现不尽一致，见表7-1。

2. 吸毒对家庭的危害

吸毒行为不仅损害自己的身心健康，也给家庭带来危害。首先是经济问题，毒品的非法交易使成瘾者花费大量的钱财，而且成瘾造成的疾病、事故与劳动能力降低、出勤率减少同样造成经济损失。其次是成瘾后个性改变，不顾家庭及其成员的生活需要，放弃抚养义务，性功能减退，虐待妻儿，给家庭幸福带来极大危害。

3. 吸毒对社会的危害

吸毒造成巨大的社会危害和社会成本。我国每年因吸毒造成的直接经济损失达到数千亿。吸毒者也可能因经济问题、人格变异等产生抢劫强奸、卖淫等犯罪行为而危害社会治安、败坏社会风尚。在云南某地抓获的吸毒者中，有25%～30%的人犯有贩毒、盗窃、卖淫等违法行为。一些地方60%～80%的抢劫、抢夺和盗窃案件系涉毒人员所为。吸毒成瘾的临床表现见表7-1。

表7-1 吸毒成瘾的临床表现

物质种类	即时效应	急性中毒	慢性中毒	戒断症状
鸦片类	欣快感，忧愁尽扫，白日梦，全身温暖和酥软，瞳孔小，血压低	烦躁不安，呕吐、谵妄进而昏迷，休克，体温低，呼吸慢或潮式呼吸，针尖样瞳孔	共济失调，神经损害和并发感染，神经症综合征，人格改变	哈欠不止，流涕，流泪，睡眠不安，畏寒、寒战，全身疼痛，吐泻不止，震颤，谵妄，休克
镇静催眠类	昏昏然，忘记一切的快感与慢性中毒症状并存	嗜睡，昏睡，昏迷，呼吸慢而不规则，血压、体温低，少尿，休克，瞳孔小	萎靡不振，构音困难，眼球震颤，共济失调，思维迟钝，人格改变，神经症综合征	厌食，呕吐，无力，抑郁，错觉，幻觉，粗大震颤，抽搐，癫痫大发作，发热，谵妄，昏迷
兴奋剂	欣快感，特别“清醒”，充满活力和自信，血压高，心率快	过度兴奋，失眠，震颤，谵妄，癫痫大发作，呼吸衰竭，心率加快，血压升高，瞳孔散大	躯体依赖少见，可发生苯丙胺精神病，牵连观念，被害妄想，行为刻板	主要为精神依赖

续表7－1

物质种类	即时效应	急性中毒	慢性中毒	戒断症状
致幻剂	“好把戏”如入天堂，“坏把戏”如堕地狱，颜面充血，共济失调，瞳孔大	感知障碍，恐怖性幻视、错觉，与被害妄想类似，急性分裂症，严重时产生木僵，偶有痉挛发作	少见，大麻可致“动力缺乏综合征”	主要为精神依赖

（四）吸毒人群的特征及动机

2009年全国登记在册的133.5万吸毒人员中，男性占84.6％。从年龄情况看，以35岁以下人员居多，占58.1％，但该比例自2001年来持续呈下降趋势，2001年我国35岁以下吸毒人员比例为77.0％。另据文献报道，目前青少年、农民、无业闲散人员是我国吸毒的高危人群。

吸毒人员的主要吸毒动机：有些人是好奇，抱着“试一试”的心态吸起了毒品，却没有想到因毒品的成瘾性一“试”而不可收；有些人是在人生道路上受到挫折后，把空虚的心灵寄托在吸毒所带来的瞬间快感和幻觉中；更多的人是在吸毒者、贩毒者的诱惑或强迫下沾上了吸毒这一罪孽。这些与国外调查的动机相一致，国外调查认为吸毒的个人动机有想通过吸毒引起别人注意、获得快感、寻求刺激、好奇、想从毒品中探求奥秘、解除烦恼等。

（五）吸毒的控制

吸毒的控制主要从禁毒和戒毒两个方面入手。

1. 禁毒

禁毒指通过强制手段制止和打击走私、贩卖、运输、制造毒品和非法种植毒品原植物以及吸毒等不法活动。禁毒是强制性的法律和行政手段，是控制吸毒的关键。实行“三减并行”政策是世界各国遏制和预防毒品蔓延的有效经验，即“减少供应”“减少需求”“减少危害”。我国20世纪50年代扫除鸦片烟害有很成功的经验，注意了综合治理和区别对待，如对种植、贩运和设馆销售鸦片的从严惩罚，对成瘾者则集中进行治疗；同时进行思想教育、就业安排和群众监督，预防恶习重染，达到全社会根除烟祸的效果。我国对麻醉剂、镇静催眠药物处方管理较严，成瘾者较少，但麻黄素、索米痛片（去痛片）成瘾在我国颇为常见，说明加强管理和控制有助于减少毒品的危害。

2. 戒毒

戒毒是一项系统工程，包括脱毒、康复和重返社会后的监督、辅导三个环节，缺一不可。2008年6月1日起正式施行的《中华人民共和国禁毒法》规定了四种戒毒体制：自愿戒毒、社区戒毒、强制隔离戒毒、社区康复。主要的脱毒方法如下：

（1）药物治疗：药物治疗主要利用一些药物减轻或消除毒品成瘾的主要戒断症状。常用的戒毒药主要有阿片受体激动剂与非阿片受体激动剂。前者效果好，不良反应少，但其本身有引起滥用的可能；后者效果相对差，不良反应多，但不会引起滥用。常用的药物脱毒法有美沙酮替代递减法、阿片递减法、丁丙诺非替代递减法、可乐定脱毒法、洛非西定（路脱非）脱毒法、精神药物疗法、东莨菪碱综合疗法等，此外，还有中医中药脱毒治疗等。

(2) 心理行为治疗：任何一种药物治疗，如不配合各种社会支持、心理治疗来重建人格和行为模式，就难以维持长久的疗效。作为综合性治疗措施的一部分，心理治疗的配合对每个吸毒者来说都是十分必要的。吸毒者主要的心理治疗有海洛因厌恶治疗、社会关怀疗法、环境疗法、军营疗法等。此外，还要干预吸毒者家庭，使其获得亲人的理解、关怀、支持和帮助。家庭治疗方法有多维家庭治疗、短程家庭治疗和多系统治疗。

经过药物脱毒阶段，并不意味着戒毒。单纯急性脱毒后的复吸率相当高。高复吸率产生的原因可能有以下几方面：个体在脱毒后又陷入困境；遇到困境后，认为只有借助毒品才能度过困境；缺乏处理、应付困境的能力和技巧。所以预防复吸成为戒毒的关键，这需要治疗之后进一步的康复工作。

康复指恢复戒毒者身心健康及社会功能。目前国外康复有两种主要模式：美沙酮维持治疗和治疗集体康复模式。后者显示出较好的前景。我国自 2004 年开始开展针对吸毒人群的美沙酮维持治疗。截至 2011 年 3 月底，我国已开设了 708 个社区美沙酮维持治疗门诊，累计治疗吸毒成瘾者 30 余万人。治疗集体康复模式也称治疗社区(theropeutic community)，是一种帮助经过脱毒治疗后的戒毒者进一步康复、预防复吸、完成社会再整合的技术。在社区，戒毒者遵循严格的制度和纪律，接受生活技能训练，学习正确的情感、行为和生活态度，接受职业训练等。其目的是帮助戒毒者建立全新的生活观念、价值观念、生活方式，最终摆脱毒品。其中以美国戴托普（drug abuse yield to our persuasion，DAYTOP）治疗社区为典型。我国云南、贵州、湖南、广西、内蒙古、四川、新疆、北京等地都借鉴 DAYTOP 的经验进行了康复训练，证明可以降低复吸率和延缓复吸。

总之，与吸毒作斗争是一个十分艰巨的任务，要动员一切有利因素，坚持综合治理，不懈地斗争。

二、吸烟与健康

世界上最早生产卷烟的国家是英国，所以吸烟首先出现在英国，而后是美国和苏联，这之后，吸烟被世界各国所接受，大量的人群开始吸烟。目前，很多发达国家的烟草使用呈现下降趋势，而发展中国家人群的吸烟率呈上升趋势。中国是世界上最大的烟草生产国、消费国和受害国，卷烟产销量占全世界的 40%。过去几十年，尽管我国吸烟率有所下降，但仍处于较高水平。1984 年、1996 年、2002 年、2010 年我国男性现在吸烟率分别为 61.0%、63.0%、57.4%和 52.9%。

（一）吸烟对健康的危害

全世界死于吸烟有关疾病的人数大约有 300 万，我国大约有 100 万。烟草具有延迟健康效应，据中国目前的吸烟状况，到 2050 年中国每年将有 300 万人死于吸卷烟。世界各国普遍存在着女性寿命长于男性的现象。美国的米勒博士认为："吸烟是导致男女寿命差别的根源所在。"世界各国对吸烟的危害有大量的研究，其中对吸烟与癌症的关系研究的资料最为丰富。吸烟增加人群患多种癌的危险性，如卵巢癌、膀胱癌、口腔癌，特别是肺癌。德国、荷兰、英国和美国的研究结果表明，重度吸烟者患肺癌的危险性比非吸烟者大 3～30 倍。咳嗽、咳痰等症状以及慢性支气管炎、肺气肿、支气管扩张、肺功能损害等均与吸烟有关。以老年男性为例，咳嗽、咳痰等症状的发生率，不吸烟者为 8.6%～11.1%，吸卷烟者为 25.6%～34.0%。慢性支气管炎的患病率，吸烟者为不吸烟者的 3.4 倍，肺气肿为 5.6 倍，支气管扩张为 5.3 倍。其他调查还表明，吸烟者缺血性心脏病死亡率的增加比不吸烟者高，这种增加在中年人中较为明显，45～54 岁的中年人中，吸烟者缺血性心脏病死亡率较不吸烟者增加 1～2 倍，而 55～64 岁的老年人增加不到 1 倍。

吸烟不仅危害吸烟者本人的健康，而且还可通过污染环境造成不吸烟者的被动吸烟而危害不吸烟人群。据研究，在吸烟者吸了 20 支烟的房间中，不吸烟者会吸入相当于一支烟的烟气。美国报道，成年人在充满烟气的办公室内被动吸烟，与那些 20 多年来每天平均吸 10 支烟的人肺部受害程度相等。家庭有人吸烟，子女支气管炎的患病率比不吸烟家庭高 2～3 倍。

孕妇吸烟还可能影响胎儿的发育。孕妇吸烟可使早产增加 20%～50%，自然流产增加 10%～70%。日本的一项研究结果表明，孕妇吸烟与早产婴儿和胎内发育迟缓婴儿的发生率有明显联系，而且存在着量效关系（见表 7－2）。该项研究结果还指出，低于标准体重婴儿出生率，非吸烟孕妇为 3.6%，吸烟孕妇为 14.9%，比非吸烟孕妇高 4 倍。有报告认为，母亲怀孕时吸烟，可使胎儿先天畸形增加。

表 7－2　孕妇吸烟与早产婴儿、胎内发育迟缓婴儿的发生率（%）

	出生婴儿数	早产婴儿数	早产婴儿发生率	胎内发育迟缓婴儿数	胎内发育迟缓发生率
非吸烟者	797	22	2.8	29	3.6
吸烟者（全妊娠期）	754	69	9.2	66	8.8
1～5 支/天	249	15	6.0	11	4.4
6～10 支/天	298	24	8.1	22	7.4
11～15 支/天	84	7	8.3	13	15.5
16 支以上/天	123	23	18.7	20	16.3

注：经统计检验，吸烟者与非吸烟者间，不同吸烟量的发生率差别有统计学意义。

（二）吸烟危害健康的机制

烟草在点燃吸食的过程中，由于不完全燃烧而产生烟雾，它含有 7000 余种化学成分。烟雾本身及其中的有害物质可能对机体的局部产生强烈刺激作用，这种刺激作用使上皮细胞纤毛受损，破坏呼吸道上皮的自我清洁功能，使其不能排除呼吸时吸入的一些有害物质及机体中的废物。烟草中的一些有害成分，如烟碱、3－4 苯并芘、亚硝胺、砷、钋、一氧化碳等可能干扰人的正常生理生化反应和代谢功能，从而对人体的心血管系统、胃肠、神经系统和肝、肾等器官造成不同程度的损害，并导致激素分泌紊乱，免疫功能受损，抗体产生受到抑制，IgM、IgG 减少，巨噬细胞功能受限等。烟草中已明确至少有 69 种化学致癌物，包括稠环芳香烃类、N－亚硝基胺类、芳香烃类、甲醛、1,3－丁二烯等。有人用吸烟者的尿提取物做致突变实验，发现与不吸烟者相比，致突变性增加。

（三）吸烟成瘾

吸烟成瘾又称为烟草依赖性，指在反复使用烟草的过程中，机体与烟草中的烟碱相互作用所形成的一种精神和躯体病态状况。导致吸烟成瘾的主要物质是烟碱，即尼古丁。烟雾中的尼古丁以极快的速度随血液进入大脑，可引起大脑额叶皮质的先兴奋后抑制，使吸烟者开始感到很舒适、愉快。但是尼古丁在人体内代谢很快，一旦血中尼古丁含量下降，就会感觉心烦、疲乏、思维迟钝、注意力不能集中等，产生强烈的再次吸烟的欲望，所以吸烟者必须持续吸烟。同时，随着吸烟的增加，大脑中与尼古丁结合的乙酰胆碱受体对尼古丁的敏感性下降，体内代偿性产生更多受体，为获得与以前同样吸烟后的感觉，就需要更多的尼古丁与之结合，因此形成恶性循环，吸烟者的烟量越来越大。此外，尼古丁可刺激多巴胺系统神经元，促使多巴胺释放，多巴胺具有影响情绪的作用，使吸烟者感到舒适、兴奋，从而对烟产生心理渴求，终致成瘾。

（四）吸烟人群的特征及动机

国外资料表明，吸烟者主要集中在男性人群、中青年人群及文化水平较低的人群。我国研究结果也基本如此。根据《2010 年全球成人烟草调查——中国报告》，我国人群吸烟状况有如下特点：①吸烟率高，而且男性吸烟率大大高于女性。15 岁以上人群现在吸烟率为 28.1%，现在吸烟者总数高达 3.01 亿。男性现在吸烟率为 52.9%，女性为 2.4%。②吸烟量大，平均每人每天吸 14.2 支香烟。③被动吸烟情况严重，72.4%的非吸烟者暴露于二手烟。④不同人口学特征使吸烟率差别较大，45～64 岁年龄组男性现在吸烟率最高，为 63%；低教育水平人群现在吸烟率相对较高；男性中，工人、农民现在吸烟率最高，分别达到 67.0%和 60.4%，教师和医务人员最低（36.5%和 40.4%）；农村男性（56.1%）高于城市男性（49.2%）；西部地区男性（59.2%）高于中东部地区男性（51.4%，48.7%）。此外，还有吸烟年龄早、吸烟年限长、地域差别大等特点。

吸烟人群根据各自的特征又具有不同的吸烟行为的心理动机。青少年吸烟的主要动机是觉得吸烟神气，有男子汉的阳刚风采，或者是没事做，心里发闷，吸烟解心烦。有的人则把吸烟作为结识朋友、交际联络的手段等。此外，青少年开始吸烟还与以下原因有关：朋友或家庭成员中有吸烟者、对朋友吸烟评价较高、具有冒险或叛逆个性、社会支持较低、喜欢烟草带来的药理效应。中年人的吸烟动机主要有认为吸烟能提神，提高工作效率，心情沉闷时借烟解愁，或以烟作为社会交际的一种方式等。文化水平较低的人群的吸烟动机除上述数种外，不能充分正确地认识吸烟的危害性也是其一大特点。

（五）戒烟和控烟措施

1. 戒烟方法

为帮助吸烟者戒烟，国内外研究并使用了很多技术和方法，如药物戒烟、针刺戒烟、心理封闭戒烟、自我帮助戒烟等。当然，这些技术和方法应用的前提条件是吸烟者要认识烟草的危害，树立戒烟的决心，克服环境的影响，以坚强的意志为后盾，运用科学的方法，提高戒烟的成功率。

2. 控烟措施

2003 年世界卫生组织通过了《烟草控制框架公约》，同年我国政府签署了该公约，成为第 77 个签约国。根据该公约条款，世界卫生组织提出了 6 项重要且有效的人群烟草控制策略：

（1）监测烟草使用：通过全面监测，了解烟草流行带来的危害，也可用于评价政策的效果。

（2）保护人们免遭烟草烟雾危害：通过立法创造无烟环境，完全禁止在公共场所、工作场所、交通工具内吸烟，保护不吸烟者免受二手烟危害。

（3）提供戒烟帮助：主要由医务人员向吸烟者提供戒烟药物治疗和戒烟建议。

（4）警示烟草危害：在烟草制品包装上印制有文字和图片的健康警示标识，向吸烟者揭示烟草使用带来的健康危害。

（5）全面禁止烟草广告、促销和赞助活动。

（6）提高烟税：通过大幅度提高烟税来提高烟草制品价格，从而减少烟草使用，或鼓励烟草使用者戒烟。

此外，还应通过立法禁止向未成年人销售烟草和制品。总之，烟草控制是一项社会工程，需要全社会的共同努力。各级领导、教师和卫生人员应该以身作则，不吸烟，带头戒烟，起到榜样的作用。

三、酗酒与健康

酒是用高粱、大麦、米、葡萄或其他水果酿制而成的饮料。适量饮酒能够流通血脉，调节精神，驱除疲劳，舒筋健骨。但是，长期大量饮酒对机体的健康有极大的危害，单次大量饮酒也易引起伤害事件。2002 年世界卫生组织报告显示，在低死亡率发展中国家，饮酒是疾病负担最高的危险因素；在发达国家，饮酒是第三位疾病负担危险因素。

（一）酗酒的危害

研究结果表明，酗酒对肝脏的损害最大。由于酒精要在肝脏分解，长期饮酒会造成脂肪肝和肝硬化。据报道，肝硬化的发病率，饮酒者比不饮酒者高 7 倍。在法国，因饮酒引起肝硬化造成的死亡人数占总死亡人数的 35%。约翰·希金森（John Higginson）指出，在工业化国家里，过多的饮酒是引起肝癌增多的重要原因。苏联学者从流行病学研究中指出，食管癌的发病状况和酒的消耗之间明显相关。据研究，在酿酒过程中，会产生亚硝胺之类的致癌物。此外，由于酒对其他致癌物，如苯并［a］芘等能起溶酶和增加溶解的作用，故认为酒加烟对促癌有协同作用。慢性酒精中毒也可以从多方面损坏心脏的健康。长期饮酒者容易得酒精性心肌病和脚气心脏病，心脏可发生脂肪性变，心脏的弹性和收缩力减退，血管可出现硬化。如果孕妇酗酒，酒精会通过胎盘损害胚胎。据报道，酗酒母亲生下的婴儿体重和身长较差，新生儿的死亡率也比较高，32％的胎儿具有中枢神经系统异常、心血管系统异常及外观发育异常等胎儿性酒精综合征症状。酗酒也能导致多种精神障碍，包括酒精所致幻觉症、酒精所致妄想症、韦尼克脑病、柯萨可夫综合征、酒精所致痴呆及酒精所致人格改变等。

除了健康损害，酗酒也造成广泛的社会损害：①公共场合的无序与暴力行为；②无法行使个人惯常承担的职责；③工作中的问题，包括生产能力下降直至完全失去劳动能力；④事故，尤其是酒后驾车发生的事故；⑤引发家庭矛盾，出现家庭不和、家庭暴力等。因此，酒相关问题不仅是一个生物学问题，也是一个社会问题。

（二）饮酒人群的特征及动机

美国的一项调查表明，男性饮酒百分率比女性高，成人各年龄组的饮酒百分率随年龄增高而下降。每个饮酒者的平均饮酒量与性别、年龄无关。美国的另一项研究结果指出，饮酒者所占百分比随收入和文化程度增高而增高，但平均饮酒量不论与收入还是文化程度都没有明显的关系。

根据我国2004年、2007年及2010年慢性病及其危险因素监测资料，18～69岁人群的标化饮酒率呈波动性，分别为45.5％、29.4％和38.6％。我国不同地区关于成年人饮酒行为的调查显示，男性、婚姻状况差、受教育程度低、中青年人饮酒较多。此外，农村地区居民饮酒较城市多，西部高海拔地区居民饮酒较中东部平原地区多。值得注意的是，我国青少年饮酒行为出现普遍化、低龄化、女生饮酒比例上升和饮酒地点日常化等特点。

酗酒者的心理动机多种多样。体力劳动者一般是为了松弛肌肉、消除疲劳。有的人是心中常有抑郁不快之事，试图以酒解愁。青年酗酒者常常是自我显示型，好胜心切。酗酒也与社会文化环境有关。西方人有在社交场合、回家之后、工作之余空腹饮酒的习惯。东方人则将酒作为吃饭的佐餐，特别在节假日亲朋团聚时可能狂饮。饮酒的社会文化影响对青少年的饮酒行为起着决定性作用。

（三）戒酒和控酒措施

1. 戒酒措施

酒精依赖者需要实施临床干预使其戒酒。躯体状况良好、酒精戒断症状轻、无严重躯体并发症者可考虑一次性断酒，不使用药物。酒精戒断症状重者，可采用苯二氮䓬类药物替代治疗。戒酒后进行药物维持治疗，主要药物有纳曲酮、纳美芬和戒酒硫等，同时给予支持疗法，主要补充维生素、矿物质、蛋白质、脂肪酸等。此外，还要积极进行心理社会康复治疗。

2. 控酒措施

目前世界各国对酒的控制大都采取综合措施，包括对酒类征收附加消费税；进行健康教育，尤其是针对青少年；通过立法禁止酒后驾车，禁止在工作场所饮酒，禁止向18岁以下未成年人出售含酒精饮料，规定最低合法饮酒年龄；颁发销售执照；实行酒类的国家专卖；对宣传戒酒和帮助酗酒者的志愿组织予以支持等。

四、网络成瘾与健康

随着互联网技术和产业的发展，特别是手机互联网的迅猛发展，网络已渗透人们生活的各个领域和层面，甚至彻底改变了很多人的生活方式。在人们享用互联网带来的便利的同时，网络成瘾（internet addiction，IAD）或病理性使用互联网（pathological internet use，PIU）也随之产生，成为一种新的生活方式疾病。网络成瘾是指个体反复过度使用网络导致的一种精神行为障碍，表现为对网络的再度使用产生强烈的欲望，停止或减少网络使用时出现戒断反应，同时可伴有精神及躯体症状。根据成瘾的网络内容和功能，网络成瘾主要有6种：网络游戏成瘾、网络色情成瘾、网络交际成瘾、网上信息收集成瘾、网络技术成瘾和网络强迫行为。我国各地对大学生和中学生的调查显示，网络成瘾的检出率在6.36%～12.1%。

（一）网络成瘾的危害

1. 对躯体健康的损害

长时间坐在电脑前，缺乏身体活动，饮食不规律，身体功能下降，严重者可能导致猝死。成瘾者往往作息时间不规律，生物钟紊乱，大脑长期处于兴奋状态，导致自主神经系统功能紊乱，可引起神经衰弱、紧张性头痛等。此外，网络成瘾可引起视力下降、腕关节综合征、腰背肌劳损、脊柱变形等。

2. 心理行为障碍

对上网失去自控能力，一旦停止上网，产生不安、注意力不集中、认知和记忆消退、情绪低落、情感淡漠、焦躁等负性心理行为。

3. 对家庭和社会的危害

网络成瘾者将大量时间投入网络世界中，可能荒废学业、工作，激化家庭矛盾等。网络成瘾者还可能不顾后果地花费大量钱财去享受网络的乐趣。这些都会增加社会不安定因素。目前，网络成瘾导致的暴力事件日趋增多。

因网络成瘾者年龄相对较低，国外主要集中在20～30岁，我国在18～23岁，因此青少年是网络成瘾危害的最主要群体。

（二）网络成瘾的原因

1. 网络本身的致瘾特征

苏勒尔（Suler）认为，相对于现实空间，虚拟网络空间具有以下特点：有限的感知体验、灵活而匿名的个人身份、平等的地位、超越空间的界限、时间的延伸和浓缩、永久的记录、易于建立大量的人际关系、多变的梦幻般体验、黑洞体验等。这些特点能满足人类心理上的一些需求，使人获得很大的精神满足感或愉悦感，从而强化上网行为，导致成瘾。

2. 心理因素

对网络成瘾者人格特点的研究发现，网络成瘾者具有共同的一些人格特点：社会退缩与孤独、人际敏感与焦虑、不良自我概念与自卑、责任回避与冷漠。但目前还缺乏这些人格特征与网络成瘾之间因果关系的证据。

3. 社会因素

网络成瘾与各种社会因素有关，包括家庭因素、社会支持、人际关系等。研究结果显示，家庭教养方式、家庭功能、父母亲文化程度、家庭结构等可能与网络成瘾有关，如单亲、重组和隔代家庭的青少年网络成瘾发生率较高。孤独感对青少年网络成瘾具有一定的预测作用。网络成瘾者的人际交往能力相对较低。

4. 生理因素

米切尔（Mitchell）研究发现，长时间上网会使大脑中的多巴胺浓度升高，使个体短时间产生高度兴奋。这种刺激经常出现，大脑则强化这种化学反应，从而产生成瘾行为。

（三）网络成瘾的干预

网络成瘾的干预最重要的是预防，最重要的人群是青少年。国家、社会、学校和家庭要共同肩负起预防的责任。国家应加强网络监督管理，立法限制网络内容，实行娱乐软件分级制，禁止向未成年人出售不健康的游戏。互联网行业要倡导行业自律。学校和家庭应正面引导，教育青少年管理时间，丰富青少年的文化娱乐活动，关心其成长，对青少年使用电脑和手机实行严格监管。家长应规范自己的网络使用行为。

目前国内外网络成瘾的干预主要是心理治疗、药物干预和综合干预。心理治疗主要采用认知行为治疗和家庭综合干预。药物治疗主要采用抗抑郁药和心境稳定剂。综合干预主要是共同使用心理治疗和药物干预。

五、身体活动不足与健康

身体活动是指骨骼肌收缩导致机体能量消耗明显增加的各种活动。根据日常生活安排及身体活动的特点和内容，身体活动分为四类：职业性身体活动、交通往来身体活动、家务性身体活动和闲暇时间身体活动（即运动锻炼）。经常地进行运动锻炼可适应客观环境并增加人们对不利的自然条件的抵抗力。“生命在于运动”已经为许多人的养生之道所证实。经常进行运动，可以使机体处于充满活力的状态。规律的身体活动可以减少过早死亡，降低心脏病、脑卒中的死亡风险，降低心脏病、脑卒中、结肠癌、乳腺癌、2 型糖尿病、腰痛的发病风险，帮助预防和缓解高血压，帮助控制体重，还可以缓解紧张、焦虑、抑郁及孤独的感觉，帮助预防和控制危险行为。2010 年全球慢性病报告指出，身体活动不足是全球第四大死亡危险因素。每年大约 300 万死亡和 3210 万 DALYs 归因于身体活动不足。许多研究结果证明，高血压、冠心病、肥胖病等都与缺乏身体活动有关。据报告，经过 6 个月的体育锻炼，可使收缩压、舒张压显著下降。研究证明，每周至少 5 天的中等强度活动或每周至少 3 天的高强度活动对促进健康具有重要作用。每周 150 分钟中等强度或 75 分钟高强度的身体活动可以降低 30%的心脏病风险、27%的糖尿病风险、21%～25%的结肠癌和乳腺癌风险。因此，适量地参加体育、文娱活动，不但能使机体长期处于生命力旺盛的境地，还可以减少某些疾病的发病率。

但是身体活动不足普遍存在。2008 年，全球 31%的 15 岁及以上成年人身体活动不足。据估计，到 2020 年全球各地区身体活动不足的比例在 30%～60%，其中 10%～47%的人不进行身体活动。此外，静态行为也是威胁健康的独立危险因素。静态行为指人一天坐着较长时间的行为，包括工作、学习和休闲所坐的时间。

由于科学技术飞速发展，体力劳动日益减少，刻意增加身体活动，进行适量的、持之以恒的运动更为必要。世界卫生组织 2010 年制定了《关于身体活动有益健康的全球建议》，推荐了各年龄组的身体活动量。我国发布的《中国成人身体活动指南 2011（试行)》推荐每天进行 6 千步～10 千步当量身体活动，每周身体活动量达到 8MET/h～10MET/h。

第四节　疾病行为与健康

疾病行为指人类个体从感知自身有病到疾病康复所表现出来的行为。疾病行为伴随疾病而存在，或者本来就是疾病或不适的症状表现。疾病行为可以表现为患病行为、求医行为和遵医行为。疾病行为与疾病的发生、发展和转归有直接或间接的关系。正确地认识和研究疾病行为有助于医生全面了解患者，正确对待患者的行为，积极引导患者采取正确的求医行为，认真遵医嘱，从而战胜疾病，并防止疾病的传播。

一、患病行为

患病行为是一个人自觉身体状态不好时所具有的一些行为表现。患病行为通常是由机体内外的不良刺激产生的行为反应。如一个人可能因疾病本身产生焦虑，也可能因陌生的医疗环境而产生焦虑。受疾病特征、对疾病症状的认知、年龄、文化程度、社会地位、心理素质等因素影响，患病行为的个体差异很大，对同样的疾病，不同的人有不同的患病行为，例如同样是患病，有的人表现出的可能是不承认疾病存在的事实，有的人表现为大难临头、悲观失望、情绪低落、极度紧张、焦虑、抑郁，有的人却能正确对待疾病，既承认它的存在又不畏惧，用积极的态度对待疾病。

患病行为根据表达的临床意义和性质，可以分为三类：

(1) 病理行为：它直接表达了疾病导致的某种病理状态。如类风湿性关节炎患者出现行走障碍、脑卒中患者出现偏瘫。这些行为都是患者对来自内部的不良刺激产生的直接行为反应，也是临床上认为具有病理意义和诊断价值的体征。

（2）病患行为：它是一种以主观感受为中介的行为反应，主要表现为焦虑、恐惧等情绪体验和相应的语言、行为表达，如依赖性增强、孤独感加重、适应性降低、猜疑心加重。心理过程是病患行为的中介，其反应方式复杂。

（3）病态行为：它是一种偏离正常行为模式或社会标准的行为，如强迫症患者反复确认是否锁门、洁癖者反复洗手等。

患病行为具有医学和社会学双重意义。社会医学主要关注与医学有关的社会行为、患病行为的社会影响因素及患病行为所产生的特定社会意义。

二、求医行为

求医行为指人们在觉察到自己有某种疾病或身体不适时，寻求医疗帮助的行为。

（一）求医行为的分类

按求医行为的态度可将求医行为分为主动求医行为、被动求医行为和强制求医行为三大类。主动求医行为指人们为治疗疾病、维护健康而主动寻求医疗帮助的行为，是正常情况下人们通常的求医行为。被动求医行为指患者无法或无能力做出求医决定和实施求医行为，由第三者帮助代为求医的行为。如婴幼儿患者，处于休克、昏迷中的患者，垂危患者等，必须有家长、亲友或者其他护理人的帮助才能去求医。强制求医行为指社会卫生机构、患者的亲友或监护人为了维护社会人群和患者个人的健康和安全而对患者给予强制性治疗的行为。这主要针对可能对社会人群的健康、公共秩序和安全有严重危害的精神病、传染病患者而言。

（二）求医行为的有关理论

1. 麦肯尼克（Mechonic）的“求助理论”

麦肯尼克在 1978 年提出，一个人是否寻求医疗服务取决于 10 种因素：①症候的可见度、可识度及可知度；②患者自己认为因此带来的危险程度；③症状持续度；④症状对家庭、工作、社会活动的干扰度；⑤当事人及相关人对症候的忍耐程度；⑥症候评价知识、资料可得性以及文化背景；⑦导致否认的基本需要；⑧其他和应对疾病相矛盾的需要；⑨症状被认定后各种相互矛盾的症状解释；⑩治疗资源的可得性。麦肯尼克认为上述因素在他人定义层面和自我定义层面发挥作用。他人定义指其他人试图将一个人的症状认定为疾病的过程，并且引起此人对症状的关注。自我定义就是个人定义自己所出现的症状的过程。上述 10 种因素与两个层面相互作用，影响一个人是否寻求医疗服务。

2. 安德森（Andersen）提出的“卫生服务利用的行为模型”

这一模型描述了一个人决定接受卫生服务的过程，包括倾向性特征、可使用资源和疾病评估三个内容。倾向性特征包括个体人口学特征，可使用资源包括收入、社会支持、医疗保险覆盖、服务的可用性等，疾病评估包括病情的自我判断和专业判断。倾向性特征和可使用资源为人们寻求卫生服务提供了前提，在需要的驱动下，人们做出利用或不利用卫生服务的决定。

（三）影响求医行为的主要因素

1. 人们对疾病症状的认识和判断

人们对疾病症状的认识和判断主要是对疾病症状出现的频度、症状的轻重以及该疾病可能导致的后果的严重性等的认识。例如，伤风感冒是人们最常见也最常患的疾病，由于人们认为其危险性小，对其后果有可靠的判断，所以往往不求医。但被蛇、狗等动物咬伤以后，由于这种情况不常见，对生命威胁较大，使人很恐惧，所以大都采取求医行为。

2. 不同年龄的影响

不同年龄人群的求医行为不同。一般而言，婴幼儿在社会人群中处于被保护的地位，所以尽管他们不具备主动求医的条件和能力，但他们的求医率却比较高；青壮年往往是一生中精力最充沛、抗病能力最强的时期，因此这阶段人们的求医行为相对减少；而老年人由于机体抗病能力下降以及孤独、寂寞、自信心减弱、害怕死亡等心理因素，患病机会增加，求医率也增加。我国卫生服务调查地区居民年龄别两周就诊率显示了这一年龄差异（见表7—3）。

表7—3 调查地区居民年龄别两周就诊率（%）

年龄组	1998年	2013年
0～4	30.7	14.6
5～14	12.3	6.2
15～24	6.6	3.4
25～34	11.6	4.8
35～44	16.2	8.5
45～54	20.1	13.7
55～64	26.6	19.7
65岁及以上	29.9	26.4

资料来源：《1998年国家卫生服务调查报告》《2013年国家卫生服务调查报告》。

3. 社会经济地位对求医行为的影响

求医必然要耗费一定的财力，经济因素也就必然对求医行为产生影响。经济富裕、社会地位高的人往往较一般人更关心自己的健康，并且比一般人更容易求医，所以其就诊率较高；而收入微薄的贫穷者只有在万不得已时才把用于养家糊口的钱用于求医。

4. 文化教育程度的影响

在大多数情况下，具有较高文化水平的人更能认识到疾病带来的危害，意识到早防早治的重要性，所以他们的求医行为率较文化程度低的人高。但是也不排除由于文化程度高的人自我保健能力也较强，自我预防，自我治疗而降低求医率。

5. 医疗服务方面的因素

首先医疗费用负担形式会影响求医行为，其与经济因素有关，涉及求医之后的费用谁承受。通常享受医疗保险者求医行为高于自费者。另外，求医时的方便程度、医务人员的态度和技术水平等都可能影响求医行为。

其他如性别、民族、社会网络、当地的风俗习惯等也会对求医行为产生影响。

（四）造成不求医现象的原因

有病求医应该是最普通的常识，但在现实生活中存在着大量有病不求医的现象，患者有意或者无意地把自身置于医疗保护之外。不求医，最普遍采取的一种方式可能是自我保健的行为，特别是自我医疗的方式。采取自我保健可能出于以下原因：①自我判断病情轻；②慢性状态，无法治愈；③认为替代疗法更有效；④控制自身健康的愿望；⑤对专业服务不满意；⑥社会因素影响，如经济问题、交通不便、工作太忙等；⑦对疾病严重性认识不足，未觉察有病等。另外，也有人对健康持冷漠、听之任之的态度，有某种自我惩罚观念，认为生病是命中注定；还有人认为患病是羞耻的，认为患病是自我价值的丧失等。这些原因导致拒绝求医。一项对农村育龄妇女生殖道感染求医行为的调查显示，具有生殖道感染症状的妇女仅有 42.3％去看了医生。不去就诊的妇女中，49.5％认为没有什么关系，13.0％认为是正常现象。可见，对疾病的认知是影响求医行为的重要因素。

三、遵医行为

遵医行为是按照医生开列的处方进行治疗和遵照医嘱进行预防保健的行为。遵医行为的好坏是影响疾病疗效和疾病转归的决定性因素，因此它是患者行为中重要的一环。

患者的求医行为发生后，医生对患者进行诊断、提出治疗方案、开列处方，向患者就治疗手段、药物用法、用量及注意事项（如药物的毒副作用可能引起的反应和膳食禁忌等）做明确的交代。照理说，患者应该密切和医生合作，严格按医嘱进行治疗，只有这样才能使患者的身体及早康复。但是事实上，与求医行为一样，在现实生活和医疗实践中也大量存在患者不遵医嘱的行为。一项调查研究显示，10％的患者就医后不按医嘱取药，19％的患者不按医生处方服药，慢性病患者中 48.5％不遵医嘱改变自己的不良行为和生活方式。

（一）遵医行为的判断方法

判断患者是否遵医嘱比较困难，可采用询问的方法，但询问法的遵医嘱比例可能比实际要高。另外，可采用客观测量法，如根据疗效或不良反应进行判断，监视就诊情况，药片计数或测量血药浓度，进行临床观察等。客观测量法的操作难度较大。

（二）影响遵医行为的主要因素

（1）疾病种类、症状及患者的就医方式：一般来说，慢性病患者、神经官能症患者、轻症患者、门诊患者等不遵医嘱的情况较多；而急性病患者、器质性疾病患者、重症患者、住院患者对医嘱有较高的遵从率。

（2）患者对医生的满意程度：医生的知名度、服务态度和服务质量直接影响患者对医生的信任和尊重程度，也影响患者对医嘱的遵从程度。

（3）患者的主观愿望与医生的治疗措施的吻合程度：例如医生开列的是西药，而患者希望得到中药；医生开列的是普通药物，而患者想要的是昂贵药物；患者希望做理疗，而医生却给他打针吃药等。所有这一切使医生和患者双方发生矛盾时，不遵医行为就是不可避免的。

（4）患者对医嘱内容的理解和记忆程度：如果服用的药物多、服用的方法复杂且计量不一致，往往使遵医行为发生偏差，如弄错药物、药量、药次等。老年人、文化水平低者、智力低下者尤其如此。

（5）治疗方式的复杂程度：主要指患者对治疗行为的适应程度，如养成按时服药的新习惯、戒除一些影响治疗效果的旧习惯等。这两种要求越严格复杂，对遵医行为的影响越大。

（三）提高遵医率的途径

遵医率的提高主要应该针对上述影响遵医行为的因素进行，特别是通过对医疗保健机构和医务工作者的教育着手。

1. 提高医护人员的职业素养

从各个方面提高医护人员的业务素质和医德修养，增加患者对他们的满意程度，有利于遵医率的提高。

2. 加深患者对医嘱的理解和记忆，提高其执行医嘱的能力

首先，提高患者的注意力，明确告诉他们医嘱的内容和严格执行的重要性以及不遵医可能带来的危险后果。其次，医嘱内容要尽量简单明了，通俗易懂，少用专业术语。第三，尽量使医嘱内容具体化，把药物名称、作用、服药次数具体地告诉患者。第四，可以让患者复述医嘱的内容。第五，医嘱内容做到主次分明、重点突出。第六，尽量使用疗效显著、不良反应小、容易服用的药物，少开辅助性的一般药物，避免患者服错药或者省略服药等不遵医行为发生。

3. 改善医患关系

在治疗措施上由患者被动顺从改为医患共同参与、相互合作的新模式，让患者参与方案的制订，调动其主动性和积极性，使其在讨论过程中逐渐理解并记住医嘱中的具体要求。

第五节 行为干预

行为干预需要依据健康行为的基本理论，包括个体健康行为模型、人际健康行为模型和健康行为变化的社区和组织模型。这里主要介绍基于各种理论所产生的有效干预措

施。根据健康相关行为的形成受众多环境因素影响，行为干预需要综合性的干预策略，可以分为环境干预和个体干预。

一、环境干预

（一）政策干预

促进健康的公共政策的干预效益是比较高的。以控烟为例，许多国家采取政策干预取得很好成效，如公共场所的无烟立法，烟草制品包装上标注健康警示标识，全面禁止所有烟草广告、促销和赞助，提高烟税等。

政府是政策的制定主体，需要通过政策倡导促动来推动制定和实施有利于人群健康的政策。倡导促动指向目标组织或个人提出主张并促进其采纳的行动。查普曼（Chapman）认为倡导促动有四个阶段，称为PCPA模式，即倡议（proposition）、联盟（coalition）、宣传（publicity）、行动（action）。倡议指提出议题，议题的提出要有依据和准则，需要收集信息并对健康问题进行识别、描述和量化，把握问题本质，使议题能够吸引倡导对象的目光。联盟指倡议者可能集合的人力资源，跨部门和系统达成共同的决议并进行合作，如卫生部门、教育部门、社会媒体等。根据不同倡导促动的目的，与不同的对象联盟。宣传指公开意图，涉及信息研制和传递等，如卫生经济学者肯·沃纳（Ken Warner）运用社会数据法创造的关于吸烟致人死亡的信息："吸烟杀死的人多于海洛因、咖啡因、酒精、艾滋病、火灾、凶杀、自杀和交通事故合起来的人。"行动指为达到倡导目标而进行的游说和鼓动等活动，主要达到与政策制定者进行有效沟通的目的。

（二）社会工程设施干预

行为相关资源的可及性是行为得以实施的前提条件。通过建设或改善某种社会工程设施达到促进行为改变的目的。例如，在小区开辟健身场地和设置健身器材，就会激发人们锻炼身体的热情；使用有度量刻度的容器装食用油、食盐，可以帮助人们控制油、盐的摄入；能够在超市、药店、医疗机构、自动售卖机方便获得安全套，可促使人们使用安全套。

（三）大众媒体干预

在现代社会，大众媒体以其覆盖广、快速的特点，对公众和决策者的知识、观点、态度和行为产生深刻影响，在人群健康相关行为的形成中发挥着独特作用。除直接向人群传播健康信息外，在政策干预中，大众媒体也是政策倡导的力量之一。大众媒体形式多样，除了传统的报纸、广播、电视，以互联网为支撑的新型媒体也覆盖越来越多的人群。在行为干预中，根据不同媒体的覆盖人群和媒体传播特征，有针对性地进行健康传播。

（四）社区干预

社区是居民日常生活和工作的基本环境。居住在同一社区的人，可能有相似的行为，以及与该行为密切相关的风俗、习惯、观念和环境条件。因此，社区是进行行为干预的重要场所。社区健康问题的解决，需要社区居民的广泛参与。在健康计划的制订、实施和评价过程中，要充分体现社区参与的原则。我国疾病防治中提出的“关口前移、重心下沉”，充分体现了以社区为导向的疾病预防策略。社区慢性病管理模式已被世界卫生组织作为全球慢性病预防与控制的基本原则之一，在许多国家取得防治的效果。

（五）组织干预

组织干预通过对不合理的组织结构和行为进行改变，达到干预的目标。职业人群常常面对工作压力，其与组织管理结构和行为有一定的关系。组织压力管理主要是调整与优化工作压力结构系统，包括压力生成系统的控制管理、压力承受系统的改进管理、人力资源的各种管理机制的建立和完善等。组织因素是职业倦怠产生的原因，包括组织公平感、组织特性和组织期望，由个人和组织在工作量、控制感、报酬、一致性、公平性和价值上不匹配而产生。组织干预需要从薪酬设计、培训与开发、工作设计、职业生涯规划、企业文化建设等方面改善，通过改变员工的态度和行为，减少工作倦怠。

二、个体干预

（一）行为矫正

行为矫正就是通过行为疗法达到改变个体不良行为的目的。行为疗法有学习原则和奖惩原则。其理论包括强化和条件反射。它认为人体许多不良的行为与疾病是通过条件作用获得的。以恐怖症（恐惧症）为例，一个1岁的孩子本来不怕小白鼠而玩弄它，但一旦被小白鼠咬伤，就会因此而害怕小白鼠。而且这种恐惧还会产生“泛化”，以后遇到带毛的东西、白色的东西就会产生恐惧，也即患了恐怖症。此外，像神经性厌食、慢性酒癖、药癖、强迫症、口吃、手淫、吸毒、性变态等，都是通过类似机制形成的。通过学习再学习，条件反射和强化手段，能够消除和纠正病态的有害健康的行为，建立健康的行为。在临床尤其是精神科使用行为疗法较为广泛，主要用于矫正病态行为。常用的方法如下。

1. 厌恶疗法

根据条件反射，对一些有不良行为的人给予一种引起厌恶、恶心或疼痛的刺激，以阻止或消退这一行为。厌恶疗法的目的是将“奖赏”变为“惩罚”，使成瘾物质不但不能产生成瘾者企求的欣快效应，而且产生令人痛苦的体验。例如，让患者服用酒石酸锑钾（吐酒石）或注射阿扑吗啡、吐根碱（依米丁）等，同时让患者饮酒，由于这些物质的催吐作用，可使人产生恶心、呕吐。如此每天1次，重复7～10次，直到患者不使用药物单纯饮酒也出现恶心，对酒产生厌恶情绪，说明条件反射已充分建立。以后每年可做1 或2 次巩固性治疗。据有人对 4096 例用此方法治疗的酗酒者的调查，通过一个疗程的治疗后，维持戒酒 5 年以上者占 38%，维持 10 年以上者尚有 23%。

2. 系统脱敏法

系统脱敏法是沃尔普（J. Wolpe）在 20 世纪 50 年代末期发展起来的一种行为疗法。根据巴甫洛夫的条件反射学说使刺激重复出现直到习惯，不再有病态反应出现。此疗法在矫正一些由精神因素所致的不良行为方面应用较多，如矫正神经性厌食、不良性行为等。

（二）行为干预

行为干预主要针对一般性的危害健康行为，如不良膳食习惯、缺乏体育锻炼、不遵医嘱等。关于这方面的行为干预措施近年研究较多，不同的学者提出了许多不同的方法。现介绍一种行为改变的六步骤方法（six-step method for behavioral change）。这一方法主要是为了使临床医生通过帮助患者改变生活方式，减少这些危险因素，降低过早的患病和死亡而提出的。因此这一方法与传统的临床治疗方法有类似之处，可与标准的临床诊断、治疗和随访的过程相比较，见表 7—4。

表 7—4　六步骤行为改变法与传统医学比较

六步骤行为改变法	传统医学
1. 明确问题	诊断
2. 创造信任和承诺	
3. 增加对行为的了解	
4. 拟订和实施行为改变计划	治疗、处方
5. 评价行为改变计划	随访处方（继续就诊处方）
6. 维持变化，预防复发	维持疗效

第一步：明确问题，类似于传统的诊断步骤。通过危险因素评价和对危险因素相关的知识、态度与行为的调查，了解个体行为危险因素。了解的内容包括患者目前的行为危险因素有哪些？患者如何认识这些危险因素的危害？患者是否意识到该问题的重要性？患者是否曾试图改变这些危险因素？患者认为影响行为改变的因素有哪些？

第二步：创造信任和承诺，即要建立良好的医患关系。良好的医患关系是改变行为的基础。改变行为习惯是一件非常困难的事，患者只有对医生产生信任，才可能相信并遵照医生的建议，树立信心，自觉改变行为。

第三步：增加对行为的了解。在良好医患关系的基础上，医生就有可能并且也必须更深入了解妨碍患者行为改变的障碍，尤其是心理上和文化上的障碍，从而有针对性地帮助患者克服障碍，改变危害健康行为。

第四步：拟订和实施行为改变计划。制订适宜改变患者行为的方案。计划的内容包括短期目标、认知重建、环境刺激的应付策略、激励机制、家庭和朋友的支持、最终目标。实施行为改变计划时需注意：提供有关危险行为的资料，为患者推荐一些可以利用的社区资源（如体育锻炼的场所），让患者意识到行为改变的可行性。在社区营造有利于危害健康行为改变的环境，切忌打击患者的积极性。

第五步：评价行为改变计划，包括形成评价、过程评价、效果评价、总结评价。通过评价及时调整计划，根据专家建议，在实施开始1～3周后，无论评价结果如何，都应对患者予以充分的表扬，在此基础上再考虑改变行为计划。

第六步：维持变化，预防复发。巩固逐渐形成的有利于健康的行为，防止不良环境刺激，预防重犯，才可能达到最终改变有害健康行为的目标。

这六个步骤没有固定的时间长度，对于需要重新回到前一个步骤者也没有任何限制。关键是要根据每一个人的具体情况制定与其相应的步骤。

思考题：

1. 分析某一成瘾行为的动机特征和社会控制措施。
2. 试根据求医行为有关理论，分析流动人口的求医行为影响因素。
3. 为什么需要研究遵医行为？
4. 某男士，62岁，退休，身高170厘米，体重85公斤，喜欢静坐，惧怕活动量大的运动，如爬楼梯。饮食未节制，喜欢吃什么就吃什么。未做过健康检查，曾患风湿性关节性。家人多次劝诫其多运动少吃以减轻体重，本人也想减重，但嫌运动累，不能随心所欲地吃东西，也不知哪种方法适合自己，因此减重的想法一拖再拖，目前体重仍在攀升。请根据上述情况及行为改变的理论，为该男士设计一个较为科学的减重计划。

（任晓晖）

第八章　健康风险评估

风险是人们在社会生活中经常经历的一种状况。风险不仅存在于人们的所有社会生活生产活动中，也存在于人类自身的生老病死过程中。健康风险一旦发生，会给个人、家庭和社会带来一定程度的损失。健康风险同样需要积极的管理和应对，健康风险评估则是进行健康风险管理的基础和关键。本章将从风险的概念出发，溯源健康风险评估的历史，重点阐述健康风险评估的原理、方法和主要的应用形式。

第一节　风险与风险管理

一、风险的概念与分类

（一）概念

通常，人们使用风险（risk）来表示结果的不确定性。当实际结果与预期结果存在差异的时候，风险就产生了。从总体上看，风险是一种客观存在，是不可避免的。然而，尽管有其必然性，但风险发生的时间、地点、对象及造成的损失程度又难以预测。因此，人们只能把风险缩减到最低限度而不可能将其完全消除。“损失发生的不确定性”是风险管理中常用的风险定义。不确定性和损失两个概念是其要素，排除了损失不可能存在和损失必然发生的情况，也就是说，如果损失的概率是 0 或者 1，就不存在不确定性，也就没有风险。

（二）分类

1. 纯粹风险和投机风险

纯粹风险不会带来任何收益的可能性，而只有损失，如由于火灾或洪水造成的财产损坏的不确定性，或由于事故或疾病等造成死亡的预期。与纯粹风险相对，当某种既可能产生收益也可能造成损失的事件存在不确定性时，则是投机风险，如商业投资和赌博就是典型的投机风险。

2. 静态风险和动态风险

静态风险产生于相对稳定均衡的环境或社会中，如疾病、死亡、火灾、洪水、干旱灾害等随机事件引起的不确定性，以及在稳定的经济环境中的商业行为所引发的不确定性。而动态风险产生于变化的不稳定的社会环境中，如新技术带来的医疗费用上涨、药物不良反应引起的疾病和健康损失、治安恶化带来的投资减少等。

3. 主观风险和客观风险

主观风险是指对于给定事件有疑虑的人的心理状态，其本质是一种心理的不确定性。这种不确定性源于个人的思维方式或心理特点。客观风险是指事件自身的性质决定损失发生的可能性，因此客观风险主要是指预期经验与现实可能之间的差异。对主观风险的认识有助于解释那些面对同样的形势却做出不同决定的人们的行为。在客观风险明确的条件下，人们会采取不同的规避行为，其根源就在于人的心理的不确定性。

二、风险管理及其基本步骤

人们认识风险的目的是管理风险。只有成功实现了风险管理，才有可能产生保障。风险管理是指面临风险者进行风险识别、风险估测、风险评价、风险控制，以减少风险负面影响的决策及行动过程。尽管风险管理手段千差万别，但是，所有的风险管理都会经历以下几个步骤。

（一）识别风险

识别风险是衡量风险、控制风险的前提。识别风险指在进行了实际调查研究之后，运用各种方法对潜在的各种风险进行总结和系统归类，解决的主要问题是分析风险因素（有形的、无形的）、风险性质及后果、识别的方法及其效果。

（二）评估风险

评估风险指对风险存在及发生的可能性以及风险损失的范围与程度进行估计和衡量，主要运用概率统计方法对风险的发生及其后果加以估计。评估风险的具体内容包括三个方面：首先，确定风险事件在一定时间内发生的可能性，并且估计可能造成损失的严重程度；其次，在此基础上估计总体损失的大小；最后，预测风险事件的发生次数及后果，为决策提供依据。

（三）选择风险管理办法

风险管理的本质是事前管理。风险管理办法包括风险规避、损失控制、风险转移等。无论采用何种方法，风险管理总的原则都是以最小的成本获得最大的保障，其主要的目标都是控制与处置风险，以防止和减少损失。

（四）实施与反馈

风险管理的要旨是要在认识风险的基础上，对可能的风险加以防范和控制。因此制订和实施风险管理方案十分必要，在方案的实施过程中，还应不断总结经验，在风险发生的全过程及时反馈信息，提高风险管理的效率。

第二节　健康风险评估概述

一、健康危险因素及健康风险评估的定义

（一）健康危险因素

健康危险因素（health risk factor）是指机体内外环境中存在的与疾病的发生、发展及预后有关的各种诱发因素。在2002年的世界卫生报告《减少危险，延长健康寿命》中，世界卫生组织经常将“health risks”与“risks to health”换用，因此从字面上理解，健康危险因素就是危害健康的因素。2009年，世界卫生组织发布了一份名为《全球健康危险因素——主要健康危险因素导致的死亡率和疾病负担》的卫生统计报告，报告中明确将健康危险因素定义为：能使健康不良后果发生概率增加的因素。此外，也有学者将其定义为能使疾病或死亡发生的可能性增加的因素。因此，健康危险因素作为疾病的诱发因素，与疾病的发生不一定有直接因果联系，但是可以增加疾病发生的概率，影响疾病的预后。危险因素的种类很多，大体上可以按照德威尔（Dever）模式分为生物因素、环境因素、行为生活方式和卫生服务四大类。

（二）健康风险评估的定义

健康风险评估（health risk appraisal，HRA）的概念由刘易斯·C. 罗宾斯博士（Dr. Lewis C. Robbins）于20世纪50年代首次提出。在多年的心脏病危险因素研究的基础上，罗宾斯博士利用弗莱明翰（Framingham）心脏病研究成果，建立了心脏病的发病风险与个体的生理指标、环境因素、心理因素、人口统计学因素、家族与个人病史和生活方式等危险因素之间的量化关系。随着罗宾逊博士的健康风险评估模式被美国心脏医生和医学界认可，这一模式逐渐被应用到了医疗实践中。然而，由于不同研究中对健康风险的定义不同，国内学者对此概念产生了不同的翻译和解释。首先，对于“risk”这个英文概念，不同的学者有“危险度”“危险”“风险”等不同的翻译。而“appraisal”也有“评价”“评估”“估计”等不同翻译。危险与风险是同义词，尽管风险的含义更广泛，但与危险度一样，都包含事件发生概率的意思。因此，无论是健康风险评估、健康危险评价或者健康危险度估计，都隐含对某疾病或死亡（健康不良后果）的发生概率进行估计。所以，尽管名称不同，其实质是一样的。

具体而言，健康风险评估就是对个人的健康状况及未来患病和/或死亡危险的量化评估。其目的在于估计特定事件发生的可能性，而不在于做出明确的诊断。根据该定义，需要重点关注的关键词为健康状况、未来患病和/或死亡危险以及量化评估。

1. 健康状况

随着生物−心理−社会医学模式的产生和建立，人们对健康状况的认识和理解也在不断深入。健康的多维性、阶段性与连续性已成为人们对健康最重要的认识。健康的多维性主要是指健康应包括躯体健康、心理健康和社会适应能力良好三个方面。健康的阶段性与连续性是指从完全健康到死亡，个体要经历疾病低危险阶段、中危险阶段、高危险阶段、疾病产生、出现不同预后等多个阶段，且各个阶段动态连续、逐渐演变。健康的这些特点直接影响着健康风险评估的发展趋势。近年来，健康风险评估的重点已从评估确定的健康结果，如患病、残疾、死亡等，扩展到评估个人的健康功能，如日常生活活动能力、自报健康水平等。同时，越来越多的人认识到，健康风险评估需要阶段性地、连续性地进行。即根据不同性别、各年龄段健康危险因素、易患疾病和高死亡原因等的差异，设计不同年龄、不同性别个体应做的健康检查项目，进行周期性的健康检查及健康风险评估，为个体积累连续性的健康基础信息，以帮助个体进行有效的健康决策和健康维护。

2. 未来患病和/或死亡危险

这是健康风险评估的核心，即依据循证医学、流行病学、统计学等的原理和技术，预测未来一定时期内具有一定危险因素的人群的病死率或患病率。传统的 HRA 用于估计死亡的概率（病死率），渐渐地，HRA 也被用于估计患病的概率。如今 HRA 的领域越来越复杂。一些机构推出一系列的工具和量表，主要是运用一些简化的尺度和标准，将人群按照健康危险水平进行分层或健康评分。究其实质，健康风险评估就是在概率论的基础上，对未来患病和/或死亡危险的预测。

3. 量化评估

这是健康风险评估的一个重要特点，即评估结果是量化的、可对比的。常见的健康风险评估结果指标有患病危险性、评价年龄、健康评分、健康风险分级等，其基本思想都是将健康危险度的计算结果通过一定的方法转化为一个数值型的评分。例如，患病危险性可以用患病的概率值作为结果，也可以用一个个体在其同等水平的人群中根据危险度所占的百分比或等级序位来表示。

二、健康风险评估的产生和发展史

（一）健康风险评估的产生

健康风险评估的产生和发展，与疾病谱由以传染病为主逐渐转变为以慢性病为主有关，也与慢性病病因学研究的进展以及人们对预防保健要求的提高和对不断上涨的医疗费用的担心等有关。

20 世纪 60 年代以来，曾经严重危害人类健康的传染病在世界范围内正日益得到控制，而慢性病已逐渐成为人类最主要的死亡原因。美国 1900 年传染病死亡率为650/10 万，而 1970 年仅为 20/10 万，70 年间下降 97%；1900 年慢性病死亡率为 350/10 万，1970 年达 690/10 万，70 年间增加了 97%。慢性病是多种因素作用的结果，其病因复杂，大多数病因不明确。即使已知的危险因素与慢性病的因果关系也不如传染病和其病原体的因果联系那样明确。例如，引起甲型肝炎的病原体是甲型肝炎病毒，导致菌痢的病原体是痢疾杆菌，而恶性肿瘤和冠心病的病因目前都没有明确的答案。但是，随着慢性病病因学及流行病学研究方面取得的可喜进展，人们认识到许多慢性病的发生与人类的不良行为、生活方式及环境中存在的多种因素等有关。例如，心血管疾病的发生与吸烟、缺乏体力活动、体重超重等因素有关。因此，要有效地防治各种慢性病，就有必要对与疾病发生、发展有关的危险因素进行分析，以便阐明疾病的病因，预测疾病的发生、发展。这是提出健康风险评估并很快发展起来的原因之一。当时，美国的医疗保健制度注重医疗，轻视预防，医学教育也相应地注重疾病的治疗，导致医疗保健技术主要针对已出现症状和体征并且就医的患者。但是许多疾病，特别是心血管疾病、恶性肿瘤等一旦出现了明显的症状和体征，病程已不可逆转，目前的医疗保健水平仅能使症状缓解、病情好转或延长生存期，这就给患者造成了很大的痛苦，增加了经费开支。因此，人们希望改善现有医疗保健制度，注重预防医学，以期在疾病发生之前采取措施以控制它的发生。随着社会经济和科学技术日益发展，人们的生活水平不断提高。在物质与文化生活得到满足之后，人们越来越关心自己的健康。而随着医疗技术的发展，在临床上使用的先进技术、先进手段越来越多、越来越高级，医疗保健费用也就不断上涨，人们越来越难以承受，这促使人们更关注促进自身的健康。他们乐于积极地提高健康水平及生活质量，改变生活与劳动过程中的不利于健康的因素，减少人为的危险因素。对于预防和控制人为的危险因素，健康风险评估是一种有效的办法。

在我国，某些传染病有回升的趋势，而且有传染病一时性的区域性流行，新的传染病出现等，因此目前传染病仍将作为防治工作的一个重点。但总的来看，疾病谱仍在发生改变，城市大约在20世纪50年代中期，农村大约在20世纪60年代初期慢性病死亡率已超过传染病，其成为主要死因。1957年我国传染病、结核病的死亡率居于前二、三位，死亡率分别为56.6/10万和56.4/10万，而1975年以后，部分城市居民的前三位死因为脑血管疾病、心血管疾病和恶性肿瘤，其死亡率分别为127.9 1/10万、115.34/10万和111.49 /10万。20世纪90年代中期以来，我国城市和农村的前五位死因均为恶性肿瘤、脑血管疾病、心脏病、呼吸系统疾病及损伤和中毒。因此，在我国也有必要进行健康风险评估的研究。

（二）健康风险评估的发展史

如前所述，罗宾斯博士首次提出了健康风险评估的概念。当他在弗莱明翰进行由当时美国公共卫生部提供资金的心脏病前瞻性调查时，就开始意识到有某些行为特征或危害增加了该病的危险性。这就使他产生了通过记录一个患者的健康危险因素以指导疾病预防的想法，并且还产生了创造一张简单的、不需要很深奥的方法学的“健康危害表”的想法。在20世纪50年代后期，罗宾斯博士进行了这方面的应用研究。通过对10多年死亡原因资料的分析、研究，制定了死亡率表，用这些死亡率表在天普大学（Temple University）进行了健康风险评估的论证研究。但在这个研究中，危险因素没有被定量，仅用一般的描述表达。

20 世纪 60 年代中期，美国的许多研究机构开始对健康风险评估有了兴趣。印第安纳州杰弗逊（Jefferso）医学院在教学中第一个介绍了健康风险评估。在 Methodist 医院，每周都安排周会来回顾和讨论患者的历史和危险因素，这导致了 1964 年未来医学（prospective medicine）会的成立。该会的目标之一就是积累有关危险预兆的资料，以及将危险因素定量化。到 1967 年，与疾病有关的危险因素大多数都被定量化，这个工作是由参加肿瘤、心血管疾病调查的专家根据较早进行的弗莱明翰心脏病前瞻性研究的证据完成的。这一结果使得在 Jefferso 医学院进行的健康风险评估的进一步论证成为可能。这些也为 1970 年罗宾斯博士和 Methodist 医院的霍尔博士（Dr. Jack H. Hall）所著的《怎样从事未来医学》（*How to practice prospective medicine*）一书的出版创造了条件。该书系统地论述了根据危险因素程度定量研究主要死亡原因发生概率的原理和方法，为健康风险评估的发展奠定了基础。

进行健康风险评估时，不可缺少的资料是按年龄、性别分组的各种疾病的危险分数表。该表以 5 岁为一个年龄组，根据不同种族、性别分别制定，列出 10～74 岁组前 10 位死因的危险因素评分。目的在于将危险因素转换成危险分数，也就是将定性/定量指标全部转换为定量指标进行分析。健康风险评估最主要的特征就是对个人死亡危险的定量描述。此表是生物统计学家盖尔（H. Geller）和健康保险学家格斯纳（N. Gesner）根据各种危险因素与相应慢性病之间联系的密切程度，采用多元回归分析法制作的，所以这些表又称为 Geller－Gesner 表。

针对单个危险因素对疾病的影响，如吸烟支数对肺癌的影响，进行危险因素评估的计算方法是简单的，多个危险因素对疾病的影响的计算方法则要复杂得多。而慢性病往往是多个危险因素综合作用的结果，即一组慢性病常常存在不止一种危险因素。例如，已知动脉硬化性心脏病可能与年龄、性别、种族、血压、胆固醇量、糖尿病史、肥胖、静坐作业方式、吸烟、家庭遗传史等因素有关，而这许多因素对疾病的作用是综合的。加拿大渥太华大学（Ottawa University）的 R. Sposoff 等人对各种死亡原因存在的危险因素进行系统的比较研究，提出了综合危险因素的概念及分析方法，对健康风险评估方法的精确性与实际应用做出了贡献。

20 世纪 70 年代末，随着计算机技术的发展与普及，美国疾病控制中心整理、总结健康风险评估的 10 年研究成果，推出了第一代用于大型计算机的美国成年人健康风险评估软件。其后，美国疾病控制中心以及密西根大学体质研究中心（健康管理研究中心的前身）各自负责向美国西南地区与东北地区的 25 个州推广这一软件。美国第一代成年人健康风险评估软件可计算不同性别、年龄、种族的 26 种主要疾病及未来 10 年的总体死亡率。在此基础上，根据个体的生理指标、环境暴露因素、心理因素、家族及个人病史、饮食习惯、生活方式等，分别计算 26 种主要疾病的估计死亡率，将其相加得到总体死亡率。第一代风险评估软件的关键指标为实际年龄、评价年龄、可达到年龄。通过计算评价年龄，能帮助公众认识个人可控制的健康危险因素，增强自我保健意识，选择健康的生活方式，保持健康的心理状态，提高自我健康管理的意识。

20 世纪 80 年代，美国艾莫利大学（Emory University ）的卡特中心（Carter Center）与美国疾病控制中心共同推出了用于个人电脑的第二代健康风险评估软件，对第一代软件进行了修改和更新，风险评估的疾病种类上升到44种，这一方法被广泛应用。至此，美国对主要疾病的危险因素有了比较系统完整的论述，健康风险评估这一方法日趋完善。

20世纪90年代以前，发达国家健康风险评估主要针对单纯疾病死亡率。20世纪90年代后，健康风险评估工作推动了健康管理产业的发展，使健康管理提高到一个系统的完善的新概念。目前健康风险评估不单纯是关注疾病死亡率，而且是针对不同疾病的患病率或整体健康的评估。以美国密西根大学健康管理研究中心的健康风险评估系统为例，其健康风险评估问卷涉及的层面更加广泛，健康问题也更加深入。个人健康风险评估报告也以健康得分取代了以往的估计年龄、健康年龄和可达到年龄等指标。健康得分是反映个体健康行为、疾病患病（死亡）风险及其参与预防措施程度的指标。与第一代、第二代健康风险评估相比，现在美国健康风险评估市场流行的健康风险评估更具个体性、可比性、可行性和教育性。

我国在20世纪80年代初引入了健康风险评估方法并进行了一些应用性研究，并将一般健康风险评估方法作为社会医学的教学内容之一加以介绍。但由于没有自己的危险分数转化表，此方法的应用受到限制。近年来，随着相关疾病危险因素研究资料的增加，国内一些学者开始对此方法进行进一步研究，并将其与社区卫生服务的开展相结合。我们也在国内的危险分数转换表研究方面做了一些工作，制定了35岁以上各年龄组分性别的三种主要疾病危险因素量化分，并编制了相应的计算机分析软件，以期有助于健康风险评估方法在国内的实际应用。我们制定的危险分数转换表见附录。此外，也有国内学者开发出适用于国人的健康风险评估系统。具体来看，国外的健康风险评估方法经历了半个多世纪的发展和完善，已得到广泛的应用。但在国内，健康风险评估还存在主观性强、评估思路比较狭隘、预测结果粗糙等问题。因此，目前应用的范围还不够广泛。我国的健康风险评估学会于2006年成立，如中华预防医学会健康风险评估与控制专业委员会以及省级分会相继成立。

第三节　健康风险评估的技术与方法

一、健康风险评估的技术

健康风险评估包括三个基本模块：信息收集（问卷）、风险计算和评估报告。当前绝大多数健康风险评估都已计算机化。

（一）信息收集（问卷）

信息收集是健康风险评估的第一步，也是关键的一步。信息收集工作的好坏直接关系到整个评估工作的质量。信息收集的途径多种多样，用何种形式收集信息不重要，重要的是要明确健康数据的特点和质量控制方法，故应分清和强调各方面提供信息数据的责任和义务。问卷（纸版/电子版）是常用的信息收集工具。通过不同的健康问卷收集个人健康相关信息，通过体检收集个人健康和疾病信息，通过面询或电话、邮件等不同方式收集并记录个人健康信息。一般来说，问卷应包括如下内容：生理生化数据，如身高、体重、血压、血脂等；生活方式，如吸烟、膳食、运动等；个人或家族健康史；其他危险因素，如精神压力。此外，有时还包括态度和知识方面的信息。

（二）风险计算

最常用的风险计算方法有两种。

第一种建立在单一危险因素与发病率或死亡率的基础上。将这些单一因素与发病和/或死亡的关系以相对危险性来表示其强度，再计算各相关因素的加权分数即为发病和/或死亡的危险性。比较典型的有美国卡特中心（Carter Center）及美国糖尿病协会（American Diabetes Association，ADA）的 HRA 评估方法。由于这种方法简单实用，不需要大量的数据分析，是早期主要的危险性评估方法，目前也仍为许多健康管理项目使用，很多健康管理公司都是在这些方法的基础上改进并推出自己的评估工具。本章将在第四节详细阐述该方法的计算步骤。

第二种方法建立在多因素数理分析的基础上，即采用统计学概率原理的方法来得出患病危险性与危险因素之间的关系模型。为了能包括更多的危险因素，并提高评估的准确性，这种以数据为基础的模型在近年来得到了很大发展。所采用的数理方法，除常见的多元回归外，还有神经网络方法及基于 Monte Carlo 的模型等数据挖掘方法。这种方法的典型代表是弗莱明翰的冠心病模型，它是在前瞻性研究的基础上建立的，因而被广泛使用。

（三）评估报告

健康风险评估报告不仅仅是对评估结果的总结，还应包括有针对性的各种健康教育信息以及建议的干预措施和方法等。评估结果是健康风险评估报告的主要内容，表达的方式可以多种多样。为方便个人理解，评估报告一般都会辅以评估结果的简要解释和医生的详细解读。健康教育及干预信息则是依据个人的评估结果有针对性地给出，其形式也是多种多样的。健康风险评估报告形式多样，内容丰富，却又具有直观、简单的特点，易于被评价对象所理解，因此与临床检查报告是不一样的。

二、健康风险评估的方法

（一）一般健康风险评估

一般健康风险评估是研究危险因素与慢性病发病率及死亡率之间数量依存关系及其规律性的一种技术。它研究人们生活在有危险因素的环境中未来发生某种特定疾病或因为某种特定疾病导致死亡的可能性（概率），以及当改变不良行为、消除或降低危险因素时，可能延长的寿命。健康风险评估的目的是促进人们改变不良行为，减少危险因素，提高健康水平。具体的计算方法及步骤详见第四节。

（二）疾病风险评估

一般健康风险评估主要以死亡为结果，现已扩展到以疾病为基础的危险性评估。疾病风险评估相对于一般健康风险评估，其特征是对特定慢性非传染性疾病的患病风险进行评估或预测，如心血管疾病风险评估、肺癌风险评估、遗传性疾病风险评估等。疾病风险评估的方法直接源于流行病学研究成果，其中前瞻性队列研究和对以往流行病研究成果的综合分析及循证医学是最主要的方法。前者包括生存分析法和寿命表分析法等；后者主要包括 Meta 分析和合成分析法（synthesis analysis）等。具体方法可参见相关的统计学、流行病学和循证医学书籍，此处不再赘述。总的来看，疾病风险评估具有以下特点：

（1）注重评估客观临床（生化试验）指标对未来特定疾病发生的危险性。

（2）流行病学研究成果是其评估的主要依据和科学基础。

（3）评估模型运用严谨的统计学方法和手段。

（4）适用于医院、体检中心、健康管理公司、健康/人寿保险的核保和精算。

第四节　一般健康风险评估的计算步骤

一、收集资料

（一）收集当地年龄别、性别、疾病别死亡率资料

可以通过死因登记报告、疾病监测或死亡回顾调查获得。当地年龄别、性别、疾病别死亡率资料主要用来作为同性别、同年龄别死亡率的平均水平，在评价时作为比较的标准。但在使用时必须换算为 10 年死亡概率，以提高评估的稳定性。

人群 10 年死亡概率的计算如下：

（1）首先要得到全国（或某地区）的性别/年龄组死因别死亡率资料。

（2）根据 Reed-Merrill 公式，将一年全死因的死亡率转换成一年的死亡概率。Reed-Merrill 公式：

$$P=1-\mathrm{EXP}\left[-M\left(1+0.008M\right)\right]$$

式中，P 为年死亡概率，M 为年死亡率。

（3）根据各死因在全死因中占的比例，将全死因的死亡概率转换成各个死因的死亡概率。公式为：

$$Q=\frac{D_{某死因}}{D_{全死因}}\times P$$

式中，D 为死亡人数。

（4）利用寿命表方法，将全死因一年的死亡概率转换成 10 年死亡概率。公式为：

$$R_1 = P_A$$
$$R_2 = R_1 + P_{A+1}\ (1 - R_1)$$
$$R_3 = R_2 + P_{A+2}\ (1 - R_2)$$
……
$$R_x = R_{x-1} + P_{A+N}\ (1 - R_{x-1})$$
$$R_{10} = R_9 + P_{A+9}\ (1 - R_9)$$

式中，P_A为全死因一年的死亡概率，R_x为全死因 x 年后的死亡概率，P_{A+N}为估计年龄组下限全死因一年的死亡概率。

根据类似的公式可以计算各死因的 10 年死亡概率。公式如下：

$$S_1 = Q_A$$
$$S_2 = S_1 + Q_{A+1}\ (1 - R_1)$$
$$S_3 = S_2 + Q_{A+2}\ (1 - R_2)$$
……
$$S_x = S_{x-1} + Q_{A+N}\ (1 - R_{X-1})$$
$$S_{10} = S_9 + Q_{A+9}\ (1 - R_9)$$

式中，Q_A为各死因一年的死亡概率，S_x为各死因中 x 年后的死亡概率，Q_{A+N}为估计年龄组下限各死因一年的死亡概率。

表 8－1 是某地某 41 岁男性的健康风险评估表，该表第 1、2 栏列出的就是该地 40～44 岁男性前 11 位死因及相应的死亡概率。如冠心病死亡概率为 1877/10 万，车祸死亡概率为 285/10 万等。

健康风险评估要阐明危险因素与发病率、死亡率之间的数量关系。选择哪一些疾病及有关的危险因素作为研究对象，对于调查项目的确定非常重要。一般是选择当地危害健康最严重的疾病，即前 10～15 位死因的疾病作为研究对象。这需要在收集到当地年龄别、性别、疾病别死亡率后才能确定。

（二）收集危险因素资料

危险因素资料一般采用自填式问卷调查法，辅以一般体格检查、实验室检查等手段获得。表 8－1 第 3、4 栏即各种疾病的危险因素及指标值。

需要收集的危险因素资料，可以根据影响健康和疾病的四个方面的因素来考虑。

（1）个人行为生活方式，如吸烟、饮酒、体力活动情况等。

（2）环境因素，如经济收入、居住条件、家庭关系、工作环境、心理刺激等。

（3）生物遗传因素，如年龄、性别、种族、身高、体重等。

（4）医疗卫生服务，如是否定期进行健康检查等。

除了考虑这四方面，还应检查原有疾病史，如有无原因不明的肛门出血、慢性支气管炎、肺气肿、糖尿病等；婚姻生育史，如初婚年龄、妊娠年龄、生育胎数等；家庭疾病史，如家庭中是否有人死于或患有心脏病、乳腺癌、糖尿病、自杀等。调查问卷中具体包括哪些内容与研究的疾病有关，即要包括与当地前 10～15 位死因有普遍公认的确定联系的危险因素。

据文献报道，下列几种疾病与意外伤害和危险因素间的关系已经确立，可以作为参考。

车祸：酒后驾车是一个很重要的因素，另外尚有服用药物（兴奋剂、镇静剂等）、平均驾车里程、安全带使用情况等因素。

冠心病：收缩压、舒张压。要注意，如果两者中有一个或两个危险分数等于或小于1.0，则不记低的那个危险分数，仅用高的那个危险分数作为血压的危险分数，而不必分为收缩压、舒张压两项来记。例如，表8－1中，该例的血压为收缩压120mmHg，舒张压70mmHg，两者的危险分数都低于1.0，故作为一项危险记为血压120/70mmHg，危险分数为0.4。有关的危险因素还有胆固醇浓度、糖尿病病史、体力活动、家庭史、吸烟、超体重等。

乳腺癌：家庭史，如果患者的母亲或姐妹有乳腺癌，则患者的危险较高。但可通过定期乳房自我检查来降低危险性。另外还可以考虑的有关因素是年龄、哺乳史。

子宫颈癌：社会地位和经济状况、结婚年龄和性生活开始年龄、是否定期做阴道涂片检查以及年龄。

子宫体癌：原因不明的阴道流血是一个危险指证。

肠癌：肠息肉、肠出血、肠壁溃疡和肠炎都是肠癌的危险因素，定期的直肠镜检查是早期发现肠癌、降低其死亡率的因素。

肺癌：吸烟是较为肯定的危险因素，应详细询问吸烟量、吸烟种类、开始吸烟年龄等情况。

肝硬化：过去和现在的饮酒史，饮酒的数量、频率，饮酒的心绪、环境等。危险因素还有饮食习惯、肝炎史、血吸虫病感染史等。

胃癌与食管癌：胃酸过低是一个危险因素，定期做胃液检查可以降低危险。好生闷气也是危险因素之一。

糖尿病：体重、家族史。

肺气肿：吸烟、慢性支气管炎史。

自杀：危险因素为抑郁、家庭史等。

脑血管疾病：主要与血压、胆固醇浓度、糖尿病病史、吸烟等因素有关。

肺结核：X线检查结果及是否定期做X线检查，经济和社会地位也与该病的发生有关。

表 8－1　某地某 41 岁男性健康风险评估表

死亡原因	死亡概率（1/10 万）	疾病诱发因素	指标值	危险分数	组合危险分数	存在死亡危险	根据医生建议改变危险因素	新危险分数	新组合危险分数	新存在死亡危险	危险降低程度 降低量	（%）
（1）	（2）	（3）	（4）	（5）	（6）	（7）	（8）	（9）	（10）	（11）	（12）	（13）
冠心病	1877	血压	120/70mmHg	0.4	1.91	3585.07	—	0.4	0.11	206.47	3378.6	47
		胆固醇浓度	192mg/100ml	0.6			—	0.6				
		糖尿病病史	无	1.0			—	1.0				
		体力活动	坐着工作	2.5			定期锻炼	1.0				
		家庭史	无	0.9			—	0.9				
		吸烟	不吸	0.5			—	0.5				
		体重	超重 30%	1.3			降到平均体重	1.0				
		饮酒	不饮	0.5			—	0.5				
车祸	285	平均驾车里程	2500 公里/年	2.5	1.9	541.5	—	2.5	1.9	541.5	0	0
		安全带使用	90%	0.8			100%	0.8				
自杀	264	抑郁	经常	2.5	2.5	660.0	治疗抑郁	1.5	1.5	396.0	264.0	4
		家庭史	无	1.0				1.0				
肝硬化	222	饮酒	不饮	0.1	0.1	22.2	—	0.1	0.1	22.2	0	0
脑血管疾病	222	血压	120/70mmHg	0.4	0.19	42.18	—	0.4	0.19	42.18	0	0
		胆固醇浓度	192mg/100ml	0.6			—	0.6				
		糖尿病病史	无	1.0			—	1.0				
		吸烟	不吸	0.8			—	0.8				
肺癌	202	吸烟	不吸	0.2	0.2	40.4	—	0.2	0.2	40.4	0	0

续表8－1

死亡原因	死亡概率（1/10万）	疾病诱发因素	指标值	危险分数	组合危险分数	存在死亡危险	根据医生建议改变危险因素	新危险分数	新组合危险分数	新存在死亡危险	危险降低程度	
											降低量	（%）
慢性风湿性心脏病	167	心脏杂音	无	1.0			—	1.0				
		风湿热	无	0.1	0.1	16.7	—	1.0	0.1	16.70	0	0
		症状或体征	无	0.1			—	0.1				
肺炎	111	饮酒	不饮	1.0			—	1.0				
		肺气肿	无	1.0	1.0	111.0	—	1.0	1.0	111.0	0	0
		吸烟	不吸	1.0			—	1.0				
肠癌	111	肠息肉	无	1.0			—	1.0				
		肛门出血	无	1.0	1.0	111.0	—	1.0	0.3	33.3	77.7	1
		肠炎	无	1.0			—	1.0				
		直肠镜检	无	1.0			每年镜检一次	0.3				
高血压心脏病	56	血压	120/70mmHg	0.4	0.7	39.2	—	0.4	0.4	22.4	16.8	0.2
		体重	超重30%	1.3			降到平均体重	1.0				
肺结核	56	X线检查	阴性	0.2			—	0.2				
		结核活跃	无	1.0	0.2	11.2	—	1.0	0.2	11.2	0	0
		经济和社会地位	中等	1.0			—	1.0				
其他	1987				1.0	1987			1.0	1987	0	0
合计	5560					7167.45				3430.35	3737.1	52.2

二、处理资料

（一）将危险因素转换成危险分数（填入表 8－1 第 5 栏）

这是危险因素评价的关键步骤。一般情况下，将危险因素相当于平均水平时的危险分数定为 1.0，也就是说，当危险分数为 1.0 时，个人发生某病死亡的概率相当于当地死亡率的平均水平。危险分数大于 1.0，则个人发生某病死亡的概率大于当地死亡率的平均水平。危险分数越高，则死亡概率越大。危险分数小于 1.0，则个人发生某病死亡的概率小于当地死亡率的平均水平。

从健康风险评估的发展来看，危险分数的换算开始是用经验指标，也就是通过专家咨询或生命统计学家、临床医生等共同讨论，从危险因素与死亡率之间联系的程度，根据前瞻性或回顾性死因调查的结果，提出由危险因素转换成危险分数的经验指标。这种技术的应用发展了许多计算危险分数的方法，建立了许多计算模型（应用多元回归分析方法）。从目前来看，国外使用的计算危险分数的模型有多种，如统计模型、聚类模型、Sposeff 模型、对数线性模型、Logistic 模型等。其中，统计模型是最早由 Gesner 提出并用于健康风险评估研究之中计算各个危险因素的危险分数及组合危险分数的模型。

使用这一模型必须有大量流行病学和病因学资料作为基础，因为必须要知道某一种危险因素的某一指标值在人群中所占的比重，以及这一指标值的相对危险度，才能用这一模型进行危险分数的计算。统计模型：

$$Fi = \frac{RRi}{\sum_{i=1}^{n} RRi \times Pi}$$

式中，F_i 为某一暴露水平的危险分数，RR_i 为暴露于这一危险因素的相对危险度，P_i 是人群中暴露于这一水平危险因素的个体占总人口的比例

Geller 和 Gesner 依据此模型编制了美国分年龄别、以 5 岁为一个年龄组的危险分数转换表。表 8－2 给出了 40～44 岁年龄组男性的 Geller-Gesner 表供参考。查表时要注意的是，如果某人的危险因素指标值在表上查不到，可以用相邻两个指标值的危险分数来估计，或用内插法计算。如表 8－1 中，胆固醇浓度为 192mg/100ml，查表 8—2 中 40～44 岁年龄组男性危险分数转换表，没有 192mg/100ml 这一等级，根据 220mg/100ml 与 180mg/100ml 对应的危险分数 1.0 与 0.5，用内插法计算得 192mg/100ml 的危险分数为 0.6。

（二）计算组合危险分数（结果见表 8－1 第 6 栏）

许多流行病学调查证明，多种危险因素对同一疾病具有联合作用，这种联合作用对疾病的影响十分强烈。据报道，高血压与吸烟在冠心病的发病中有近似相乘的协同作用。如果将没有高血压病史又不吸烟者发生冠心病的危险度定为 1.0，无高血压病史、要吸烟者发生冠心病的危险度为 3.3，有高血压病史、不吸烟者的危险度为 5.9，两种因素都存在者发生冠心病的危险度为 18.4，比单纯有高血压病史、不吸烟者的危险度

高了 2 倍。所以，在计算危险分数时应考虑危险因素的联合作用，计算组合危险分数。计算组合危险分数时分两种情况：

（1）与死亡原因有关的危险因素只有一项时，组合危险分数等于该死因的危险分数。例如，表 8－1 中肝硬化的危险因素只有饮酒，故危险分数和组合危险分数都是 0.1。

（2）与死亡原因有关的危险因素是多项时，组合危险分数的计算公式为：

1）将危险分数大于 1.0 的各项分别减去 1.0 后剩下的数值作为相加项分别相加。

2）小于或等于 1.0 的各项危险分数值作为相乘项分别相乘，同时被减去的 1.0 也作为相乘项。

3）将相加项和相乘项的结果相加，就得到该死亡原因的组合危险分数。例如，表 8－1中冠心病的危险因素有 7 项，危险分数大于 1.0 的有体力活动情况，危险分数为 2.5，体重超重 30％，危险分数为 1.3。其余各项的危险分数都小于或等于 1.0。计算组合危险分数：2.5－1.0＝1.5，1.3－1.0＝0.3。1.5 和 0.3 就是相加项。危险分数小于或等于 1.0 的其余各项以及体力活动情况和超体重被减去的 1.0 都作为相乘项。具体计算如下：

相加项：1.5＋0.3＝1.8

相乘项：0.4×0.6×1.0×1.0×0.9×0.5×1.0＝0.108

组合危险分数：1.8＋0.108＝1.91

危险分数转换表（部分年龄组）见表 8－2。

表 8－2　危险分数转换表（部分年龄组）（男性 40～44 岁）

死亡原因	危险指标	测量值	危险分数	死亡原因	危险指标	测量值	危险分数
冠心病	收缩压（mmHg）	200	3.2	车祸	饮酒	频繁社交，明显无节制	5.0
		180	2.2			频繁社交，稍有节制	2.0
		160	1.4			适度和偶然社交	1.0
		140	0.8			不饮	0.5
		120	0.4		安全带使用	<10％的时间	1.1
	舒张压（mmHg）	106	3.7			10％～24％	1.0
		100	2.0			25％～74％	0.9
		94	1.3			75％～100％	0.8
		88	0.8		平均驾车里程	每年行车里程÷10000＝危险分数	
	胆固醇浓度（mg/100ml）	280	1.5				
		220	1.0				
		180	0.5				

续表8－2

死亡原因	危险指标	测量值	危险分数	死亡原因	危险指标	测量值	危险分数
冠心病	糖尿病病史	有	3.0	自杀	抑郁	经常	2.5
		已控制	2.5			偶尔或没有	1.0
		无	1.0		家庭史	有	2.5
	运动情况	坐着工作和娱乐	2.5			无	1.0
		有些活动的工作	1.0	肝硬化	饮酒	酗酒	12.5
		中度锻炼	0.6			频繁社交，明显无节制	5.0
		较强度锻炼	0.5			频繁社交，稍有节制	2.0
		坐着工作，有定期锻炼	1.0			适度和偶然社交	1.0
		其他工作，有定期锻炼	0.5			极少社交	0.2
	家庭史	父母二人 60 岁以前死于冠心病	1.4			在症状出现前戒酒	0.2
		父母之一 60 岁以前死于冠心病	1.2			不饮	0.1
		父母健在（<60 岁）	1.0	脑血管疾病	收缩压(mmHg)	200	3.2
		父母健在（≥60 岁）	0.9			180	2.2
	吸烟	大于或等于 10 支	1.5			160	1.4
		小于 10 支	1.1			140	0.8
		吸雪茄	1.0			120	0.4
		戒烟（不足 10 年）	0.7		舒张压(mmHg)	106	3.7
		不吸或戒烟 10 年以上	0.5			100	2.0
	体重	超重 75%	2.5			94	1.3
		超重 50%	1.5			88	0.8
		超重 15%	1.0			82	0.4
		超重 10%以下	0.8		胆固醇浓度(mg/100ml)	280	1.5
		降到平均体重	1.0			220	1.0
肺癌	吸烟	40 支/天	2.0			180	0.5
		20 支/天	1.5		糖尿病病史	有	3.0
		10 支/天	1.1			已控制	2.5
		小于 10 支/天	0.8			无	1.0
		不吸	0.2		吸烟	吸香烟	1.2
						吸雪茄或烟斗	1.0
						戒烟	1.0
						不吸	0.8

续表 8－2

死亡原因	危险指标	测量值	危险分数	死亡原因	危险指标	测量值	危险分数
肺癌	雪茄或烟斗	≥5 次/天，吸入	1.0	肠癌	肠息肉	有	2.5
		<5 次/天，不吸入	0.3			无	1.0
		戒烟从原有危险分数中减去 0.2，再减去戒烟年数乘 0.1，但危险分数不能小于 0.2			原因不明的肛门出血	有	3.0
						无	1.0
					溃疡性结肠炎	≥10 年	4.0
慢性风湿性心脏病	心脏杂音	有	10.0			<10 年	2.0
		已用药	1.0			无	1.0
		无	1.0		每年直肠镜检	无	1.0
	风湿热	有	10.0			有	0.3
		已用药	1.0	胃癌、食管癌	胃酸过多	有	2.0
		无	1.0			每年用药	1.5
	症状或体征	无	0.1			无	1.0
肺炎	饮酒	频繁社交活动	3.0	高血压心脏病	收缩压（mmHg）	200	3.2
		适度或不饮酒	1.0			180	2.2
	肺气肿	有	2.0			160	1.4
		无	1.0			140	0.8
	吸烟	≥10 支	1.2			120	0.4
		不吸	1.0		舒张压（mmHg）	106	3.7
肺结核	X 线检查	未做	1.0			100	2.0
		阴性	0.2			94	1.3
	结核活跃	是	5.0			88	0.8
		无	1.0			82	0.4
					体重	超重 75%	2.5
						超重 50%	1.5
						超重 15%	1.0
						超重 10%以下	0.8
						降到平均体重	1.0

（三）存在死亡危险

存在死亡危险说明在某一种组合危险分数下，因某种疾病死亡的可能危险性。

存在死亡危险＝平均死亡概率×组合危险分数，即表 8－1 中的第 2 栏乘以第 6 栏，结果填入第 7 栏。例如，40～44 岁年龄组男性冠心病的平均死亡概率为 1877/10 万，某 41 岁男性的组合危险分数为 1.91，则此人冠心病的存在死亡危险＝1877×1.91＝

3585.07/10 万。也就是说，此人今后 10 年发生冠心病死亡的可能危险是 3585.07/10 万。

其他死因的存在死亡危险就是其他死因的平均死亡概率，也就是将其他死因的组合危险分数看作 1.0。

将各种死亡原因的存在死亡危险相加，并且要加上其他死因的存在死亡危险，其结果就是总的存在死亡危险。

表 8－1 中该 41 岁男子总的存在死亡危险＝3585.07＋541.5＋660.0＋22.2＋42.18＋40.4＋16.7＋111.0＋111.0＋39.2＋11.2＋1987＝7167.45。

健康评价年龄表见表 8－3。

表 8－3 健康评价年龄表

男性存在死亡危险	实际年龄最末一位数					女性存在死亡危险	男性存在死亡危险	实际年龄最末一位数					女性存在死亡危险
	0 5	1 6	2 7	3 8	4 9			0 5	1 6	2 7	3 8	4 9	
530	5	6	7	8	9	350	4510	38	39	40	41	42	2550
570	6	7	8	9	10	350	5010	39	40	41	42	43	2780
630	7	8	9	10	11	350	5560	40	41	42	43	44	3020
710	8	9	10	11	12	360	6160	41	42	43	44	45	3280
790	9	10	11	12	13	380	6830	42	43	44	45	46	3560
880	10	11	12	13	14	410	7570	43	44	45	46	47	3870
990	11	12	13	14	15	430	8380	44	45	46	47	48	4220
1110	12	13	14	15	16	460	9260	45	46	47	48	49	4600
1230	13	14	15	16	17	490	10190	46	47	48	49	50	5000
1350	14	15	16	17	18	520	11160	47	48	49	50	51	5420
1440	15	16	17	18	19	550	12170	48	49	50	51	52	5860
1500	16	17	18	19	20	570	13230	49	50	51	52	53	6330
1540	17	18	19	20	21	600	14340	50	51	52	53	54	6850
1560	18	19	20	21	22	620	15530	51	52	53	54	55	7440
1570	19	20	21	22	23	640	16830	52	53	54	55	56	8110
1580	20	21	22	23	24	660	18260	53	54	55	56	57	8870
1590	21	22	23	24	25	690	19820	54	55	56	57	58	9730
1590	22	23	24	25	26	720	21490	55	56	57	58	59	10680
1590	23	24	25	26	27	750	23260	56	57	58	59	60	11720
1600	24	25	26	27	28	790	25140	57	58	59	60	61	12860
1620	25	26	27	28	29	840	27120	58	59	60	61	62	14100
1660	26	27	28	29	30	900	29210	59	60	61	62	63	15450

续表8－3

男性存在死亡危险	实际年龄最末一位数 0/5	1/6	2/7	3/8	4/9	女性存在死亡危险	男性存在死亡危险	实际年龄最末一位数 0/5	1/6	2/7	3/8	4/9	女性存在死亡危险
1730	27	28	29	30	31	970	31420	60	61	62	63	64	16930
1830	28	29	30	31	32	1040	33760	61	62	63	64	65	18560
1960	29	30	31	32	33	1130	36220	62	63	64	65	66	20360
2120	30	31	32	33	34	1220	38810	63	64	65	66	67	22340
2310	31	32	33	34	35	1330	41540	64	65	66	67	68	24520
2520	32	33	34	35	36	1460	44410	65	66	67	68	69	26920
2760	33	34	35	36	37	1600	47440	66	67	68	69	70	29560
3030	34	35	36	37	38	1760	50650	67	68	69	70	71	32470
3330	35	36	37	38	39	1930	54070	68	69	70	71	72	35690
3670	36	37	38	39	40	2120	57720	69	70	71	72	73	39250
4060	37	38	39	40	41	2330	61640	70	71	72	73	74	43200

（四）计算评价年龄

为了使结果表达更直观，可以将总的存在死亡危险转换成相应的年龄来表达，因为年龄与死亡率之间有一定的函数关系。评价年龄是根据年龄与死亡数之间的函数关系，按个体所存在的危险因素计算的预期死亡数求出的年龄。具体的计算方法可以通过年龄别死亡率曲线拟合推断，如果有每个年龄的死亡概率则可直接估计。表 8－1 的例子，其评价年龄是查表 8－3 获得的。

健康评价年龄表左边一列是男性的总的存在死亡危险；右边一列是女性总的存在死亡危险；中间部分，最上边的一行数目是个体实际年龄的最末一位数字，余下的主体部分就是相应的评价年龄。

表 8－1 中，该 41 岁男性总的存在死亡危险为 7167.45。查表 8－3，在表左边的一列寻找，没有列出 7167.45 这个数，则找最接近 7167.45 的数。7167.45 与 6830 和 7570 都较为接近，则插入在两者中间考虑。该男子 41 岁，最末一位数字是 1，在中间部分的最上一行找到 1，在其对应的那一列中去查找评价年龄。在这一列中与 6830 对应的数是 43，与 7570 同行的数是 44，故此人的评价年龄在 43 与 44 岁之间，估计为 43.5 岁。

（五）计算可达到年龄

可达到年龄是根据已存在的危险因素，提出可能降低危险因素的措施后预计的死亡数算出的一个相应年龄。表 8－1 中的第 8 栏到第 11 栏都用于计算可达到年龄，其计算方法与评价年龄的计算方法相似。将医生建议改变的危险因素指标值填入第 8 栏；根据新指标值查危险分数转换表，将所得的危险分数填入第 9 栏，重新计算组合危险分数填入第 10 栏；用第 2 栏乘以第 10 栏得新存在死亡危险填入第 11 栏，并计算出总的新存在死亡危险；查表 8－3，所得出的年龄就是可达到年龄。如以表 8－1 为例，重新计算的总死亡危险为 3430.35，查得可达到年龄为 36 岁。

（六）计算危险降低程度

危险降低程度表示，如果根据医生的建议改变了现有的危险因素，危险能够降低多少，也即是危险降低的情况。其中，表 8－1 第 12 栏是降低的实际数量。用存在死亡危险（第 7 栏）减新存在死亡危险（第 11 栏）获得。第 13 栏阐明的是这一危险的降低量在总的存在死亡危险中所占百分比。它由每种死亡原因的危险降低量（第 12 栏）除以总存在死亡危险得到。例如，冠心病的危险降低量＝3585.07－206.47＝3378.60，危险降低百分比＝3378.60÷7167.45×100％＝47％。依此类推。

第五节　健康风险评估的应用

健康风险评估可以分为个体评价和群体评价两种。个体评价的结果可以作为健康教育的理论依据，促进个体改变不良行为与生活方式，减少危险因素，阻止疾病的发生发展。群体评价的结果可以使人了解危险因素在人群中的分布情况，作为确定疾病防治工作重点、制定防治措施的依据。其具体方法如下。

一、个体评价

个体评价主要通过比较实际年龄、评价年龄和可达到年龄三者之间的差别来进行，以较直观的方式告知被评价者现存危险因素的危害及根据建议改变危险因素后死亡危险降低的程度，增强行为干预的效果。

一般说来，评价年龄高于实际年龄，说明被评价者所存在的危险因素高于平均水平，死亡率可能高于当地死亡率平均水平。可达到年龄与评价年龄之差，说明降低危险因素后用年龄表达的死亡概率降低水平。年龄之间差值的大小一般以 1 岁为标准，大于 1 岁为大（或多），小于或等于 1 岁为小（或少）。

根据实际年龄、评价年龄和可达到年龄三者之间的关系，一般可将个体分为四种类型。

（一）健康型

健康型的个体，评价年龄小于实际年龄。例如，一位 47 岁的人，评价年龄仅 43 岁。这一类型的评价年龄小于实际年龄，说明个体危险因素较平均危险水平低，健康状况较好，47 岁的个体可能经历如同 43 岁那样的死亡率。这一类型仍有降低危险因素的可能，但由于危险因素较少，降低有限。

（二）存在危险型中的自创性危险因素类型

这一类型的个体，评价年龄大于实际年龄，并且评价年龄与可达到年龄之差大。例如，表 8－1 中的个体就属于这种类型，实际年龄为 41 岁，评价年龄为 43.5 岁，增长年龄为 36 岁。这种类型的个体的评价年龄大于实际年龄，说明个体危险因素较平均水平高。这些危险因素多是自创的，是可去除的，降低危险因素其健康状况可得到改善，死亡率有较大的降低。

（三）存在危险型中的历史危险因素类型

这一类型的个体，评价年龄大于实际年龄，但是，评价年龄与可达到年龄之差小，在 1 岁或 1 岁以内。例如，某人实际年龄为 41 岁，可达到年龄为 46 岁，评价年龄与可达到年龄之差仅为 1 岁。这种类型说明个体的危险因素主要来自病史或遗传因素，这些因素不容易改变，即使稍有改变，效果也不显著，死亡危险不可能有大的改变。

（四）少量危险型

这一类型的个体，实际年龄与评价年龄相接近，死亡过程相当于当地平均水平。个人存在的危险因素接近当地平均水平，降低危险因素的可能性有限，故可达到年龄与评价年龄也较接近。

根据上述分析，可以有针对性地对不同类型的个体采取不同的预防措施，健康教育、行为干预对第二种类型的个体作用较大。

除对上述改变所有危险因素后三种年龄之间的关系进行分析外，尚可针对某一种危险因素进行分析。例如，仅降低各种死因的吸烟这一危险因素，或仅降低超体重一项危险因素，用同样方法计算相应的可达到年龄，从评价年龄与可达到年龄之间的差值可以了解某一种危险因素对个体的影响程度。

危险因素对个体的影响程度同样可以用改变危险因素后危险降低的程度来说明。例如，表 8－1 所示结果，如果根据医生建议改变危险因素，该个体总危险可以降低 52.2％，而冠心病的危险可以降低 47％。

二、群体评价

群体评价是在个体评价的基础上进行的，一般可以进行下述几方面的分析。

（一）不同人群的危险程度

在个体评价中，根据实际年龄、评价年龄和可达到年龄三者之间的关系将被评价者分为四种类型，即健康型、存在危险型中的自创性危险因素类型、存在危险型中的历史危险因素类型、少量危险型。在进行不同人群的危险程度分析时，将属于健康型的人归为健康组；属于存在危险型，包括自创性危险因素类型和历史危险因素类型的人归入危险组；少量危险型的人属于一般组。可以根据不同人群中各种类型的人所占比重来分析哪一种人群的危险水平高，以便确定防治重点。一般而言，某人群处于危险组的人越多，这个人群的危险水平就越高。可以分析不同性别人群的危险水平，也可以分析不同职业、不同文化程度、不同经济状况人群的危险水平。从表 8—4 可以看到，某地男性人群的危险水平远远高于女性，属于危险组的人占 60%，应引起重视。

某地不同危险水平的人群构成见表 8—4，单项危险因素对男性健康状况的影响见表 8—5。

表 8—4　某地不同危险水平的人群构成

	男		女	
	人数	构成比（%）	人数	构成比（%）
危险组	40	59.70	3	3.75
一般组	24	35.82	17	21.25
健康组	3	4.48	60	75.00
合计	67	100.00	80	100.00

表 8—5　单项危险因素对男性健康状况的影响

危险因素	危险强度（岁）	危险频度（%）	危险程度（岁）
吸烟	1.74	85.07	1.48
饮酒	1.47	41.49	0.61
接触农药	0.77	43.28	0.33
接触毒药	1.48	19.40	0.29
体重超重	0.23	16.42	0.04
肝炎	0.28	8.96	0.03

（二）危险因素的属性

大多数与人群疾病有关的危险因素属于行为和生活方式，是人为造成的，这一类危险因素也可以人为控制。可以计算处于危险型的人群中历史危险因素类型与自创性危险因素类型的人所占比重来分析人群中的危险因素是否可避免，以便有针对性地采取相应措施来提高人群的健康状况。

（三）单项危险因素对健康状况的影响

为了有针对性地制定预防措施，可以分析各种危险因素对健康的危害情况，看哪一种危险因素对当地人群影响最大。其分析方法是将各个体扣除某一项危险因素后所计算的增长年龄与评价年龄之差的均数作为单项危险强度。同时将这一单项危险因素在调查人群中所占的比重作为危险频度，危险强度×危险频度=危险程度，用危险程度的大小来反映危险因素对健康状况的影响。例如，表 8—5，去除吸烟这一危险因素后，各个体的可达到年龄与评价年龄之差的均数是 1.74 岁，而在被调查的人群中，吸烟者所占比重为 85.07%，因而，吸烟的危险程度=1.74×85.07%=1.48 岁。饮酒的危险强度是 1.47 岁，危险频度为 41.49%，危险程度=1.47×41.49%=0.61 岁。余此类推。从表 8—5 可以看到，某一项危险因素对整个人群健康状况影响的大小，不但与它对具体个体影响的大小有关，还与它在人群中影响的范围有关。有些因素虽然对个体影响很大，但受这一因素影响者有限，它对整个人群来说影响并不严重。反之，有些因素对个体影响并不十分严重，但受其影响的人很多，它也就是值得注意的因素了。

通过对不同人群的危险程度进行分析，可以发现应该加以干预的重点人群；通过对危险因素属性进行分析，有助于我们制定针对不同人群的疾病干预措施；而通过对单项危险因素影响进行分析，有助于我们确定重点干预的危险因素。总之，对健康危险因素的群体评价，有助于疾病控制工作的开展。

三、其他应用

除用于个体评价及群体评价外，近年来，健康风险评估方法还被广泛应用于人群健康管理和疾病管理；除用于一般人群的危险因素评价外，也用于职业危害的评价，甚至用于健康保险领域。

总之，健康风险评估作为一种预防疾病的技术，简便易行，结果直观，有利于进行健康教育，可以促使个体改变不良行为和生活方式，可以有针对性地对人群倡导有利于健康的行为和生活方式，为消除各种危险因素提供科学依据，故值得推行。

思考题：

1. 开展健康风险评估需要收集哪些资料？可采用哪些方法收集？
2. 健康风险评估技术对于疾病预防和控制有什么意义？
3. 健康风险评估方法如何应用于社区卫生服务之中？

（高博）

第九章　健康状况评价

第一节　健康状况评价概述

一、健康状况评价的概念

健康状况评价（evaluation of health status）是通过研究分析人群的健康水平及其发展变化，来探讨人群中存在的主要健康问题，筛选影响人群的健康水平及其发展变化的主要因素，评估各种健康计划、方案、措施的效果。健康状况评价主要采用一些客观指标，如总和生育率、发病率、死亡率、吸毒率等。健康状况评价本身又可对卫生工作的成效进行衡量，在医学的各个领域得到广泛应用，如用于确定一个地区或国家的卫生工作重点，为制订卫生计划和采取卫生措施提供依据，用于反映方案成本-效果分析的效果，用于反映临床治疗方法的效果以及患者的预后。

随着医学模式的转变，反映群体健康状况的指标发生了很大变化。直至 19 世纪末，测量人群的健康状况一般以生命统计为基础，把与死亡相关的指标作为其主要内容。到 20 世纪初，许多新的健康问题伴随着工业化的迅猛发展陆续出现，人群健康状况评价的指标从死亡扩展到疾病，但最初仅用于传染病，后来逐渐扩展到慢性病。以疾病、死亡为主要内容的群体健康评价被称为传统健康评价。它具有的三个重要特征参见本书第二章。

传统健康评价的内容不能满足现代医疗卫生事业发展的需要，其缺陷日益明显，因此学者提出了“扩大疾病”和“整体健康”的概念。“扩大疾病”考虑了疾病所产生的后果，如残疾，但是这并未脱离负向健康模式。“整体健康”（integrative health）打破了疾病与死亡的概念，把健康状况看成一个复杂现象，认为从完全健康到死亡为一个连续变化的过程，其评价内容包含正向指标和负向指标，测量健康的单位从例数扩展到时间和经济单位。表 9-1 为整体健康指标与传统健康指标的主要区别。

表 9－1　整体健康指标与传统健康指标的主要区别

	整体健康指标	传统健康指标
参考概念	整体健康	疾病或死亡
测量现象数	多种	一种
权重系数	使用	未使用
测量单位	功能、时间、经济单位	例数

二、健康状况评价的内容

（一）人口学指标

人口学指标指反映群体的数量、结构及其变化与群体素质方面的指标，由静态人口、动态人口和人口素质构成。静态人口包括人口数量和人口构成，动态人口主要指出生、死亡所导致的自然变动以及迁入、迁出所导致的社会变动。较重要的人口学指标有人口数量、年龄及性别构成、出生率、总和生育率、人口自然增长率、成人识字率等。这些指标主要通过人口调查来获得。

（二）生理学指标

生理学指标是指性别、年龄、生长发育、遗传和代谢等反映人的生物学特征的指标，它也是生物医学研究的主要内容，主要包括生长发育、行为发展和群体营养状况三个部分，其中生长发育指标尤其重要。用于群体健康评价的比较重要的指标有年龄别低体重和低身高百分比、身高别低体重百分比、新生儿低体重百分比、每日平均摄入热量等。这些指标多由实验室检查和人体测量获得。

（三）心理学指标

心理学指标指反映人们心理特征的指标，主要包括性格、智力和情绪三方面的内容。心理学指标是评价群体健康的重要指标，但由于测量性格、智力和情绪的过程复杂，所以在群体健康评价中较少使用。有学者提议用相对容易获得的自杀率、青少年犯罪率、青少年吸烟（毒）率等指标来反映人群的心理健康状况。

（四）生存健康指标

生存健康指标是指反映人们在生存过程中健康水平低下（主要指患病）或直接受到损害的一些指标，包括疾病频率、疾病构成、疾病严重程度和伤残指标，它们也是生物医学研究的主要健康状况指标。其中较重要的指标有发病率、患病率、疾病构成比、因病（伤）休工（休学）人数、残疾率等。这些指标多通过疾病登记和健康调查获得。

（五）生命长度指标

生命长度指标是指反映人们生存时间长度或生命持久能力的指标，包括死亡率、死亡原因和期望寿命三个部分，它们是传统的且研究较深入的指标。具代表性的指标包括总死亡率、年龄别死亡率、婴儿死亡率、死因构成比、平均期望寿命、减寿年数等。这些指标多通过死亡统计或死亡调查获得。

（六）社会学指标

社会学指标反映人群健康的社会方面，涉及人们在社会生活中所接触的与其身心健康发展有关的各个方面，主要包括社会经济发展、社会结构、生活模式等方面的指标。这些指标被认为是健康状况的相关或间接指标。其中具有代表性的指标包括 GNP、人均国民收入、职业构成、消费水平、消费结构、恩格尔系数、基尼系数等。社会学指标主要通过社会统计与人口调查获得。

知识拓展：

中国的基尼系数

基尼系数（Gini coefficient）是 20 世纪初意大利经济学家基尼根据劳伦茨曲线提出的用于判断居民收入分配公平程度的指标。其取值介于 0 到 1 之间，越接近 0 表明收入分配越趋于平等，反之，收入分配越趋于不平等。按照国际一般标准，基尼系数 0.4 以上表示收入差距较大，当达到 0.6 时，表示收入悬殊。

根据国家统计局给出的我国 2003 年至 2012 年的基尼系数官方数据：2003 年为 0.479，2006 年为 0.487，2008 年为 0.491，2009 年为 0.490，2012 年为 0.474，表明我国在 2003 年至 2012 年，基尼系数先是逐步扩大，后又略有缩小的趋势。

三、选择健康状况评价指标的原则

在具体进行人群健康状况评价时，不可能也无必要把上述各方面的指标全部选入，选择健康状况评价指标的原则如下。

（一）目的原则

目的原则是指应针对具体问题选择相应的指标。如做群体评价时，可以在每一个方面选取有代表性的指标或设法把多方面的指标转换成一个或者少数几个综合指标；描述负向健康时，可以选择疾病指标和死亡指标。

（二）公认原则

公认原则是指应选择社会公认的指标，即那些有科学依据、常被权威机构或专家使用的指标。目前在不同地区、国家乃至世界范围内评价人群健康状况时常使用的指标有平均期望寿命、出生率、总死亡率、婴儿死亡率、传染病发病率、慢性病患病率、儿童营养状况、成人识字率、安全用水普及率等。

（三）可行性原则

可行性原则是指应选择容易获得的指标。许多健康指标，如慢性病发病率、人群的智力结构、人群的行为能力等的确很好，但很难获得，因此其使用范围有限。相反，人均国民收入、职业构成比、消费水平、消费结构等社会经济方面的指标以及与死亡有关的指标容易获得，应用相当广泛。

（四）敏感性原则

敏感性原则是指应选用对健康状况的变化具有一定敏感度的指标。如在死亡水平极低的情况下，选用死亡率作为群体健康状况评价指标就无法充分显示健康水平的变化，此时应考虑选用健康寿命年等其他指标。

第二节　健康状况评价的指标体系

一、人口学指标

（一）人口数量

人口数量指在一定时点与地理范围内，人口的绝对数量与相对数量。评价人口数量应以社会经济与卫生事业的发展为依据。人口数量过多，导致社会资源相对不足，不利于提高人群的身体素质和文化素质。常用于评价人口数量的指标包括时点人口数（多用年初、年中和年末人口数）、时期人口数（多用年平均人口数）、人口密度。

（二）性别构成

性别构成主要反映群体中男女的构成状况，有两种表示方法：①性别百分比，指群体中的女性人口或男性人口所占的百分比。②性比例，指以女性人口数为 1 或 100 时的男性人口数。不同年龄的性比例不同。出生时的性比例在 105～106 之间，称为婴儿性比例稳定值。年龄越大，性比例越小。低年龄组男多于女，婚龄时的性比例一般在 100 左右，高年龄组女多于男。

（三）年龄构成

年龄构成是指各年龄组的人口数占总人口数的比重。一定时间断面上的人口年龄构成，是过去一段长时间内人口出生、迁移和死亡的结果，是影响人口出生和生育水平的重要因素，是未来一段时间内人口出生和死亡的依据，它同时也是评价群体健康的经典指标。由于各年龄的生理、心理、疾病、死亡和社会功能等均不同，各年龄的健康状况有所不同。常用于评价人群健康状况的年龄构成指标如下。

1. 老年（或少年儿童）人口系数

老年人口系数指 65 岁及以上的老年人口在总人口中所占的比例。少年儿童人口系数指 14 岁及以下的少年儿童人口在总人口中所占的比例。

2. 老少比例（老年少年儿童比例）

老少比例指 65 岁及以上的老年人口数与 14 岁及以下的少年儿童人口数之比。

3. 负担系数

负担系数指非劳动力人口数与劳动力人口数的比值。非劳动力人口一般指 14 岁及以下的少年儿童人口和 65 岁及以上的老年人口，劳动力人口指年龄在 15～64 岁的人口。负担系数包括总负担系数、少儿负担系数与老年负担系数。各种负担系数的计算公式如下：

$$\text{总负担系数}=\frac{14\text{ 岁及以下少儿人口数}+65\text{ 岁及以上老年人口数}}{15\sim 64\text{ 岁劳动力人口数}}\times 100\%$$

$$\text{少年儿童负担系数}=\frac{14\text{ 岁及以下少儿人口数}}{15\sim 64\text{ 岁劳动力人口数}}\times 100\%$$

$$\text{老年负担系数}=\frac{65\text{ 岁及以上老年人口数}}{15\sim 64\text{ 岁劳动力人口数}}\times 100\%$$

表 9－2 列出了我国不同时期人口的年龄构成指标，反映了我国人口年龄结构的变化。

表 9－2　我国不同时期人口的年龄构成指标（%）

年龄构成指标	时间				
	1964 年	1982 年	1990 年	1999 年	2010 年
少年儿童人口系数	40.7	33.6	27.7	23.9	16.6
老年人口系数	3.5	4.9	5.6	7.6	8.9
老少比例	8.7	14.5	20.1	31.9	53.4
少年儿童负担系数	73.0	54.6	41.5	35.0	22.3
老年负担系数	6.4	7.9	8.4	11.2	11.9
总负担系数	79.4	62.6	49.8	46.1	34.2

4. 人口金字塔

人口金字塔用条形图来表示人口的性别和年龄结构。通过人口金字塔，可以看出各年龄组的男性人口数和女性人口数及其构成，可以分析出过去几十年人口的出生和死亡情况以及将来几十年的人口发展趋势。根据塔形，人口金字塔主要包括以下三种类型：

（1）增长型。塔底宽顶尖，表明年轻人口所占的比重大，人口出生率、死亡率非常高，平均期望寿命短，反映人群的健康状况较差。

（2）稳定型。塔身和塔底的宽度基本接近，塔尖逐渐收缩，表明除老年组外，其他各年龄组的人数相差不大，反映人群的健康状况较好。

（3）缩减型。塔底窄、塔身宽，表明年轻人较少，中年人所占的比重大，反映人群的健康状况介于增长型与稳定型之间。

（四）社会构成

社会构成是指人群文化、职业、婚姻、经济等社会特征的构成。文化构成可反映一个地区或一个国家的文化教育状况，是影响人群健康状况的主要因素之一，常用的指标包括成年人文盲率、成年人识字率、初等教育与高等教育就学率等。职业的划分通常是以在业人口的工作性质为依据，按照劳动性质又可分为脑力劳动者和体力劳动者两类。

（五）人口出生与生育

人口生产和再生产的评价指标主要包括反映出生的出生率，反映生育水平的一般生育率、年龄别生育率、总和生育率和终生生育率，反映人口更替水平的净再生育率与粗再生育率等。常用的评价指标及其意义列于表 9-3。

表 9-3　常用的出生与生育评价指标

指标	计算方法	意义及说明
出生率	$\frac{\text{同年活产总数}}{\text{某年平均人口数}}\times 1000‰$	粗略反映人口的生育水平，但受人口性别、年龄构成的影响大
一般生育率	$\frac{\text{同年活产总数}}{\text{某年育龄妇女数}}\times 1000‰$	育龄妇女指年龄为 15～49 岁的妇女
年龄别生育率	$\frac{\text{同年该年龄组妇女活产数}}{\text{某年某年龄组育龄妇女数}}\times 1000‰$	一般 20～29 岁妇女生育率高，30 岁以后生育能力逐渐下降
总和生育率	年龄别生育率之和×年龄组距	反映某一年度平均每个妇女经过整个育龄期可能生育的子女数，不受人口性别、年龄构成的影响
终生生育率	$\frac{\text{某批超过育龄期的妇女生育子女的总数}}{\text{同批超过育龄期妇女数}}$	表示平均每个妇女一生中实际生育的子女数，反映实际的生育水平
粗再生育率	总和生育率×出生中女婴比重	小于 1，人口将减少；等于 1，人口将处于原有规模的更替水平；大于 1，人口将增多
净再生育率	出生中女婴比重×Σ（年龄别生育率×年龄别妇女生存率）	意义同粗再生育率

（六）人口自然增长率

人口自然增长率反映人口的自然增长情况，它表示一定时期内人口出生人数与死亡人数之差和年平均人口数之比，即人口出生率减人口死亡率。该指标能较好地说明由出生和死亡的作用导致的人口数量变化，在一定程度上可反映人口健康水平。社会发展到一定阶段，人口自然增长率会趋向稳定的低水平。不同的人口自然增长率，其健康意义有所不同。一般而言，出生率稳定、死亡率上升、人口自然增长率下降时，表明人群的健康状况不佳；出生率上升、死亡率下降、人口自然增长率上升时，表明人群的健康状况一般；出生率稳定、死亡率下降、人口自然增长率上升时，表明人群的健康状况好；出生率下降、死亡率稳定、人口自然增长率下降时，表明人群的健康状况好。

通过长期观察人口的出生率与死亡率，纵观世界各国的人口发展趋势，发现人口自然增长率的变化趋势为：由高出生高死亡向低出生低死亡转变。据此，人口自然增长率分为四种类型：高出生高死亡、高出生低死亡、低出生高死亡、低出生低死亡。

1949 年新中国成立以来，我国人口自然增长率总体呈下降的趋势，但同时存在人口增长的两次高峰（如图 9－1 所示），1957 年人口自然增长率为 23.23‰，1965 年为 28.38‰，形成了第一个高峰，以后逐步下降，到 20 世纪 80 年代晚期有所回升，形成了另一个小高峰，1995 年下降到 10.55‰，2000 年下降到 7.58‰，2012 年下降到 4.95‰。

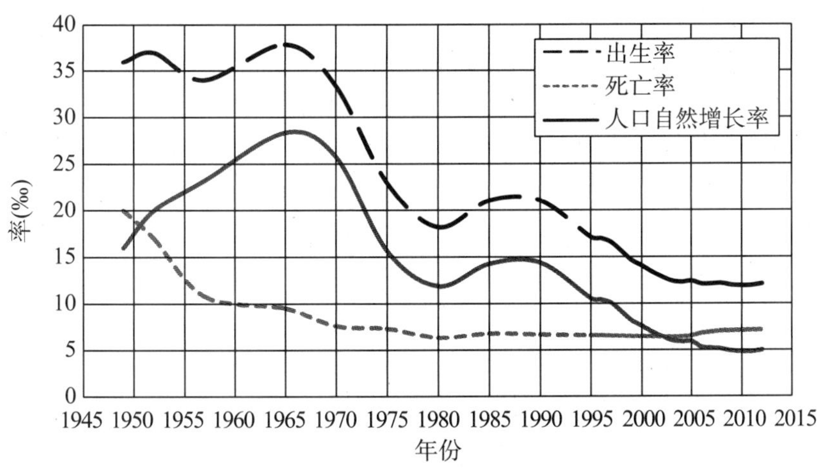

图 9－1　我国近 60 年来的人口自然增长率的变化

（七）人口素质

1. 思想道德素质

思想道德观念是衡量人口素质的重要方面之一，它是个体对待国家、社会、民族和他人的态度和行为，是人们在处理社会关系时的指导思想和道德规范。每个人都是一定社会和一定阶层的成员，必然要受到一定思想道德观念的教育和影响。受不同思想道德观念的支配，社会个体行为的积极性不同，从而在个体素质上呈现出差异。

2. 文化素质

文化素质指人们对自然界、社会、人类自身的科学认识，是人类改造客观物质世界的各种技术、能力的总称。实际上，文化素质主要体现在人们对科学研究成果的掌握与运用以及自身所积累的各种经验等方面。

3. 身体素质

人口学上通常用体力和精力状况、健康状况、生命力与寿命来反映人口的身体素质。体力是指存在于肌肉及相关组织中的人体活动能力。精力即精神力，是人情绪心理的综合反映。该处的健康状况，既指人的身体运转能力，又指机体抵抗疾病的能力。生命力与寿命从时间角度来衡量人口素质。生命力表示生存能力或生命持久的能力。寿命是生命力达到最大的时间期限，是生命力的最终结果。

人口素质可以用生命素质指数（physical quality of life index，PQLI）和美国社会健康协会指标（American social health association，ASHA）等进行评价。

二、生长发育指标

（一）生长发育指标体系

儿童、青少年的生长发育水平和特征是人群健康状况的一个重要组成方面，同时也反映了一个国家的经济、文化教育、医疗卫生保健事业的发展状况。生长发育指标体系主要包括体格发育指标、体能发育指标和心理行为发育指标三个方面。

（1）体格发育指标包括身高、体重、胸围、腹围、坐高、体质指数（BMI）等。

（2）体能发育指标。体能分为健康相关体能和运动相关体能，前者用生理功能指标反映，后者用运动能力指标反映。生理功能指标包括肺活量、握力、背肌力等。运动能力主要通过相应的运动成绩来体现，这些运动包括力量、耐力、速度、灵敏、柔韧、协调和平衡能力等方面，常用指标有俯卧撑、引体向上、仰卧起坐、短跑、长跑、坐位体前屈等。

（3）心理行为发育指标包括认知能力指标、情绪状态指标、个性发育指标和社会适应能力指标。认知能力指标主要包括感知能力、记忆能力、注意能力、思维能力和执行功能。情绪状态指标主要指不良情绪状态，如焦虑、抑郁、恐惧、偏执等。个性发育指标有兴趣、理想、性格、气质等。社会适应能力指标有社交能力、人际关系能力等。

（二）生长发育评价方法

生长发育评价既可针对个体也可针对群体，主要内容包括四个方面：生长发育水平、生长发育速度、发育匀称程度和体质综合评价。由此建立的评价方法非常多，主要包括离差评价法（等级评价法、曲线图法）、百分位数法、评价生长发育速度的年增长值和年增长率、相关回归法，以及指数法和发育年龄评价法等。单独一种方法并不能实现对生长发育的全面评价。在实际运用中，需要针对具体的评价目的分别选择适宜的方法，必要时进行组合。

1. 离差评价法

离差评价法是以指标的均数为基准、标准差为离散距，制定划分有若干等级的生长发育评价标准。制定生长发育评价标准时需要的指标均数和标准差要通过大规模的正常儿童青少年的横断面调查获得。评价时，将评价对象的指标实测值与该评价标准进行对比，从而评判其生长发育情况。表 9－4 为离差评价法生长发育等级划分标准。

表 9－4　离差评价法生长发育等级划分标准

等级	五等级	七等级
优等	—	$>\bar{x}+2s$
上等	$>\bar{x}+2s$	$\bar{x}+s\sim\bar{x}+2s$
中上等	$\bar{x}+s\sim\bar{x}+2s$	$\bar{x}+0.5s\sim\bar{x}+s$
中等	$\bar{x}-s\sim\bar{x}+s$	$x-0.5s\sim x+0.5s$
中下等	$\bar{x}-2s\sim\bar{x}-s$	$\bar{x}-s\sim\bar{x}-0.5s$
下等	$<\bar{x}-2s$	$x-2s\sim\bar{x}-s$
差等	—	$<\bar{x}-2s$

（1）等级评价法。评价时将评价对象的某指标实测值与发育评价标准中该指标的同年龄同性别的发育等级标准进行比较，以评定其发育等级。评价群体时，先评定群体中每位个体的发育等级，再统计各发育等级的人数占总人数的百分比，如常用的年龄别低体重百分比、年龄别低身高百分比和身高别低体重百分比等。

1）年龄别低体重百分比：指年龄别低体重的儿童数在同年龄、同性别的儿童总数中所占的百分比。该指标可反映自出生以来的营养情况。年龄别低体重一般指体重低于同年龄、同性别的标准体重（均值）减两倍标准差或中位数减两倍标准差。

2）年龄别低身高百分比：指年龄别低身高的儿童数在同年龄、同性别的儿童总数中所占的百分比。该指标可反映儿童生长发育是否迟缓，也即慢性营养不良。年龄别低身高一般指身高低于同年龄、同性别的标准身高（均值）减两倍标准差或中位数减两倍标准差。

3）身高别低体重百分比：指身高别低体重的儿童数在同身高、同性别的儿童总数中所占的百分比。该指标可反映儿童是否消瘦，也即急性营养不良。身高别低体重一般指体重低于同身高段、同性别的标准体重（均值）减两倍标准差或中位数减两倍标准差。

（2）曲线图法。该法先将男女各个年龄组某发育指标的 $\bar{x}$、$\bar{x}\pm 1s$、$x\pm 2s$ 的值分别标在坐标纸上，连成五条标准曲线（指标为纵轴，年龄为横轴）。标准曲线的绘制需要分男女。评价个体时，可将评价对象的指标实测值点在相应位置把连续几年的测量值连成线，与标准曲线比较能反映该评价对象的生长现状和发育趋势。评价群体时，可将评价群体各年龄组的指标均值曲线与同年龄、同性别的标准均值曲线比较。

2. 百分位数法

百分位数法是以某指标的第 50 百分位数（P_{50}）为基准，以其余百分位数（包括 P_3、P_5、P_{10}、P_{25}、P_{75}、P_{90}、P_{95}、P_{97}）为离散距来制定生长发育标准。百分位数法有表、图两种形式。将年龄别身高曲线图与体重和 BMI 等相应图相结合，是目前国内外常用的生长发育评价标准制定方式。根据百分位数划分的发育等级：P_3 以下为下等，$P_3\sim P_{25}$ 为中下等，$P_{25}\sim P_{75}$ 为中等，$P_{75}\sim P_{97}$ 为中上等，P_{97} 以上为上等。

评价个体时，将评价对象的指标实测值与发育评价标准中该指标的同年龄、同性别的相应指标进行比较，根据其所处的百分位数来评定发育情况。评价群体时，按上法在对群体中每个个体评价的基础上，再统计各发育等级的人数及其所占的比例。

3. 相关回归法

相关回归法是利用回归方程式和估计标准差来评价生长发育情况的方法。该法先依据大量的儿童发育资料得到均值、标准差和相关系数，然后通常以身高为自变量，体重、胸围等指标为因变量，得出回归方程式，并计算出估计标准差，依据各个方程式计算出与身高相应的体重、胸围等指标的计算值，然后将这些计算值统一编制成相关回归表。

相关回归法主要用于评价生长发育水平和发育匀称程度。评价时，首先找到与评价对象的年龄、性别相对应的相关回归表，根据身高实测值可确定身高发育水平（见等级评价法），再将评价对象的体重、胸围实测值（Y）与相关回归表中该身高组相应的估计体重、胸围（$\hat{Y}$）进行比较，从而可算出发育匀称度（R）。发育匀称度的计算公式如下：

$$R=\frac{Y-\hat{Y}}{S_{xy}}$$

式中，$|R|<1$，发育匀称；$|R|\geqslant 1$，发育不匀称。

4. 生长速度评价

常用身高年增长值与身高年增长率来反映生长速度。身高年增长值是由群体两连续年龄组的身高均值相减得到，如将 10 岁组与 9 岁组的身高均值相减就得到 9 岁组的身高年增长值。身高年增长率是将身高年增长值除以身高基数。身高年增长率的计算公式如下：

$$V_t(\%)=\frac{H_{t+1}-H_t}{H_t}\times 100\%$$

式中，V_t（%）：身高年增长率；H_t：前一岁组的身高均值（身高基数）；H_{t+1}：后一岁组身高均值。

5. 指数法

指数法是根据身体各部分的比例关系，利用一定的数学公式，将两项或多项指标结合起来转化成指数进行评价。常用的指数有三类：反映体型的指数、反映营养状况的指数和反映生理功能的指数。

（1）反映体型的指数。

1）身高体重指数：又称克托莱（Quetelet）指数，表示单位身高的体重，反映了人体的充实度。其计算公式为：

$$身高体重指数=\frac{体重\ (kg)}{身高\ (cm)}\times 100\%$$

2）身高胸围指数：反映胸廓的发育状况，也可从横截面反映躯干体型。其计算公式为：

$$身高胸围指数=\frac{胸围（cm）}{身高（cm）}\times 100\%$$

3）劳累尔（Rohrer）指数：是人体骨骼、肌肉、脂肪、内脏器官发育的综合体现，反映人体单位体积充实度。其计算公式为：

$$劳累尔指数=\frac{体重（kg）}{身高（cm）^3}\times 10^7$$

其他反映体型的指数还有身高坐高指数、腰臀围比、肩盆宽指数和腰围身高比等。

（2）反映营养状况的指数。反映体型的一些指数如身高体重指数、身高胸围指数、劳累尔指数等也是反映营养状况的指数。目前广泛应用的反映营养状况的指数为体质指数（body mass index，BMl）。其计算公式为：

$$BMI=体重（kg）/身高（m）^2$$

知识拓展：

BMI

2000 年国际肥胖特别工作组提出了亚洲成年人 BMI 的正常范围为 18.5～22.9，BMI<18.5 为体重过轻，BMI≥23.0 为超重，BMI 的范围在 23.0～24.9 为肥胖前期，BMI 的范围在 25.0～29.9 为Ⅰ度肥胖，BMI≥30.0 为Ⅱ度肥胖。

2002 年我国原卫生部《中国成人超重和肥胖症预防控制指南》给出了判断我国成人超重和肥胖的 BMI 推荐范围：24.0≤BMI<28.0 为超重，BMI≥28.0 为肥胖。

（3）反映生理功能的指数。反映生理功能的指数主要包括体重握力指数、体重背肌力指数、身高肺活量指数和体重肺活量指数。前两个指数以单位体重方式显示（前臂）握力和（腰背部）背肌力，后两个指数反映肺通气能力的大小。它们的计算公式分别为：

$$体重握力指数=\frac{左右手平均握力（kg）}{体重（kg）}$$

$$体重背肌力指数=\frac{背肌力（kg）}{体重（kg）}$$

$$身高肺活量指数=\frac{肺活量（ml）}{身高（cm）}$$

$$体重肺活量指数=\frac{肺活量（ml）}{体重（kg）}$$

6. 发育年龄评价法

发育年龄评价法（developmental age appraisal）指依据某些身体形态与生理功能指标以及第二性征的发育水平及其正常变异来制成标准年龄，用以评价个体的发育状况。目前常使用四种发育年龄：形态年龄、第二性征年龄、齿龄与骨龄。

形态年龄指用某种形态指标制成标准年龄来反映个体的发育状况，最常用身高年龄与体重年龄。第二性征年龄常用的指标包括女孩的乳房、腋毛、阴毛，男孩的喉结、变声、腋毛、阴毛和睾丸容积等，它仅限于青春期少年的发育评价。齿龄是按照儿童牙齿的发育顺序制成标准年龄，用以反映个体的发育状况。骨龄是根据儿童少年的骨骼钙化程度与骨发育标准作比较来进行评价，它能精确地反映出个体的发育水平与成熟程度，在发育年龄中应用最为广泛。

三、疾病与残疾指标

疾病是健康的负向状态，它直接反映人健康状况受到损害的情形。很多疾病虽然不会直接导致死亡，但在短期或长期时间内给患者的精神和身体带来痛苦，影响正常生活和劳动。疾病危害人类健康的严重程度主要表现在疾病的种类及其发生频度、患病的时间长短、影响劳动力的程度、防治效果以及因病死亡状况等几个方面。

（一）疾病分类与疾病评价指标

疾病分类是按一定的分类标准把各种病伤先分成若干大类，再将大类分成小类，分类后各小类包括相应的病伤，且各小类之间不能相互重叠，不应出现某一种疾病无类可归或可归数类的现象。现代医学多以疾病的病理解剖为基础，根据病因、部位、病理改变和临床表现这四个主要特征对各种疾病进行命名与分类。目前多采用国际疾病分类（international classification of diseases，ICD）第10次修订本（ICD-10）对疾病进行分类。

疾病评价包括发病水平、患病水平、治愈和病死水平以及疾病和残疾构成。疾病评价与残疾评价的常用指标列于表9-5。

表9-5　疾病评价与残疾评价的常用指标

分类	指标	计算方法	说明
疾病频度	发病率	$\frac{\text{某时期内新发病例数}}{\text{同时期平均人口数}}\times$比例基数	时期常用1年，可用%、‰、1/万表示
	患病率	$\frac{\text{某时点（期）病例数}}{\text{同时点（期）平均人口数}}\times$比例基数	病例包括新、旧病例
疾病严重程度	治愈率	$\frac{\text{治愈人数}}{\text{接受治疗人数}}\times 100\%$	表明疾病的疗效
	某病死亡率	$\frac{\text{某时期内某病死亡数}}{\text{同期平均人口数}}\times$比例基数	即死亡专率，一般以1/万表示
	某病病死率	$\frac{\text{某时期因某病死亡数}}{\text{同期患该病人数}}\times 100\%$	常用%表示
	因病（伤）休工（休学、卧床）率	$\frac{\text{某时期因病（伤）休工（休学、卧床）例数}}{\text{同期平均人口数}}\times 100\%$	还可用每人每年休工（休学、卧床）天数来表示
疾病构成	构成比	$\frac{\text{某种（类）疾病例数}}{\text{疾病总例数}}\times 100\%$	根据构成比大小可排出疾病顺位
残疾指标	残疾患病率	$\frac{\text{残疾患病数}}{\text{调查人口数}}\times$比例基数	残疾数据常需通过调查获得
	残疾构成	$\frac{\text{某种类残疾数}}{\text{残疾总数}}\times 100\%$	

（二）残疾的概念与分类

1. 残疾的概念

残疾是疾病的后果之一。2008年我国修订后的《残疾人保障法》将残疾人定义为："残疾人是指在心理、生理、人体结构上，某种组织、功能丧失或者不正常，表现正常活动的全部或部分丧失正常方式从事某种活动能力的人。"残疾具体表现在以下几方面：

（1）慢性损害（chronic condition/impairments）：为最常见的残疾标志，它主要表现为机体组织器官的缺陷或功能的丧失，通常是机体长期的、慢性的、不可恢复的损害或情形，如听力障碍、关节炎、消化不良、慢性瘘等。

（2）功能受限（function limitation）：指与慢性疾病或残疾相关的行为，如糖尿病所导致的视力受损和行走障碍。感觉受限和行动受限是最常见的功能受限，感觉受限有听力障碍、视觉障碍、语言障碍，行动受限有行走、爬楼梯、举重物受限。

（3）角色受限（activity limitation）：一般指特定年龄人群的正常或主要角色活动受到限制，这些角色活动包括6岁以下儿童的正常玩耍，6～17岁青少年的学习能力，18～64岁人群的工作、劳动或做家务的能力，65岁及以上老年人群的独立生活能力（如洗澡、穿衣、进食、购物以及其他自我照料的能力）。

2. 残疾的分类

2001年5月22日，世界卫生组织出版了《国际功能、残疾和健康分类》（ICF），ICF是世界卫生组织在个体和人群水平上测量健康和残疾的框架结构，认为每个人都可能经历健康的递减，也即经历残疾，残疾是对病损、活动受限和参与能力限制的概括性术语。病损是指身体功能和结构出现的问题，如一种显著的偏差或丧失。活动受限是指个体在进行活动（任务和行动）时可能存在的困难。参与能力限制是指个体投入生活情境中可能经历的问题。例如，手指的断裂为病损，结果是精细运动功能障碍，此为活动受限，而所导致的参与能力限制与个体的特定社会生活环境有关，如一位钢琴家可能会因此面临失业。

四、死亡指标

死亡标志着生命的结束，是健康的彻底消失，它既是一种生物学现象，又是一种社会现象。在不同的社会制度以及不同的生产力发展条件下，死亡的水平及其原因有所差异。由于死亡容易判断，较少受到技术条件的限制，因此死亡指标作为群体健康状况评价指标，使用最为广泛、最为悠久。目前大多数国家和地区都建立了死亡登记报告制度，因而死亡指标较易获得。

（一）死亡水平

1. 总死亡率

总死亡率是指每年每千人的死亡数，它是人群死亡水平的总度量，在一定程度上可反映人群的健康水平。总死亡率为低优指标，即其值越低，表示人群的健康状况越好，反之，则健康状况越差。近几十年来，我国的总死亡率呈稳步下降趋势，已经从 1949 年的 20‰，下降到 20 世纪 80 年代的 7‰以下，以后一直维持在一个较低水平（如图 9－1 所示）。总死亡率的计算公式如下：

$$总死亡率=\frac{某年死亡总人数}{同年平均人口数}\times 1000‰$$

2. 年龄别死亡率

年龄别死亡率是指某年龄组每年每千人的死亡数，常用千分率来表示。死亡率随年龄不同而有所变化，一般来讲，从出生到儿童期，年龄越小，死亡率越高，儿童期以后则年龄越大，死亡率越高。由于低年龄组的死亡变化比高年龄组大得多，因此低年龄死亡率是较敏感的健康指标。不同年龄的死亡反映的人群健康意义有所不同。低年龄死亡占总死亡的比例高，表明群体的健康状况差，特别是婴儿死亡对平均期望寿命的影响较大。高年龄死亡，尤其是平均期望寿命以上的死亡占总死亡的比例高，则表明群体的健康状况好。年龄别死亡率的计算公式如下：

$$年龄别死亡率=\frac{某年某年龄组的死亡人数}{同年该年龄组平均人口数}\times 1000‰$$

3. 婴儿死亡率

婴儿死亡率是指一年中不满周岁的婴儿死亡数占同年活产总数的千分比。其计算公式如下：

$$婴儿死亡率=\frac{某年不满周岁婴儿死亡数}{同年活产总数}\times 1000‰$$

婴儿死亡率能较好地衡量人群的健康状况，对评价医疗卫生、妇幼保健和社会经济状况较为敏感。婴儿越小，死亡率越高，新生儿死亡约占婴儿死亡的一半，而出生后 7 天内的死亡约占新生儿死亡的一半。图 9－2 为我国监测地区 1991—2012 年婴儿死亡率的变化趋势，可以看出近二十年间我国婴儿死亡率总体呈下降趋势，尤其是农村地区下降明显，但农村地区婴儿死亡率明显高于城市地区，2012 年农村地区婴儿死亡率为 12.4‰，而城市地区为 5.2‰。

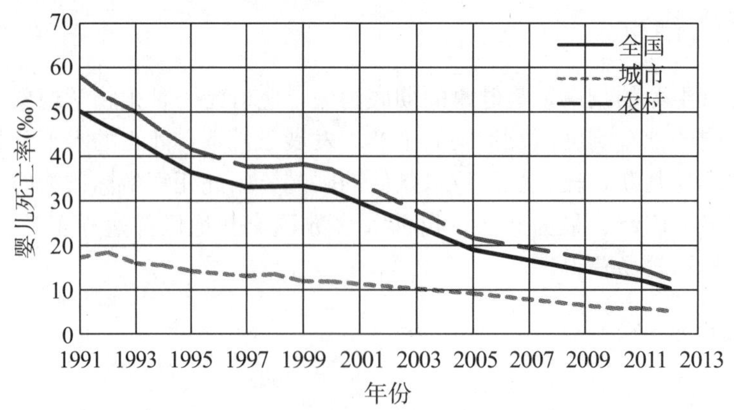

图 9－2　1991—2012 年我国监测地区城市、农村婴儿死亡率

4. 5 岁以下儿童死亡率

由于新生儿死亡占婴儿死亡的很大一部分（一般占 50%以上），他们从出生到死亡的时间非常短，还没有机会享受保健服务，因此婴儿死亡率在一定程度上不能反映儿童保健工作状况，所以一般用 5 岁以下儿童死亡率来说明妇幼保健工作的情况。5 岁以下儿童死亡率的计算结果反映 5 岁以下儿童的死亡概率。但由于在发达国家不易获得 5 岁以下儿童总数的准确数据，因此计算时分母改用较易得到的活产总数，计算结果反映儿童从出生到满 5 岁的死亡概率。图 9—3 为我国监测地区 1991—2012 年 5 岁以下儿童死亡率的变化趋势，可以看出近二十年间我国 5 岁以下儿童死亡率总体呈下降趋势，但农村地区的 5 岁以下儿童死亡率明显比城市高，2012 年城市地区 5 岁以下儿童死亡率为 5.9‰，农村地区为 16.2‰。5 岁以下儿童死亡率的计算公式如下：

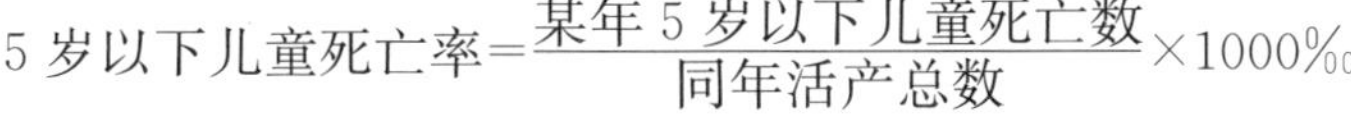

$$5\text{岁以下儿童死亡率}=\frac{\text{某年 5 岁以下儿童死亡数}}{\text{同年活产总数}}\times 1000‰$$

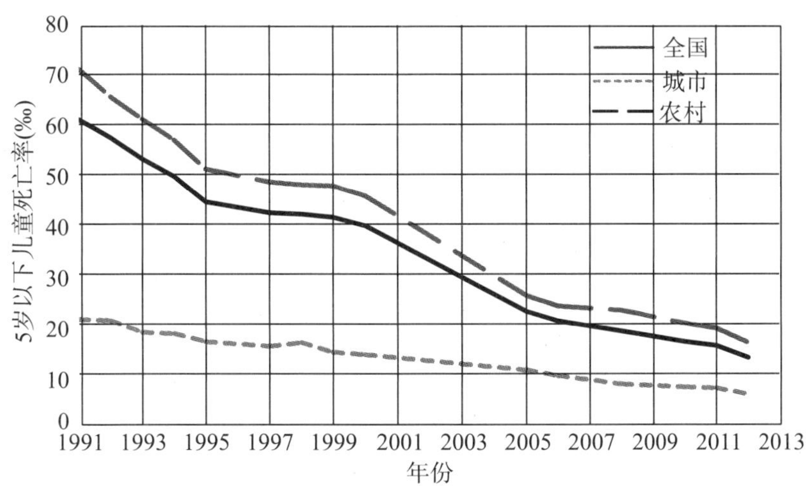

图 9—3　1991—2012 年我国监测地区城市、农村 5 岁以下儿童死亡率

5. 其他死亡率指标

孕产妇死亡率、围生儿死亡率、特殊人群死亡率也可用于评价人群的健康状况。

（二）死亡原因

在 ICD—10 推荐的死亡类目表中，死亡原因被分为数十种，并有与疾病三位数字分类表相对应的编码。如导致死亡的原因有多种，则应按根本死亡原因进行归类。根本死亡原因是指直接导致死亡的一系列病态事件中最早的那个疾病或损伤，或者是造成致命损伤的那个事故或暴力的情况。

根据居民某种或某类死亡原因导致的死亡数占死亡总数的百分比，可计算出居民死亡的死因构成，再按死因构成比的大小，由高到低排出位次，即死因顺位。死因顺位可反映居民死亡的主要原因，可为确定卫生保健工作的重点提供依据。2012 年我国部分城市与农村（县）居民的死因统计表明，城市前五位死因分别是恶性肿瘤、心脏病、脑血管疾病、呼吸系统疾病、损伤和中毒，农村前五位死因分别是恶性肿瘤、脑血管疾病、心脏病、呼吸系统疾病、损伤和中毒。恶性肿瘤在城市和农村均处于死因首位（见表9－6）。

表9－6　2012年我国城乡居民前十位疾病死亡专率及死亡原因构成

顺位	城市			顺位	农村		
	死亡原因	死亡专率（1/10万）	死因构成（%）		死亡原因	死亡专率（1/10万）	死因构成（%）
1	恶性肿瘤	164.51	26.81	1	恶性肿瘤	151.47	22.96
2	心脏病	131.64	21.45	2	脑血管疾病	135.96	20.61
3	脑血管疾病	120.33	19.61	3	心脏病	119.50	18.11
4	呼吸系统疾病	75.59	12.32	4	呼吸系统疾病	103.90	15.75
5	损伤和中毒	34.79	5.67	5	损伤和中毒	58.86	8.92
6	内分泌营养和代谢疾病	17.32	2.82	6	消化系统疾病	16.79	2.54
7	消化系统疾病	15.25	2.48	7	内分泌营养和代谢疾病	10.66	1.62
8	神经系统疾病	6.86	1.12	8	泌尿生殖系统疾病	6.62	1.00
9	泌尿生殖系统疾病	6.30	1.03	9	神经系统疾病	6.26	0.95
10	传染病（不含呼吸道结核）	4.17	0.68	10	传染病（不含呼吸道结核）	5.69	0.86
	合计		93.99		合计		93.32

第三节　健康状况综合评价

一、综合评价方法

健康状况评价应是多方面、全方位的整体评价。健康状况综合评价是用某种方法把一系列群体健康状况指标结合起来，以形成一个定量的、标准的、可以全面反映健康状况的新指标——健康状况指数。指标和指数是不同的。指标可以定性也可以定量，但仅能描述健康的某个特定方面。指数是综合性的定量测量，是多个指标的结合，可以描述健康多方面的整体现象。用健康状况指数来描述复杂的健康状况要比用健康状况指标体系简单明了。

健康状况指数虽然可以综合描述健康状况，但并不代表健康水平实际值，它只是多个健康指标综合的结果。计算健康状况指数的目的是比较不同地区或不同时期人群的综合健康状况。一个孤立的健康状况指数是没有多少价值的。假定甲地区A类健康指标较好，B类健康指标较差，而乙地区B类健康指标较好，A类健康指标较差，如直接用健康指标比较就很难说明哪个地区的健康状况好，但把A、B两类结合成一个简明的指数，就可以判明哪个地区的健康状况好。实际上这时的健康状况指数反映了两地区人群健康状况综合水平的相对位置（relative health position，RHP）。

把健康各方面指标综合成指数的方法多种多样，概括起来主要有以下几种。

（一）加权法

如果健康各指标的作用相互独立，不存在交互作用，可用加权法来计算健康状况指数。加权法中涉及各个指标在整体健康状况中的重要性，即权重。等量权重是假定各健康指标对健康状况的贡献是相等的，此时可先将各指标的度量单位统一，形成标准值（conventional value，CV），再进行简单相加或计算其算术平均数即为健康状况指数，如 PQLI 和秩和比。如果各指标的度量单位一致，则直接相加或计算其算术平均数即可。

大多数指标对健康状况的相对作用是不同的，这时的健康状况指数应结合权重系数。具体计算方法有两种情况：①如果各指标的测量单位相同，各指标值乘以相应的权重系数，其结果相加再除以权重系数之和即得健康状况指数，如各种减寿年数；②如果各指标的测量单位不一致，应先将其测量单位统一，形成标准值，然后各指标的标准值乘以相应的权重系数，其结果相加再除以权重系数之和即得健康状况指数，如 Z 分加法模式。

权重系数可以通过下列方法确定：召集有关专业人员或专家通过经验判断；采用他人曾使用过的权重值；用多元统计分析方法确定，如多元回归分析、因子分析等；采用一些测量方法来确定，如特尔菲法、标准概率法等。

各指标标准值的计算方法也较多。如 Q 指数中把住院 365 天计为损失 1 人年，行动受限 365 天计为受限 1 人年，以人年作为标准值；Z 分加法模式中用 Z 分（标准分）作为标准值；秩和比中把各地区某指标排序，用秩次作为标准值。

另一种计算标准值较常用的方法是将高优指标的最大值作为 100 和最小值作为 0，低优指标则相反，采用下式来计算标准值：

$$CV_i = \frac{B_i - I_i}{B_i - A_i} \times 100 \quad 或 \quad CV_i = \frac{I_i - A_i}{B_i - A_i} \times 100$$

式中，CV_i：i 指标的标准值；A_i：i 指标的最小值；I_i：i 指标值；B_i：i 指标的最大值。

前式适用于低优指标，后式适用于高优指标。转换的结果是 CV 值在 0～100 间，值越大越好。最大值和最小值可以是被比较地区或人群中某指标的最大值和最小值，也可是全国或全世界的最大值和最小值。PQLI 使用此方法。

（二）相乘法

如果各健康指标存在协同作用，相互不独立，可用相乘法来计算健康状况指数。所谓协同作用，是指某个指标水平低下，整体健康状况也会下降，两个或两个以上指标水平同时降低时，整体健康水平下降比各指标的作用所致的下降还要大，这种情况不适用于加权法。

相乘法有多种形式。可以把众多健康指标直接相乘，其结果即为健康状况指数；也可以把高优指标相乘作为分子，低优指标相乘作为分母，以便比较各指标差别不大的地区和人群，如 ASHA；如果把低优指标相乘作为分子，高优指标相乘作为分母，其值相对较小，一般可以用于比较各指标差别较大的地区和人群；有时可以把相对较重要的指标相乘作为分子，重要性稍差的指标相乘作为分母，以考虑权重在指数中的作用。

相乘法计算较简单，不需要像加权法那样计算标准值，也不需要用复杂的方法来确定权重系数。但其适用条件有限，使用不是很广泛。

（三）统计方法

很多统计方法可用于群体健康状况的综合评价。如多元统计方法中的多元线性回归、主成分分析、因子分析、聚类分析、判别分析等，都是一些综合分析的方法。其各具优缺点，不仅可用于健康状况的综合评价，而且使用它们确定的权重更科学、可信。人们常用多元线性回归中的偏回归系数和因子分析中的因子得分系数作为权重。

健康状况的因子分析是将有关的健康状况指标综合成几个独立的因子。因子是综合性变量，与指标是有联系的。各指标对某一因子的贡献大小用因子得分系数来表示。因子得分系数可以作为权重系数，计算出的因子得分又是一种综合的健康状况指数。

其他一些统计方法，如秩和检验、等级相关、Ridit 分析等也可用于健康综合评价。

二、平均期望寿命和健康期望寿命

（一）平均期望寿命

平均期望寿命简称期望寿命，它说明在一定的年龄别死亡率条件下，各年龄尚存者今后还可存活的平均年数。该指标综合反映了一个国家或地区的社会经济、文化、医疗卫生水平与人群健康状况，且容易获得，因而是一个较常用的群体健康状况评价指标。平均期望寿命是一个正向指标，它是用生存时间长度来反映人群的健康水平。通常使用的是出生时平均期望寿命。发达国家的平均期望寿命高于不发达国家。1985 年世界平均期望寿命为 66.2 岁，其中发达国家为 73 岁，不发达国家为 58 岁。新中国成立前，我国平均期望寿命估计仅为 35 岁，20 世纪 60 年代初估计达到 60 岁，1981 年人口普查为 67.9 岁，1990 年人口普查为 70.1 岁，2000 年为 71.4 岁，2010 年达到 74.8 岁。有专家预测，到 2020 年，我国居民的平均期望寿命有望达到 77 岁。

随着医学的发展和进步，疾病的发病率降低，残疾延迟发生，人们期望在良好的健康状态下生存更长时间。但是，平均期望寿命忽略了生存时间内的健康状况。如随着死亡率的下降，期望寿命延长，可能使健康状况较差的人群明显增加，即人们在较差健康状况下的期望寿命延长，而平均期望寿命无法反映这一情况。因此在使用 ICIDH（缺损、伤残和残障国际疾病分类）测量伤残和残障的基础上提出了健康期望寿命（health life expectancy）。

（二）健康期望寿命

健康期望寿命是一个综合评价人群死亡和残疾的健康指标，它分析在期望寿命延长的同时残疾的发生情况。换句话说，它反映增加的期望寿命是否是在不健康的状态、疾病状态或依赖他人的情况下度过的。健康期望寿命包括非缺损期望寿命（impairment free life expectancy)、非伤残期望寿命（disability free life expectancy)、非残障期望寿命（handicap free life expectancy)。在大多数发展中国家，由于伤残的现患资料较容易获得，因此健康期望寿命的重点放在了非伤残期望寿命。

非伤残期望寿命考虑了疾病导致的后果之一——伤残（即能力丧失)，它是把死亡与伤残结合起来，用平均期望寿命扣除在伤残状态下的平均生存年数，来反映群体的健康状况。该指标的基本原理：用现时期望寿命减去在某些伤残或健康状况低下的状态下的生存年数，重新计算得到新的期望寿命。非伤残期望寿命是期望寿命的外延，它与平均期望寿命比较可反映人群的伤残程度。

加拿大健康计划委员会把伤残情形分成三类：住院、暂时活动受限、长期活动受限。住院资料由医院统计与提供，统计单位是住院患者总数；暂时活动受限资料通过健康调查获得，用因健康原因导致的两周活动受限天数来表示；长期活动受限资料也通过健康调查得到，用因健康原因导致 1 年活动受限的人数来表示。各种伤残都被转换成同一种度量单位。把暂时活动受限 1 天计为 1/365 活动受限人年，把长期活动受限 1 人计为活动受限 1 人年。其具体计算方法见表 9－7。

表 9－7　非伤残期望寿命的计算（女性）

年龄	生存人数	生存人年数	平均期望寿命	住院率（%）	住院生存总人年数	住院期望寿命＊	院外生存总人年数	活动受限率（%）＊＊	活动受限生存人年数	活动受限期望寿命	非伤残期望寿命
	(1)	(2)	(3)	(4)	(5)	(6)	(7)	(8)	(9)	(10)	(11)
0～14	100000	1483184	78.23	—	—	1.76	1483184	3.712	55192	16.24	60.23
15～24	98653	983964	64.36	0.0834	821	1.78	983143	8.333	81925	15.90	46.58
25～44	98121	1946723	54.58	0.1743	3393	1.78	1943330	14.506	281899	15.15	37.65
45～64	96124	1838726	35.46	0.5598	10293	1.79	1828433	28.296	517373	12.53	21.14
65 岁及以上	85037	1570321	18.47	10.2728	161316	1.90	1409005	48.754	686946	8.08	8.49

＊　15～24 岁组的住院期望寿命为 15～24 岁组及以上各组别的住院生存人年数之和除以 15～24 岁组的生存人数。余此类推。

＊＊活动受限包括暂时活动受限和长期活动受限。15～24 岁组的活动受限期望寿命为 15～24 岁组及以上各组别的活动受限生存人年数之和除以 15～24 岁组的生存人数。依此类推。

(5)＝(2)×(4)；(7)＝(2)－(5)；(9)＝(7)×(8)；(11)＝(3)－(6)－(10)。

非伤残期望寿命可用于衡量残疾的流行水平及其严重程度。从它与期望寿命的关系来看，如果期望寿命的增加速度比它的增加速度快，提示残疾的现患率可能会变高。如果二者的增加速度相等，提示残疾的现患率可能没有发生改变。如果它的增加速度比期望寿命的增加速度快，提示残疾的流行可能得到抑制。

另外，还可用把导致死亡和能力丧失的各种疾病去除后非伤残期望寿命的增加年数来分析各种疾病对非伤残期望寿命的影响。当去除不同疾病后，根据期望寿命和健康期望寿命的增加程度进行排序，可以分析疾病的重要性位次。表 9－8 列出了美国 1974 年去除某些疾病后增加的期望寿命和非伤残期望寿命。可以看出，按照疾病对期望寿命的影响，前三位依次是心血管系统疾病、恶性肿瘤、外伤；按照疾病对非伤残期望寿命的影响，前三位依次是运动系统失调、心血管系统疾病、呼吸系统疾病。消除心血管系统疾病可望增加人群的期望寿命 4.1 年，增加非伤残期望受寿命 4.2 年。消除运动系统失调只能增加期望寿命 0.2 年，但可获得无伤残状态下生存 5.1 年。

表 9－8　美国 1974 年去除某些疾病后增加的期望寿命与非伤残期望寿命

疾病	非伤残期望寿命		期望寿命		合计	
	增加年数	顺位	增加年数	顺位	增加年数	顺位
心血管系统疾病	4.1	1	4.2	2	8.3	1
运动系统失调	0.2	7	5.1	1	5.3	2
呼吸系统疾病	0.5	5	2.2	3	2.7	3
恶性肿瘤	1.7	2	0.3	8	2.0	4
意外	1.5	3	0.4	7	1.9	5
视力与听力损害	—	—	1.1	4	1.1	6
精神失调	0.4	6	0.6	6	1.0	7
糖尿病	0.2	7	0.7	5	0.9	8
新生儿死亡	0.7	4	—	—	0.7	9
感染性疾病	0.1	9	0.2	9	0.3	10

三、减寿年数

（一）潜在减寿年数

潜在减寿年数（potential years of life lost，PYLL）是指一定年龄范围内某人群的死亡年龄距其目标生存年龄损失的寿命年数，是测量某种死因对一定年龄范围内某人群危害程度的指标。由于超过 70 岁的死亡往往伴随老化过程，因此减寿的年龄范围通常是 70 岁以下或期望寿命以内，而将不足 70 岁或不足期望寿命而死亡者称作“早死者”。换句话讲，计算潜在减寿年数时，纳入计算的对象为“早死者”。潜在减寿年数的计算公式如下：

$$PYLL = \sum_{X=0}^{L} D_x (L - X)$$

式中，X：死亡年龄，分组资料为年龄组中值；D_x：x 岁时的死亡数；L：目标生存年龄，通常采用一个地区或国家的出生时期望寿命或 70 岁；$L-X$：剩余年龄，为目标生存年龄与死亡年龄之差。

具体计算方法见表 9－9，该表中目标生存年龄为 70 岁。

表 9－9　1982 年某地男性肿瘤潜在减寿年数和期间减寿年数的计算方法

年龄组（岁）(1)	组中值（x）(2)	剩余年龄 (3) ＝70－ (2)	死亡数（D_x）(4)	现时期望寿命（e_x）(5)	D_x（$L-X$）(6) ＝(3)×(4)	$D_x \cdot e_x$ (7) ＝(4)×(5)
0～	3.0	67.0	1	72.27	67.0	72.27
5～	7.5	62.5	0	68.50	0.0	0.00
10～	12.5	57.5	2	63.62	115.0	127.24
15～	17.5	52.5	3	58.74	175.5	176.22
20～	22.5	47.5	0	54.05	0.0	0.00
25～	27.5	42.5	6	49.46	255.0	296.76
30～	37.5	35.0	8	44.79	280.0	358.32
40～	45.0	25.0	31	35.56	775.0	1102.36
50～	55.0	15.0	87	26.90	1305.0	2340.30
60～70	65.0	5.0	152	19.27	760.0	2929.04
合计			290		3714.5	7402.51

结果显示，1982 年该地男性因为肿瘤死亡导致的潜在减寿年数为 3714.5 人年。潜在减寿率是潜在减寿年数与该地区平均人口数之比，1982 年该地男性的平均人口数为 234210 人，所以潜在减寿率＝（3714.5÷234210）×1000‰＝15.86‰，表明 1982 年该地男性因为肿瘤死亡导致每千人寿命损失的人年数为 15.86 人年。

潜在减寿年数直接反映“早死”对寿命影响的实际水平，是研究某死因对人群影响的一种较好方法。该指标计算简便且具有可加性，即 $PYLL(A+B)=PYLL(A)+PYLL(B)$，这样有利于死因分组而不用重新计算。但是，潜在减寿年数的大小和选择的目标生存年龄有关。由于年龄在目标生存年龄以上的老年人不是计算该指标时考虑的范围，因此它不能反映减少老年人的死亡后所增加的生存年数。

（二）期间减寿年数

期间（现时）期望寿命表反映按照一定的年龄别死亡率水平，某一个人群按年龄预期可能存活的平均年数，如果某人在某年龄死亡，那么其减寿年数即等于该年龄的期望寿命。各年龄的死亡数如用相应的年龄别期间期望寿命来加权计算，就得到了期间减寿年数（period expected years of life lost，PEYLL）。与潜在减寿年数比较，期间减寿年数更真实地反映了减少死亡后寿命损失的降低年数，即所增加的生存年数。期间减寿年数的计算公式如下：

$$PEYLL=\sum_{x=0}^{l} D_x e_x$$

式中，x：死亡年龄；l：出生时期望寿命；D_x：x 岁时的死亡数；e_x：x 岁时的期间期望寿命。

具体计算方法见表 9－9。结果显示，1982 年该地男性因为肿瘤死亡导致的期间减寿年数为 7402.51 人年。期间减寿率是期间减寿年数与该地区平均人口数之比，所以期间减寿率＝（7402.51÷234210）×1000‰＝31.61‰，表明 1982 年该地男性因为肿瘤死亡导致每千人寿命损失 31.61 人年。

（三）队列减寿年数

队列期望寿命表反映按照实际的年龄别死亡率水平，某一个人群在不同年龄存活的平均年数。各年龄的死亡数如用相应的年龄别队列期望寿命来加权计算，就得到队列减寿年数（cohort expected years of life lost，CEYLL）。由于队列期望寿命反映的是实际生存的平均年数，因此与期间减寿年数比较，它能更真实地反映因死亡导致的寿命损失。但是，由于较难获得队列期望寿命表中的死亡资料，因此队列减寿年数的使用受到一定限制。队列减寿年数的计算公式如下：

$$CEYLL = \sum_{x=0}^{l} D_x e_x^c$$

式中，x：死亡年龄；l：出生时期望寿命；D_x：x 岁时的死亡数；e_x^c：x 岁时的队列期望寿命。

（四）标准减寿年数

标准期望寿命表反映按照标准的年龄别死亡率水平，某一个人群按年龄预期可能存活的平均年数，如果某人在某年龄死亡，那么其减寿年数即等于该年龄的标准期望寿命。标准期望寿命表可以是假定的，也可以是全省、全国、全世界范围的或有关权威机构推荐使用的期望寿命表。各年龄的死亡数如用相应的年龄别、性别别标准期望寿命来加权计算，就得到标准减寿年数（standard period expected years of life lost，SEYLL）。标准减寿年数以“标准”或“理想”的年龄别、性别别期望寿命表为依据，克服了不同地区间同年龄死亡的减寿年数的差异，便于不同地区或人群之间直接进行比较。其计算公式如下：

$$SEYLL = \sum_{x=0}^{l} D_x e_x^*$$

式中，x：死亡年龄；l：出生时期望寿命；D_x：x 岁时的死亡数；e_x^*：x 岁时的标准期望寿命。

（五）工作寿命损失年数

工作寿命损失年数（work years of life lost，WYLL）衡量早期死亡对人们工作时间的影响。一个人一生中具有劳动能力或可以为社会工作的时间，称为工作寿命年，一般是开始工作的年龄到退休年龄为止。在不同的地区或国家，工作寿命年有所不同。目前，中国一般男性的工作寿命年是 15～60 岁，女性是 15～55 岁。如果一个人在这期间死亡，将导致工作寿命的损失。工作寿命损失年的计算公式如下：

$$WYLL = \sum_{X=15}^{K} D_x (K - X)$$

式中，X：死亡年龄，须大于或等于 15 岁；K：退休年龄，中国男性是 60 岁，中国女性是 55 岁；D_x：x 岁时的死亡数。

四、生命素质指数

生命素质指数（physical quality of life index，PQLI）主要用于人口综合素质的评价，它是一个综合的健康状况评价指标，由婴儿死亡率、1 岁平均期望寿命、15 岁及以上人口识字率组成。婴儿死亡率是衡量一个国家或地区的医疗卫生水平和妇幼保健状况以及社会经济状况最为敏感的指标。1 岁平均期望寿命可综合反映除婴儿死亡率外的年龄死亡变动情况。15 岁及以上人口识字率是现代科学技术对人口素质的最低要求。其计算公式如下：

$$PQLI = \frac{\text{婴儿死亡率标准值} + 1\text{ 岁平均期望寿命标准值} + \text{识字率标准值}}{3}$$

计算标准值的目的在于将生命素质指数的结果转化成 0～100 的数值，其中以 0 表示最低水平，100 表示最高水平。

婴儿死亡率标准值：自 1950 年以来，在联合国的统计资料中，婴儿死亡率最高为加蓬（229‰），最低为瑞典（2‰），其计算公式如下：

$$\text{婴儿死亡率标准值} = \frac{229 - \text{婴儿死亡率}}{2.27}$$

换算系数 2.27=（229－2）÷100，目的是将婴儿死亡率的标准值控制在 0～100。

1 岁平均期望寿命标准值：第二次世界大战以后，平均期望寿命最短为 1950 年的越南（38 岁），其预计的上限值在该处为 77 岁。其计算公式如下：

$$1\text{ 岁平均期望寿命标准值} = \frac{1\text{ 岁平均期望寿命} - 38}{0.39}$$

换算系数 0.39=（77－38）÷100，目的是将 1 岁平均期望寿命的标准值控制在 0～100。

识字率标准值：指 15 岁及以上人口中识字者所占的百分比，实际上即为识字率。

PQLI 的结果在 0～100 之间，0 表示最低水平的人口素质，随着 PQLI 的增大，人口素质提高，100 表示最高水平的人口素质。依照世界各国资料计算得到的世界 PQLI 平均值为 65，将人口素质按 PQLI 的高低划分为低、中、高三个等级：小于 60 为低素质人口，60～80 之间为中素质人口，80 及以上为高素质人口。2000 年，我国的婴儿死亡率为 28.38‰，1 岁平均期望寿命为 71.4 岁，成人识字率为 84.2%，依此计算的 PQLI 为 87，分别较 1990 年我国人口普查的 PQLI（84）、1981 年人口普查的 PQLI（77）提高了大约 4%、13%。

POLI 用于考察发展中国家的人口素质较为敏感，但用于发达国家不同地区进行比较时敏感性较差，因发达国家的婴儿死亡率多降至极低水平，1 岁平均期望寿命相差不大，成人识字率也均接近 100%。

五、美国社会健康协会指标

美国社会健康协会指标（American social health association，ASHA）是评价人口健康状况的重要指标之一，可反映人口的社会状态、文化状态、人口变化状态以及身体素质状况等几方面的人口素质状况，也是衡量社会发展的综合指标。它由成人识字率、就业率、人均国民生产总值增长率、平均期望寿命、出生率与婴儿死亡率组成。新中国成立后，我国的社会发展速度和健康水平提高很快，据粗略估计，我国的 ASHA 指标，1950 年为 13.3，1986 年提高到了 216。其计算公式如下：

$$ASHA = \frac{\text{成人识字率} \times \text{就业率} \times \text{人均国民生产总值增长率} \times \text{平均期望寿命}}{\text{出生率} \times \text{婴儿死亡率}}$$

六、Z 分加法模式

Z 分又称标准分，公式如下：

$$Z_j = \frac{X_j - X_{av}}{S}$$

式中，Z_j：j 地区的标准分（j 一般为县级）；X_j：j 地区健康指标值；X_{av}：健康指标平均值或更大地区平均水平（省或国家水平）；S：健康指标的标准差。

Z 分可以是负数，因某些地区的指标值可能比均数小。Z 分反映以 0 为均数，标准差为 1 的分布，即把正态分布转变为标准正态分布。给每个健康指标以权重，得 Z 分加法模式（Z-score additive model）：

$$H_j = \sum_{i=1}^{k} W_i Z_{ji}$$

H_j：j 地区健康状况测量值；W_i：i 指标的权重，常用多元线性回归中的偏回归系数和因子分析中的因子得分系数；K：参与评价的指标数；Z_{ji}：j 地区 i 指标的 Z 分值。

Z 分加法模式包含了多个健康指标的综合和多个地区或国家的比较，因此通过 Z 分计算出的各地区的健康指数 H_j 并不表示该地区的实际水平，而只是说明该地区在被比较的地区中健康水平的相对位置。如 $H_j = 0$ 表示健康位置处于平均水平，$H_j > 0$ 则表示健康水平位置高于平均水平，$H_j < 0$ 则说明健康水平低于平均水平。H_j 值越高，健康状况越好。

七、秩和比

秩和比（rank sum ratio，RSR）概括能力强，应用方便，可以判明健康状况的相对位置。秩和比的计算是把健康指标排序，用秩次 R 代替原指标值。排序的原则：低优指标（如出生率、死亡率和发病率等）以最大值排为 1，次大值排为 2，依此类推。高优指标（如期望寿命、成人识字率等）以最小值排为 1，次小值排为 2，依此类推。

$$RSR = \frac{\sum R}{m \cdot n}$$

式中，m：健康指标数；n：参加排序的省、国家或地区数。

具体的计算方法见表 9－10。RSR 波动于 0～1 之间，其值越大，健康状况越好，其值越小，健康状况越差。

表 9－10　20 世纪 80 年代中期世界国家秩和比及其顺位

国别	出生率		死产率		婴儿死亡率		总死亡率		结婚率		0 岁期望寿命		1 岁期望寿命		65 岁期望寿命		RSR	顺位
	‰	R1	‰	R2	‰	R3	‰	R4	‰	R5	岁	R6	岁	R7	岁	R8		
墨西哥	32.70	1.0	12.0	1.0	33.00	2.0	5.60	12.0	7.20	5.5	66.00	1.0	66.50	1.0	10.00	1.0	0.2552	12
苏联	19.40	4.0	6.40	5.0	27.70	3.0	10.80	4.0	9.60	3.0	70.00	4.0	70.50	4.0	12.00	2.0	0.3021	10
保加利亚	13.20	10.0	6.90	4.0	15.60	4.0	12.00	1.0	7.20	5.5	68.30	3.0	68.50	2.0	12.60	3.0	0.3385	9
中国	21.40	3.0	7.65	3.0	50.08	1.0	6.65	9.0	17.20	1.0	67.51	2.0	69.28	3.0	13.54	6.0	0.2917	11
新西兰	15.08	6.0	5.10	10.0	10.80	6.0	8.40	7.0	7.80	4.0	71.00	5.0	70.90	5.0	13.50	5.0	0.5000	8
联合王国	13.30	9.0	5.30	9.0	9.40	8.0	11.80	2.0	6.90	8.0	73.00	7.5	72.70	8.0	12.90	4.0	0.5781	7
美国	15.70	5.0	6.10	6.0	10.50	7.0	8.70	6.0	10.10	2.0	74.80	11.0	74.60	11.0	16.80	12.0	0.6250	5
法国	13.90	8.0	7.70	2.0	8.00	10.0	10.10	5.0	4.90	11.0	71.80	6.0	71.60	6.0	14.90.	8.5	0.5885	6
以色列	23.40	2.0	5.60	8.0	12.30	5.0	6.60	10.0	6.60	9.0	73.60	9.0	73.60	10.0	15.10	10.0	0.6563	4
加拿大	15.00	7.0	4.90	11.0	8.10	9.0	7.00	8.0	7.10	7.0	73.00	7.5	72.60	7.0	14.90	8.5	0.6771	3
瑞典	11.80	12.0	3.80	12.0	6.70	11.0	11.30	3.0	4.20	12.0	73.80	10.0	73.60	9.0	14.70	7.0	0.7917	2
日本	12.50	11.0	5.90	7.0	6.00	12.0	6.20	11.0	6.20	10.0	75.50	12.0	74.90	12.0	16.10	11.0	0.8958	1

$RSR=(R1+R2+R3+R4+R5+R6+R7+R8)\div(12\times8)$。

第四节　伤残调整生命年

疾病的预后有三种情况：完全恢复正常、死亡、残疾。疾病负担（disease burden）指人群因患病所造成的各种损失，包括经济负担、健康低下、能力丧失等。从此概念出发，“完全恢复正常”的疾病负担主要是医疗费用的消耗和工作时间的损失；“死亡”的疾病负担主要是医疗费用的损失和劳动力的直接消失；“残疾”的疾病负担不仅包括医疗费用的损失，还包括身体功能、心理功能和社会适应能力的损失以及工作时间的丧失等，这是大多数慢性病的疾病负担具有的特点。

伤残调整生命年（disability adjust life years，DALYs）是一种衡量疾病负担的指标，它是对疾病所导致的后果——死亡与残疾的疾病负担的综合评估。其计算是由早死所致的 DALYs（years of life lost，YLLs）与伤残所致的 DALYs（years lived with disability，YLDs）相加，即 $DALYs = YLLs + YLDs$。

一、伤残调整生命年的基本理论

伤残调整生命年由世界银行提出。世界银行在 DALYs 的发展中融入了四种基本思想。

（1）凡是引起幸福损失的健康结局都应该被尽量地结合进健康状况指标中。凡是影响社会幸福（welfare）的健康结果都应该反映在疾病负担指标中。换句话讲，如果社会愿意用某些资源来避免或消除某种健康结局，那么这种健康结局就应包括在估计负担中。

（2）疾病负担的计算中要考虑的个体特征应限于年龄和性别。

（3）相似的健康结局同等对待。如一位住贫民窟的 30 岁男性早死与一位住富人区的 30 岁男性早死，它们对估计疾病负担的作用应视为相等。同等对待的原则可保证不同社区或同一社区不同时期的疾病负担具有可比性。

（4）时间是测量疾病负担的单位。时间单位可用年或天来表述。用时间作为测量单位，可把早死所致的时间损失与残疾状态下的生存时间结合起来。

二、早死所致的 DALYs——YLLs

早死所致的 DALYs 是经过年龄权重调整以及进行了时间贴现的标准减寿年数。

（一）年龄权重

由于社会角色随着年龄发生变化，各年龄的人群，特别是老年人需要依靠社会支撑来获得生理的、情感的和经济的支持，因此在确定特定年龄生存时间的价值时，需要考虑不同社会角色的作用。年龄权重用以反映整个生命周期中不同社会角色的价值。某个年龄生存时间的高权重，本质上并不代表该年龄的生存时间对个人来说更为重要，而是表示其社会角色和社会价值可能更大。

公共卫生专家采用修正德尔菲法来确定年龄权重，并使用一个连续性数学函数来定义不同年龄生存时间的价值（年龄权重）：

$$W = Kae^{-\beta a}$$

式中，W：年龄别权重；a：年龄；β：取值范围为 0.03～0.05，在计算疾病负担时选择的β值为 0.04；K：常数，是选项值，其目的是使 DALYs 的总量与过去一直使用的统一年龄权重所得的结果相符，其值取决于理想人群的疾病总负担结果的年龄和性别模式，在疾病负担研究中，常数 K 为 0.16243。

该函数表明从出生到 20 岁以前，年龄权重随着年龄的增加而增大，20～30 岁年龄权重处于较高水平，25 岁时达到最高值（1.5112），以后随着年龄的增加，权重值降低，到 90 岁时只有 0.4041。图 9－4 显示了不同年龄生命年的权重值。

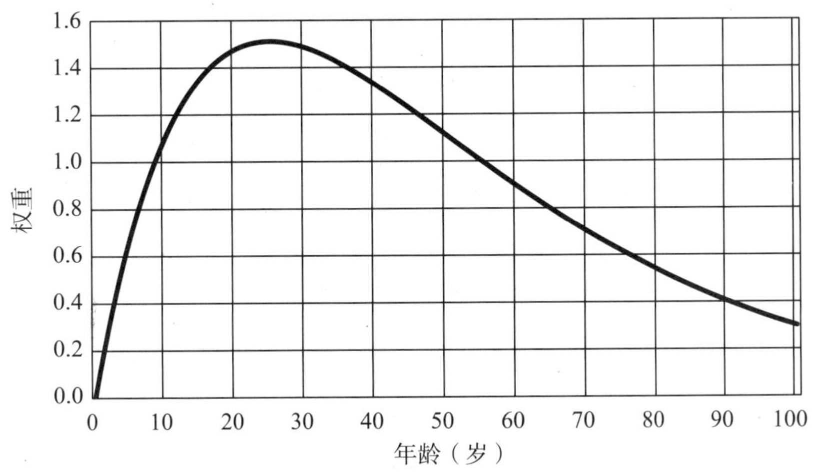

图 9－4　不同年龄生命年的权重值

（二）时间贴现

由于现有的伤病对人体健康的作用可能长达数十年，因此计算 DALYs 需要给相对于现在的未来健康情形定值，即进行时间贴现。在计算 DALYs 时选择一个较低的贴现率 3%。对于早死健康结局的贴现计算采用下列公式：

$$D_n = \frac{L_n}{(1+r)^{n+1}}$$

式中，D_n：n 年后期望寿命贴现值；L_n：死亡年龄的标准期望寿命；r：贴现值，选用 3%。

较高的贴现率将减轻疾病负担，更重要的是有可能改变各种疾病的重要性。因为死亡带来的生命年的损失，一般说来大于残疾带来的损失。与早死相比，较高的贴现率提高了残疾的重要性，出自同样原因，与老年死亡相比，较高的贴现率降低了年轻人死亡在早死中的重要性。

（三）标准减寿年数

计算标准减寿年数所使用的标准期望寿命以西方模型期望寿命表（model lifetable）为基础，其男性出生时的期望寿命是 80 岁，女性是 82.5 岁。表 9－11 提供了经年龄权重调整和时间贴现的标准减寿年数，即早死所致的 DALYs（YLLs）。

表 9－11　年龄别的标准减寿年数和早死所致的 DALYs

年龄（岁）	标准减寿年数		早死所致的 DALYs	
	男性	女性	男性	女性
0～	80.00	82.5	32.34	32.45
1～	79.36	81.84	33.26	33.37
5～	75.38	77.95	35.72	35.85
10～	70.40	72.99	36.71	36.86
15～	65.41	68.02	36.06	36.23
20～	60.40	63.08	34.31	34.52
25～	55.47	58.17	31.87	32.12
30～	50.51	53.27	29.02	29.31
35～	45.48	48.38	25.97	26.31
40～	40.64	43.53	22.85	23.26
45～	35.37	36.72	19.76	20.24
50～	30.99	33.99	16.77	17.33
55～	26.32	29.37	13.92	14.47
60～	21.81	24.83	11.24	11.97
65～	17.50	20.44	8.72	9.55
70～	13.58	16.20	6.55	7.33
75～	10.47	12.28	4.68	5.35
80～	7.45	8.90	3.20	3.68

三、伤残所致的 DALYs——YLDs

计算伤残所致的 DALYs 的过程如下。

（一）确定伤残级别及其权重

计算 DALYs 时选择测量伤残而非残障。世界银行和世界卫生组织的专家以国际疾病分类第九版（ICD－9）为基础，将疾病分为 109 个类别，收集这 109 类疾病的发生率、持续时间和严重程度资料，根据该资料对全世界八大区域的分年龄、性别别的疾病发病率、伤残发生率以及伤残的持续时间进行估计，得出了这 109 类疾病的 400 多种伤残一览表。根据伤残的类型与严重程度将400多种伤残归并为22种情形，如抑郁、精神病被归结于精神状况。采用人数当量法（person trade－off，PTO）确定22种情形的权重。其参考尺度：1为死亡，0为完全健康。再根据22种情形的权重最终将伤残划归为6个等级。同一个级别内的伤残在类别上可能有差别，如失明与瘫痪，但它们对个体的影响程度被认为是相等的。表9－12提供了伤残6个等级的分类及其权重。

表9－12　伤残6个等级的分类及其权重

级别	描述	权重
Ⅰ	在学习、职业、性功能和娱乐四方面活动中至少一方面的一种活动受限	0.096
Ⅱ	在学习、职业、性功能和娱乐四方面活动中有一方面的大多数活动受限	0.220
Ⅲ	在学习、职业、性功能和娱乐四方面活动中有两方面或两方面以上的活动受限	0.400
Ⅳ	在学习、职业、性功能和娱乐四方面的大部分活动受限	0.600
Ⅴ	在购物、做饭和做家务等日常活动方面需要机械性帮助	0.810
Ⅵ	在吃饭、上厕所和个人卫生等自我照料活动方面需要帮助	0.920

（二）建立伤残分布表，计算伤残平均权重

计算某种疾病的伤残所致的DALYs时，需要统计各年龄组分性别的该种疾病在6级伤残上的分布比例，据此建立伤残分布表。该表中的年龄组为5个：0～4岁、5～14岁、15～44岁、45～64岁、65岁及以上。根据各年龄组的伤残比例、6个级别伤残的权重和伤残分布来计算该种疾病5个年龄组的伤残平均权重（见表9－13）。

表9－13　某种疾病的伤残分布和伤残平均权重的计算

年龄（岁）	伤残比例	6级伤残分布比例（%）						伤残平均权重*
		Ⅰ	Ⅱ	Ⅲ	Ⅳ	Ⅴ	Ⅵ	
0～	0.80	0.00	0.00	0.20	0.40	0.30	0.10	0.524*
5～	0.80	0.00	0.00	0.60	0.25	0.15	0.00	0.409
15～	0.80	0.00	0.00	0.60	0.25	0.15	0.00	0.409
45～	0.80	0.00	0.10	0.50	0.25	0.15	0.00	0.396
65～	0.80	0.00	0.10	0.40	0.20	0.20	0.10	0.445

*伤残平均权重$M=D\times\sum W_iF_i$，其中D为伤残比例，W_i为i级伤残的权重，F_i为i级伤残的分布比例。

（三）计算伤残所致的DALYs

根据某病伤残比例、发病率、发病年龄、病程、伤残权重平均值等，利用积分函数来计算伤残所致的疾病负担（见表9－14）。

表 9－14　某地某病残疾所致的 DALYs 计算表

A 年龄 （岁）	B 1990 年人口 （人）	C 发病率 （%）	D 残疾比例 （%）	E 发病平均年龄 （岁）	F 病程 （年）	M 残疾权重均值	N* DALYs
0～	8824	0.30	0.80	1.50	55	0.524	61.039
5～	19432	0.40	0.80	12.5	48	0.409	122.080
15～	82763	0.90	0.80	22.0	40	0.409	974.881
45～	13769	0.60	0.80	60.0	16	0.396	41.878
65～	4867	0.35	0.80	75.0	3	0.445	18.191
合计							1218.069

$$* \ N = (B \times D) \times \int_{X=E}^{X=E+F} M \times 0.16243 \times K \times e^{-0.04 \times X} \times X^{e} \times 0.03 \times (X - E).$$

（四）时间贴现

对伤残所致的 DALYs 也可以进行时间贴现，时间的贴现率仍为 3%。

四、DALYs 的应用

（一）综合估计疾病造成的损失

伤残调整生命年是一种综合评价疾病造成的损失的指标，它将疾病引起的过早死亡和伤残结合起来，估计疾病带来的负担。伤残调整生命年是低优指标，其值越大，表示疾病造成的损失越大，对一个地区或国家带来的影响也越大。因此，伤残调整生命年可用于综合估计一个地区或国家因疾病所造成的损失。

（二）确定疾病的重要性

分析疾病别伤残调整生命年，即不同疾病带来的疾病负担，根据疾病别伤残调整生命年的大小，可以确定疾病的优先权，找出需要干预、预防的重点疾病，为卫生事业的决策提供依据。该方法比单纯根据疾病的发病率、死亡率等传统指标来确定疾病的重要性更全面有效，更能反映出疾病的后果以及对社会造成的影响。

（三）估计危险因素的作用

可以通过分析各种疾病所致的疾病负担（DALYs）中与某种危险因素有关的 DALYs，也即归因于某一种危险因素的疾病负担，从而估计该种危险因素对人体健康的总体作用。例如，吸烟与慢性支气管炎、冠心病、脑血管疾病和肺癌等疾病有关，先估计这些疾病所致的 DALYs，再分别分析其中由吸烟引起的 DALYs，最后进行求总，从而估计出吸烟对人群健康的总体作用。

（四）成本效果分析

考虑疾病的综合影响，测量卫生方案或干预措施效果的单位可以用 DALYs。在具体分析时，可以对不同卫生方案或干预措施每减少一个 DALYs 所需要的成本费用进行比较，即用成本（费用）与卫生方案或干预措施效果（DALYs）之比，作为卫生方案或干预措施的成本效果分析。DALYs 测算效果时，不考虑疾病的非健康负担，如因病而导致的收入损失、发生的交通费和陪护费用等。

（五）评价社会卫生状况

DALYs 具有可加性，各种疾病的 DALYs 可直接相加，从而得到总疾病负担。在总疾病负担的基础上，可以计算出人均疾病负担，即人均 DALYs。人均 DALYs 可以全面综合地反映一个地区或国家的社会卫生状况和居民健康水平。

思考题：

1. 计算减寿年数。

表 9－15 提供了某地某年男性各年龄组的平均人口数、全死因死亡数、恶性肿瘤死亡数以及当地的现时平均期望寿命，同时给出了男性各年龄组的标准期望寿命。根据该表资料，计算潜在减寿年数（目标生存年龄为 70 岁）、期间减寿年数、标准减寿年数和工作寿命损失年数等指标，并利用这些指标分析该地男性的全死因和恶性肿瘤死亡所导致的疾病负担。

表 9－15 某地某年男性各年龄组的全死因和恶性肿瘤死亡数以及期望寿命

年龄组（岁）	平均人口数	全死因死亡数	年龄别死亡率	现时平均期望寿命	恶性肿瘤死亡数	标准期望寿命（WHO）
0～	30005	429	0.014298	68.96	2	80.00
1～	86920	105	0.001208	68.95	4	79.36
5～	102502	81	0.000790	65.28	8	75.38
10～	151494	113	0.000746	60.53	11	70.40
15～	182932	157	0.000858	55.74	13	65.41
20～	203107	215	0.001059	50.97	21	60.40
25～	190289	221	0.001161	46.23	36	55.47
30～	147076	181	0.001231	41.48	41	50.51
35～	99665	160	0.001605	36.73	44	45.48
40～	90891	234	0.002575	32.00	80	40.64
45～	105382	417	0.003957	27.38	142	35.37
50～	86789	602	0.006936	22.88	210	30.99

续表9－15

年龄组（岁）	平均人口数	全死因死亡数	年龄别死亡率	现时平均期望寿命	恶性肿瘤死亡数	标准期望寿命（WHO）
55～	69368	919	0.013248	18.60	315	26.32
60～	51207	1328	0.02934	14.70	360	21.81
65～	39112	1691	0.043235	11.39	381	17.50
70～	20509	1561	0.076113	8.55	248	13.58
75～	9301	1126	0.121062	6.39	127	10.47
80～	4297	900	0.209448	4.77	64	7.45

2. 综合第一题结果，请思考潜在减寿年数、期间减寿年数、标准减寿年数和工作寿命损失年数四个指标有什么不同？为什么？

3. 试述开展健康状况评价在公共卫生领域的重要性。

（刘丹萍）

第十章　生命质量评价

第一节　生命质量概述

一、生命质量的概念

生命质量（quality of life）又被翻译为生存质量、生活质量、生活质素。生命质量的概念起源于生活质量，它作为一个专门术语被提出，最早见于20世纪30年代美国的社会学研究领域。早期的生活质量主要用来表示人们的物质追求和享受，后来又包括个人自由和精神生活，内容覆盖了从获得生活必需品到实现个人满足感与幸福感的广泛领域。通常认为，生命质量的范围要比生活质量局限些。

长期以来，很多学者对生命质量的概念进行了探讨和阐述，生命质量的概念呈现出多样化。如Walker认为：生命质量是指人的身体和心理特征及由此而确定的个人行为功能状态，它描述个人的执行功能以及从中得到满足的能力，此定义强调生命质量的身体、心理、社会特征和个人的功能状态。Katz认为：生命质量是完成日常工作、参与社会活动和追求个人爱好的能力，是患者对生活环境的满意程度和对生活的全面评价，包括认知、情感和行为等方面。世界卫生组织将生命质量定义为：不同文化和价值体系中的个人对与他们的目标、期望、标准及所关心的事情有关的生存状况的体验。该定义强调了生命质量中的文化背景、价值观念和个人的主观体验。

很明显，生命质量是指基于社会经济、文化背景与价值取向，人们对自己的身体状态、心理功能、社会能力以及个人综合状况的感觉体验。生命质量必须建立在一定的文化价值体系下，具有很强的文化依赖性。生命质量实际上测量两方面因素，一是个人期望值，二是实际生活状况。个人期望值越高，实际生活状况越差，生命质量就越差。换句话讲，生命质量反映了个人期望值与实际生活状况之间的差距，两者之间的差距越大，生命质量越差；反之，则越高。

在医学领域，生命质量于20世纪60年代末作为主题词首次出现，20世纪70年代后期有关研究开始受到普遍关注，得到广泛开展。早期的生命质量评价主要用于评价疾病与治疗对慢性病患者的影响，目前已扩展到社会环境改变、老龄化等领域的研究。生命质量评价技术不仅用于指导临床治疗，而且还用于指导卫生决策。

二、生命数量的概念

生命数量（quantity of life）表示个体生存时间的长度。生命数量是一个客观性较强的健康评价指标，其测定与生命质量的测定相比，较容易且准确。

生命数量与生命质量是人类生存的两个方面，两者相互联系、相互制约。前者是后者的基础，只有具备一定生命数量的个体，才可能谈及生命质量。所以，生命质量评价主要应用于患慢性病或其他有一定生命数量的人群，疾病急性期的生命质量研究意义不大。

人类的最终目的是达到最长的生存时间和最高的生命质量，生命数量与生命质量两者统一。但是，有时生命数量与生命质量会形成对立，此时人们可能不得不牺牲一定的生命数量来获得更好的生命质量，反之亦然。例如，鼻咽癌的治疗可采用放射疗法和根治手术两种方案。放射疗法可以保留患者的部分或全部语言功能，但不能明显延长患者的生存时间。而根治手术可以明显延长患者的生存时间，但却导致患者丧失语言功能，生命质量下降。这时，生命质量和生命数量就产生了矛盾，究竟选择何种治疗方案，应该从患者的社会经济、文化背景与价值观念出发来决定。

三、健康相关生命质量

生命质量的评价内容与世界卫生组织的健康定义相吻合，即健康不仅仅是没有疾病和虚弱，而且指身体、心理和社会的完好状态。但是，生命质量相对于健康而言包括更多的社会内容，如交通、住房、职业、食品、服饰、娱乐等都可能影响人们对生活的满意度，进而影响对健康的自我评价。在现实中，我们经常看到文化程度较高的人群对健康的自评常常比文化程度低的人群差，这通常是多种社会因素共同作用的结果，不一定反映了健康的实际差异。

尽管如此，健康仍是生命质量的核心和主要决定因素。一个身心健康的人才有机会、有能力更好地生活，保障较高的生命质量；健康状况差或受到伤害的人很难有好的生命质量。为此，医学界有人将生命质量理论与世界卫生组织对健康的定义相结合，提出了健康相关生命质量的概念。健康相关生命质量（health－related quality of life）是指在病伤、医疗干预、老化和社会环境改变的影响下，人们的健康状态以及与其经济、文化背景和价值取向相联系的主观体验。健康相关生命质量的主要内容包括健康状态和主观体验。健康状态是从身体、心理和社会三方面来描述人们的功能状态，是生命质量中相对客观的内容。主观体验指人们的需求和愿望得到满足时所产生的主观反应，反映人们对自己的现时健康、未来健康、社会生活诸方面以及自己整体情形等的认识与评判，这种认识与评判会受到其经济、文化背景和价值观念的影响，是生命质量中的主观成分。

知识拓展：

国际生命质量研究协会（ISOQOL）简介

国际生命质量研究协会是一个跨学科的学术团体，成立于1993年。该协会的目标是推动健康相关生命质量学术研究，包括相关概念、测量和应用等。该协会鼓励在北美和西欧以外的国家和地区建立国家和地区分会，希望这些国家和地区分会可促进该国家和地区健康相关生命质量研究的发展，以及相关研究人员的国际交流与合作。

现在，越来越多的华人致力健康相关生命质量的研究，包括中国大陆、香港、澳门、台湾以及一些有大量华人的国家。由于诸多原因，亚洲地区的生命质量研究人员未能经常参加由国际生命质量研究协会在欧美地区组织的国际学术会议。由此，2007年国际生命质量研究协会董事会同意成立“国际生命质量研究学会亚洲华人分会”（ISOQOL—Asian Chinese Chapter，ISOQOL—ACC）。该分会的使命和目标：①推进华人地区生命质量研究人员的合作、教育和成果共享；②鼓励讨论中华文化及语言对生命质量研究的影响及其独特性；③促进华人地区生命质量研究人员与世界其他地区研究者的联系；④鼓励地区性的信息交流，如通过网站、新闻通信、地区会议、培训班等方式。

第二节 健康相关生命质量评价的内容与特征

一、健康相关生命质量评价的内容

根据健康相关生命质量的概念及其与生命数量的关系，健康相关生命质量评价是指对具有一定生命数量的人在一定时点上的健康相关生命质量状态的测定。健康相关生命质量评价通常包括生理状态、心理状态、社会功能状态、一般性感觉四个维度。此外，针对疾病的特异性量表通常还要增加疾病症状等内容。

（一）生理状态

生理状态是反映个人体能和活动能力的状态，即身体功能活动能力，是体现生命质量的最基础成分，通常包括活动受限、角色功能受限和体力适度性三个方面。

1. *活动受限*

活动受限是指日常生活活动能力因为健康问题而受到限制。它包括三个层次：一是躯体活动受限，如不能屈体、弯腰、伸腿、行走等；二是迁移受限，如卧床、室内活动受限、不能驱车、不能利用交通工具等；三是自我照顾能力下降，如不能自行梳洗、穿衣、进食等。通常所说的基本日常生活活动能力包括穿衣、进食、洗澡、上厕所、室内走动五项指标，这是康复评价中最常用的指标。活动受限在老年人和一些慢性病患者中很容易表现出来。

2. 角色功能受限

角色（role）是指由经济、职业、文化背景等因素决定的个人在社会关系中的位置，以及与其位置相适应的社会义务、责任和社会功能，如操持家务、工作等。健康问题常常引起角色功能受限，包括主要角色活动的种类和数量受到限制、角色紧张、角色冲突等。角色功能反映了躯体健康状况及对通常角色活动的需求，因此，角色功能不仅会受到生理状态的影响，而且也能被心理状态和社会生活状态干扰。角色功能受限实际上是反映生命质量的一个综合性指标。

3. 体力适度性

体力适度性主要指个人在日常生活和工作中所表现出的疲劳感、无力感和虚弱感等。体力适度性是一个相对的概念，不同的社会角色在日常生活和工作中支付的体力不同，所以，在病中、病后表现出的体力适度性会不同。

（二）心理状态

几乎所有疾病和环境变化都会带来不同程度的心理状态变化。心理状态主要包括个性特征和情感反应两个方面。某些个性特征如性格、气质等与生命质量的关系不大。生命质量评价从心理测量中引用的主要评价内容是情绪和认知功能。

1. 情绪

情绪是指个体感知外界事物后所产生的一种体验，包括正向体验和负向体验，前者有兴奋、愉快、满足、自豪等，后者有焦虑、抑郁、恐惧、紧张等。情绪通常是生命质量测量中最敏感的部分，因为它不仅直接受疾病与治疗措施的影响，而且还间接反映了个体的生理功能状态和社会功能状态。

医学心理测量量表如焦虑量表、抑郁量表、紧张量表等，其目的多数是鉴定心理障碍患者，因此内容多是有关负向情绪的问题，而生命质量评价不仅重视负向情绪问题，而且强调情感平衡。

2. 认知功能

认知功能包括时间与地点的定位、方向识别能力、理解力、抽象思维、注意力和记忆力等，它们是个体完成各种活动所需要的基本能力。认知功能障碍通常发生于特定的疾病、疾病的特定阶段和达到一定年龄段的老年人。疾病的晚期通常都会伴有认知功能障碍，包括注意力、记忆力、思维的损失等。但是，认知功能的改变是渐进的，往往需要一定的时间，因此，认知功能在生命质量测量中并不总是一个敏感的指标。是否将认知功能的测量纳入生命质量评价量表中要依研究目的和对象而定。

（三）社会功能状态

生活在社会环境中的人必定要进行社会交往活动。社会功能包括社会资源和社会接触两个方面。

1. 社会资源

在生命质量中，社会资源（social resource）指个人的社会网络和社会联系，包括网络的数量与质量。社会网络的数量是指可能与评价对象交往的亲属、朋友、邻居、同事等的人数。社会网络的质量指评价对象的各种人际关系的紧密程度，即其可能得到的社会支持的强度，这只能由评价对象自己来判断。社会网络通过社会接触可给予个体情感性或工具性支持，前者有同情、激励与自尊，后者有经济、劝告与指导等。社会资源的测量结果代表了个体对自己人际关系充足度的评判。

2. 社会接触

社会接触（social interaction）是指评价对象与他人实际交往的密度与强度。它可分为三个层次：一是密切接触，如关系密切的朋友和亲属间的接触；二是一般性接触，如参加集体活动等；三是社会整合，即个人成为团体组织成员，并以成员的身分活动，如教徒等。在评价时，通常采用接触频率或参加活动次数等指标。但是，接触频率和参加活动次数并不一定总能准确反映社会支持的程度，人际关系的亲密度是一个不可忽略的因素。不同亲密度的人能够给予的支持存在差异，同时不同类型的接触所起的作用也可能各不相同。

（四）一般性感觉

一般性感觉（general perception）是指评价对象对自身的健康状态、生活状况做出的自我评判，它属于生命质量的综合性指标。

1. 健康自评

健康自评既可以是评价对象对自己目前综合健康状态的自我评价，又可以是评价对象对自己将来健康状态的自我评判。它反映个体对自身现时健康的认识以及对未来健康的期望与选择。

2. 自我生活评价

自我生活评价是指评价对象对自己生活的某个领域或对生活诸方面综合状况的自我评价。它反映个体对生活的满意程度。对生活各方面的综合评价常用生活满意度指数。

（五）其他内容

一些针对评价对象属于特殊人群或患有特定疾病的生命质量评价量表，常常包括反映特殊人群特征或症状等疾病特异性的内容。这些内容与生命质量评价的其他维度一样，也都是评价对象自述的生理症状与身体方面存在的健康问题，如出血、疼痛、瘙痒、虚弱、视力下降、听力下降等，而不是传统的医务工作者所关心的组织或生化改变。生命质量评价一般不采用体检、组织生化检查等客观指标，其主要原因在于这些客观指标与生命质量测量的功能指标并不完全一致，如脑出血面积大，不一定代表患者活动受限严重。此外，不同疾病之间的比较不能用这些客观指标。

在进行健康相关生命质量评价研究时，上述内容不一定要全部包括，选择评价内容时应考虑研究问题所涉及的目标，应能够体现出评价对象的特征及其所关注的问题，如对麻风病患者来说，心理状态的测定应着眼于社会歧视和自卑心理。此外，评价内容应具有敏感性，且可操作性强。

二、健康相关生命质量评价的特征

一般而言，健康相关生命质量评价有以下特征。

（一）健康相关生命质量的评价内容具有综合性的特点

尽管不同的健康相关生命质量评价研究选择的评价内容各不相同，但基本上都包括生理状态、心理状态、社会功能状态和一般性感觉四个基本维度。有些研究还将死亡作为参考状态，将评价状态与之相比较，来确定生命质量的分值。

（二）健康相关生命质量评价多用功能或行为术语，而不用临床诊断和实验室检查结果

用完成自我照顾活动的情况来反映生理状态，用情绪和认知功能来说明心理状态，用社会接触与角色活动来反映社会功能状态等。

（三）健康相关生命质量评价通常采用主观指标，而非客观指标

这是因为健康相关生命质量评价的是评价对象的功能状态和自我感觉体验。这些普遍现象便于在不同人群之间、不同疾病之间进行比较。

（四）健康相关生命质量评价通常是由评价对象判断自身的状况

一般来讲，医生比较关注对生理功能和躯体结构的评价，家属、护理人员、社会工作者比较倾向于对心理状态的评价，而个人自我评价往往是多方面的综合评价。

（五）健康相关生命质量具有时变性，即随时间的变化而变化

健康相关生命质量的时变性使其能够很容易反映出疾病、治疗、老化以及其他卫生保健措施的作用，所以在评价卫生保健方案或工作的成效时，效果指标常可选用健康相关生命质量。

第三节　生命质量评价的方法

一、生命质量评价的程序

生命质量评价可以分为四个基本步骤：①确定评价目的、评价对象和评价内容；②选择或建立量表；③运用量表进行测定；④统计和分析处理。

（一）确定评价目的、评价对象和评价内容

生命质量评价可应用于很多领域，但是就评价生命质量的量表来看，其目的如下。

1. 鉴别

有时，生命质量评价的目的是将评价对象按照其生命质量的不同特征进行区分，如将评价对象群体依照其生命质量得分的高低而划分成优、良、中、差等不同的类别，此为鉴别（discrimination）。

2. 预测

在临床上，有时对患者进行的生命质量评价，其目的是根据患者的生命质量特征来预测其所患疾病的预后，此为预测（prediction）。

3. 评估

评估（evaluation）是大多数生命质量评价的主要目的，如评价某项干预措施对评价对象生命质量产生的影响。

评价目的的不同决定了量表的不同特性，同时能达到多种目的的量表很少。

评价对象应该根据研究目的来确定，可能是一般人群，也可能是某种特殊疾病患者，或是某种功能发生问题的人群等。如研究目的是评估某项干预措施对社区居民产生的效果，那么应该选择干预社区中有代表性的人群作为评价对象；如研究目的是选择疗法，那么就应以接受多种可替代疗法的患者作为评价对象。

生命质量的评价内容要根据评价目的与评价对象的特征来选择。生命质量评价的主要特征之一是以评价对象为核心，因此，生命质量的评价内容应该包括评价对象所关切的问题，例如，测定肿瘤患者的心理状态不能忽略焦虑、恐惧、抑郁等不良情绪，测定麻风患者的心理状态应强调社会歧视和自卑心理。

（二）选择或建立量表

生命质量评价的工具（即量表）有两种来源：一是利用现成的量表，二是重新制定新的量表。一般而言，如果针对某项研究有现成的、适宜的量表，则首先应考虑选用适宜的现成量表。

1. 选择现有的量表

自世界第一个生命质量评价量表于1947年问世以来，目前全球已经有数百种不同的生命质量评价量表，同时还在不断出现新的量表。但是，这些量表的质量很难保证。因此，在进行生命质量评价时，应该对现有的生命质量评价量表进行评价和筛选，从中选出适用的高质量的量表。选择现有量表时必须对诸方面的情况进行全面的考察。这些方面包括：

（1）量表设计者的测量主题和评价目的。量表设计者在自身对生命质量内涵理解的基础上来设计。由于至今对生命质量的定义还未完全达成一致，因此，尽管现有的生命质量量表已经很多，但这些量表所包含的内容不尽相同。有的量表包括的内容较少，如Rosser设计的健康—疾病分类仅包括能力丧失和疼痛两个方面。有的量表内容则很多，如WHOQOL－100覆盖了6个领域的24个方面。因此，在选择现有量表时，首先应考虑量表设计者对生命质量内涵的认识是否科学，是否符合应用者的要求。

量表都按照一定目的来设计与完善。同一个测量主题可能会因目的的差异而产生完全不同的量表。临床上的很多测量主要用于将正常人群和患病人群区分开，如明尼苏达多相人格测验等，这些测量有明确的诊断标准，但是，同属正常范围的测量值的差异有没有意义？能不能用于预测和评估？对于诸如此类的问题，设计者在设计量表时应该加以解答。如果我们在选择量表时找不到相应的答案，就必须对相应的量表进行检验，以明确其能否满足应用的相关要求。

（2）评价的层次。大多数生命质量评价量表针对生命质量的各个维度如生理状态、心理状态、社会功能状态等分别予以评价，以便了解评价对象生命质量各个维度的变化情况，从而采取有针对性的改进生命质量的措施。有的生命质量量表测量的是生命质量的综合值，如良好适应状态指数（QWB），结果是一个生命质量综合指数，该类量表主要用于卫生经济学评价。还有一些生命质量评价量表仅仅测量生命质量的一个方面，如日常生活自理能力、疼痛等。

（3）通用型量表与特异性量表。生命质量的评价对象可以是一般人群，也可以是特殊人群或特定疾病人群。通用型量表主要反映人们生命质量中共同的特性，量表内容除了反映基本生活功能，还有反映精力、活力、运动等的内容，适用对象是一般人群或不同疾病或状况的人群。但是对于某种特殊疾病的患者而言，由于他们的许多功能因该特殊疾病受到严重限制，通用型量表的内容可能缺乏针对性，那么他们的评价结果都较差，且趋于一致，无法反映出患者间的差异，这种现象称为“地板效应”。相反，特异性量表则包含很多与人群特征或疾病密切相关的内容，能够将特定人群的生命质量差异反映出来，因此适用于特殊人群或特定疾病患者。如将特异性量表用于一般人群或不同疾病的比较，由于大多数人或某些病种的患者不具有那些特异症状，他们的评价结果都很好，这种现象称为“天花板效应”。针对不同的评价对象，应该选用不同类型的量表。

（4）量表的质量。信度、效度、灵敏度是量表质量评价的基本指标。在选择量表时，要根据应用目的检索量表相应的信度、效度、灵敏度。如生命质量评价的目的是评估患者在治疗前后生命质量的变化情况，那么量表应该具有较好的复测信度，如果量表本身很不稳定，就很难解释测量结果变化值的意义。同时，一旦评价对象的实际情况发生了变化，量表就应该能够反映这种变化，即灵敏度要好。若评价目的是鉴别不同健康状态的人群，则要求量表不但要稳定，而且要具有较高的区分能力，即较好的区分效度。量表的信度、效度、灵敏度不是绝对的，会随样本不同而发生改变。若应用人群发生变化，则需要重新评价。

（5）量表内容的文化适应性。现有的大多数生命质量评价量表都产生并应用于外国。但由于存在文化差异，因此从国外引进时，要注意量表内容的文化适应性问题。必要时应进行适当的调整和修改，使之适合中国的文化背景，并要经过预试及性能测试后方能使用。即使是国内开发的量表，如应用于不同的亚文化人群，也要考虑文化适应性。

2. 建立新的量表

如针对研究需要没有适宜的现成量表，就需要建立新的量表。

量表的制定是一个复杂的系统工程，在明确了评价目的、评价对象与评价内容后，制定的基本步骤如下：

（1）建立问题库。通常选取一定数量的与生命质量主题有关的人，如医生、护士、心理学家、医学专家、卫生管理人员、患者与社区人群等组成研究工作组负责量表的制定，其中包括核心工作小组与议题小组。核心工作小组一般由专业人士组成，负责具体的研究工作；议题小组成员来源广，主要负责提出条目。议题小组成员根据核心工作小组确定的生命质量具体操作化定义及其领域构成，自由发表意见，提出与生命质量有关的各种具体问题，构成问题库。

（2）整理问题库。由议题小组提出的问题数量一般很大，且通常可能包括一些无关的或重复的问题。因此需要根据评价目的对问题库进行整理，包括归类、删除和合并等。

（3）形成初始量表。需要用简单准确、通俗易懂的语言对整理选择出的问题进行描述。描述的主要目的在于确定适宜的量化值。根据描述的详细程度可分为简略式、叙述式（见表 10－1）和音像式三种形式。简略式是指用一些能反映生命质量主要特征的关键字、短语或简略性陈述来描述生命质量；叙述式则是用一段或多段较详细的陈述来进行描述；音像式是指用录音、录像来表现生命质量的具体内容，这种形式相对用得较少。

表 10－1　生命质量描述的简略式与叙述式举例

简略式	叙述式
年龄：67 岁 行动性：外出困难 身体活动：走路受限 社会活动：不能完成主要社会活动，但可生活自理 症状/问题：疲倦、虚弱和体重减轻	我的年龄是 67 岁，我一直感到疲倦与虚弱，不能工作。体重减轻 18 磅。我只能慢慢走路，外出困难。一天中大多数时间只好待在家里，同他人的交往也减少，我感到很寂寞

生命质量评价的最终结果通常用得分值来表示，因此，还需要根据评价目的和问题的特征来确定被选择答案的格式以及测量结果的量化方式。通常人们先对问题的被选择答案赋予一定的数值，然后对问题给予相应的权重值，通过加权合计的方法计算出生命质量的得分值。Torrance 则采用了另外一种不同的赋值方式，他将健康状态定义为四个维度，每个维度又有若干水平：身体功能 6 水平、角色功能 5 水平、社会情感功能 4 水平、健康问题 8 水平，这些维度与水平排列组合形成了 960 种多维健康状态（见表 10－2）。其量化是通过对生命质量描述予以赋值的方式完成的。由于各维度在概念上没有交叉，相互独立，同一维度各水平间保持共有独立性，每个评价对象在系统中占有唯一的位置，因此，可直接用多维效用理论来确定每种多维状态的评分值。

表 10-2 Torrance 的健康状态分类系统

维度	水平	编码	内容
身体功能	1	P_1	能在室内、院内、居住处附近走动，不需他人帮助；提重物、跑步、爬楼梯等没有任何限制
	2	P_2	能在室内、院内、居住处附近走动，不需他人帮助；提重物、跑步、爬楼梯等体力方面有一定限制
	3	P_3	能在室内、院内、居住处附近走动，不需他人帮助；提重物、跑步、爬楼梯等需机械性帮助
	4	P_4	需他人帮助，才能在室内、院内、居住处附近走动；提重物、跑步、爬楼梯等体力上有一定限制
	5	P_5	需他人帮助，才能在室内、院内、居住处附近走动；提重物、跑步、爬楼梯等需机械性帮助
	6	P_6	需他人帮助，才能在室内、院内、居住处附近走动；不能控制手臂与腿
角色功能	1	R_1	能自己吃饭、穿衣、洗澡、上厕所，无需任何帮助；学习、工作等活动中无任何限制
	2	R_2	能自己吃饭、穿衣、洗澡、上厕所，无需任何帮助；学习、工作等活动中有一定限制
	3	R_3	能自己吃饭、穿衣、洗澡、上厕所，无需任何帮助；但不能完成学习、工作等活动
	4	R_4	吃饭、穿衣、洗澡、上厕所，需要帮助；学习、工作及其他活动中有一定限制
	5	R_5	吃饭、穿衣、洗澡、上厕所，需要帮助；不能完成学习、工作等活动
社会情感功能	1	S_1	绝大多数时候感到幸福、轻松愉快；有平均数量的朋友和与他人的平均交往次数
	2	S_2	绝大多数时候感到幸福、轻松愉快；有很少的朋友，与他人的交往也少
	3	S_3	有些时候或相当多的时候感到压抑或忧虑；有平均数量的朋友和与他人的平均交往次数
	4	S_4	有些时候或相当多的时候感到压抑或忧虑；有很少的朋友，与他人的交往也少
健康问题	1	H_1	没有任何健康问题
	2	H_2	有轻度畸形或损害形象的畸形，如脸上的伤疤
	3	H_3	需听力辅助设施
	4	H_4	有每两个月引起几天疼痛和不适的医学问题
	5	H_5	记忆或思维能力减退
	6	H_6	视力上有问题，甚至配戴眼镜
	7	H_7	有被他人理解的问题
	8	H_8	瞎、聋、哑

（4）预试与修改。在小样本评价对象中试用初始量表以发现初始量表中存在的不

足，如与他们生命质量关系不大、描述不清楚、易产生混淆或具有诱导性问题等，依此对初始量表进行修改和完善。

（5）量表性能评价。判断量表是否适用于评价对象需要通过性能测试，主要的评价指标有可行性、信度、效度、灵敏度等。信度和效度良好的量表可用于人群的鉴别，如用于评估，还需要量表具有较高的灵敏度。

（三）运用量表进行测量

生命质量的测量方法对评价结果的影响很大。生命质量是一种主观评价指标，因此无论是采用自填还是访谈的方式进行调查，原则上应该由评价对象根据自身的经历和体验来回答。但是，有时由于评价对象存在年老、病重或精神疾病等情况，可能不得不采用代答、观察等一些非自评的测量方法，这些测量方法的缺点和局限性很多，尽量不用或少用。

代答：代答者通常包括评价对象的家庭成员、亲戚、照料者、医生、护士等。代答者的回答通常与评价对象的自评之间存在一定差异，这与代答者和评价对象接触的密切程度及其文化背景、价值观念等有关。

观察：观察法无法对生命质量的全部内容都进行评价。有关生理状态、心理状态和社会功能状态的部分问题也许可用观察的方式进行评价，但是，评价对象的一般性感觉难以通过观察法得到答案。生命质量评价的许多问题询问的是评价对象的能力而非经历，所以，观察结果与评价对象的自评结果之间会存在较大的差异。

（四）统计和分析处理

生命质量的评价结果通常用得分值来表示，因此，可以将结果视为计量资料来进行统计分析，如采用平均数、中位数、t 检验和方差分析等统计分析方法。但是，对结果的解释要慎重。

由于生命质量得分值是一个没有单位的相对数字，因此它所代表的意义应该根据正常人群的分值分布状态来解释。例如，0 分代表死亡，100 分代表完全健康，那么 50 分代表什么？如果已知得分低于 50 分的人占多数，那么 50 分可能就代表一种较良好的生命质量状态；如果得分低于 50 分的人只占少数，那么 50 分就代表一种较差的生命质量状态。同样的得分值代表的意义可能不同，因此，不同量表的测量结果以及同一量表不同维度的得分值不能直接进行比较。在对分析结果进行解释时，除了考虑统计学检验结果，还须综合考虑生命质量变化的临床意义、量表的信度与灵敏度。

生命质量水平的高低与评价对象的文化背景、价值观以及期望值关系密切，因此，在对结果进行解释时，不能忽视这些因素的作用。有研究结果显示，我国一些地区的农村居民生命质量较城市居民高，该结果并不能绝对地说明农村居民的健康状态较城市居民好，而有可能是与农村居民的生活期望值较低有关。

二、生命质量的量化技术

评价者在评价对象回答生命质量评价量表中的问题后，需要给他们的回答评分，以获得其生命质量的得分值。例如，某人对问题“总的来说，您觉得您的健康状态如何?”的回答是“很好”，那么该评多少分？此外，通常我们还需要将许多问题的评分结果合计为一个总分，需要考虑每个问题是不是都一样重要。如果不是，就需要给每个问题赋予一个权重值，以表示各个问题的相对重要程度。这些都属于生命质量评价的量化问题。常用的量化技术包括效用法、直接估计和对比评分等。直接估计与对比评分在本书研究方法章节中有专门介绍。

效用（utility）是指人们对某种状况的偏好和满意程度。确定生命质量的效用值常采用标准概率、时间转换、等量值、量估计、意愿支付等技术。

（一）标准概率技术

标准概率（standard gamble，SG）技术以基本的效用理论为基础，广泛用于决策分析。它的基本原理是要求测量对象在一个肯定结果和一个概率结果之间进行选择。概率结果是指概率为 P 的期望性结果与概率为（$1-P$）的非期望性结果，肯定结果是位于二者间的中间性结果。请测量对象确定当概率 P 为多大时，他认为肯定结果与概率结果两者等价，对它们都没有倾向性。图 10－1 表示标准概率技术测量优于死亡的慢性状态的形式。测量对象面对两种选择，一种是采取医学措施，可能有两种结局：恢复到正常状态并生存 t 年，其概率为 P；或者立即死亡，概率为 $1-P$。另一种选择是在慢性状态 i 下生存 t 年。概率 P 在 0～1 之间变化，直到测量对象在两种选择之间保持平衡后得以确定，此时慢性状态 i 的效用值 $h_i=P$。

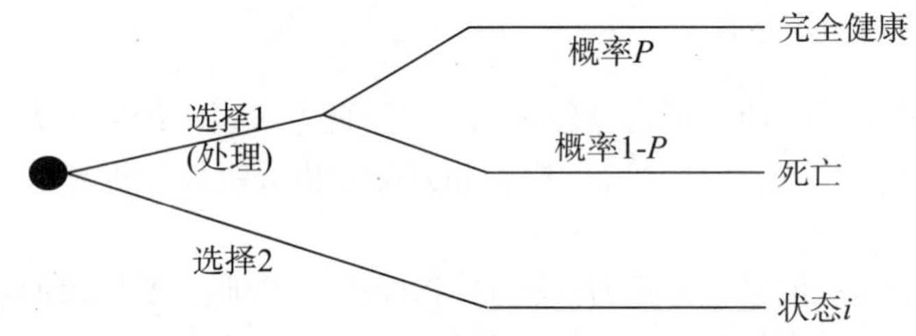

图 10－1　标准概率技术测量优于死亡的慢性状态的形式

（二）时间转换技术

时间转换（time trade－off，TTO）技术要求测量对象在两个肯定结果之间做出选择，没有涉及概率。它的基本思想是要求测量对象确定自己愿意牺牲多少生存时间来换取更好的健康状态或生命质量，反之亦然。图 10－2 是时间转换技术测量优于死亡的慢性状态的形式。一种选择是在慢性状态 i 下生存 t 时间后死亡，另一种选择是在完全健康状态下生存 x 时间（$x<t$）后死亡，t 是不变的，x 不确定。其在 $0\sim t$ 之间变化，直到测量对象在两种选择之间保持平衡时 x 就得以确定，此时慢性状态 i 的效用值为 $h_i=x/t$。

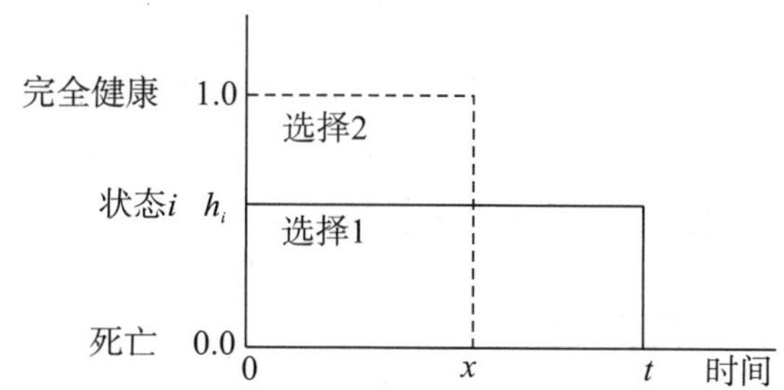

图 10－2　时间转换技术测量优于死亡的慢性状态的形式

例如，一个人生活在表 10－1 中描述的状态 D 下。给他两种选择：在该状态下生存 10 年（$t=10$）和在完全健康状态下生存 x 年。请他在表 10－3 的成组方案中确定他认为两种选择等价的方案。如他认为在该状态下生活 10 年等同于在完全健康状态下生活 5 年，此时 $h_D \times 10 = 1.0 \times 5$（参考尺度：0 为死亡，1 为完全健康），那么该状态的效用值 $h_D = 5/10 = 0.50$。

表 10－3　TTO 技术的成组选择方案

状态 D 下生存年数（t）	10	10	10	10	10	10	10	10	10	10
完全健康状态下生存年数（x）	1	2	3	4	5	6	7	8	9	10

（三）其他技术

等量值（equivalence）技术假设有两组人群，第一组人群处于 A 状态（最好状态，量化值 1.00），第二组人群处于 B 状态（比 A 状态差），要求测量对象确定 B 状态下多少人等量于 A 状态下的一定人群。假定测量对象认为处于 B 状态下的 100 人等量于处于 A 状态下的 40 人，那么 B 状态的量化值为 0.4。

量估计（magnitude estimation）技术在概念上与等量值技术类似，给测量对象一种标准状态，这个标准状态或是最好状态，或是中间状态，或是最差状态。要求他们提供一个数值或比值说明待评状态与标准状态相比有多好或多差。假定标准状态的分数为 1 分，如待评状态的期望值是标准状态的 8 倍，那么待评状态分数为 8 分，如待评状态的期望值是标准状态的 30％，那么待评状态分数为 0.3。

意愿支付（willing to pay）技术要求测量对象回答问题："为治疗某种疾病，您愿意支付家庭收入的多大比例？"这个比例就是该种疾病状态的权重值。

第四节　生命质量评价常用量表

现今，生命质量评价研究在医学及相关领域日益深入。评价生命质量的工具通常为量表。根据量表的适用对象，一般可将生命质量评价量表分为通用型量表和特异型量表两大类。代表性的、常采用的量表包括有 36 条目简明健康量表（the MOS 36－item short form health survey，SF－36）、世界卫生组织生存质量测定量表（the WHO quality of life assessment instrument，WHOQOL）、欧洲生存质量测定量表（EuroQol five-dimension questionnaire，EQ－5D）、疾病影响量表（sickness impact profile，SIP）、癌症患者生命质量测定量表 EORTC QLQ 系列等。

一、36 条目简明健康量表

36 条目简明健康量表（SF－36）是目前全世界应用最广泛的生命质量评价量表之一，它由美国波士顿健康研究所在医疗结局研究调查表（medical outcomes study，MOS）的基础上研制而成。该量表为通用型生命质量评价量表，适用于一般人群的生命质量评价、卫生政策评价与临床试验研究等。目前已被多国翻译，有 50 多个不同的语言版本，并建立了不同的 SF－36 常模。

SF－36 的 36 个条目中有一个条目是评价过去一年的健康状况变化（health transition，HT），剩下的 35 个条目分属生命质量的 8 个维度（见表 10－4）。8 个维度的得分分别为各维度内的每个条目得分之和，然后经线性转换为 0～100 分范围。得分越高，表示维度的状态越好。后有研究者从 SF－36 中选出 12 个条目构成 SF－36 的简化版，称为 SF－12。SF－12 可计算躯体健康总评（physical component summary，PCS）和精神健康总评（mental component summary，MCS）两个得分。

表 10－4　SF－36 的维度组成

维度	条目数	含义
生理功能（physical functioning，PF）	10	因健康原因生理活动受限
社会功能（social functioning，SF）	2	因生理或情绪原因社会活动受限
生理职能（role-physical health，RP）	4	因生理健康问题角色功能受限
躯体疼痛（bodily pain，BP）	2	疼痛情况及其对日常活动的影响
精神健康（mental health，MH）	5	心理压抑和良好适应
情感职能（role-emotional problems，RE）	3	因情感问题角色功能受限
生命活力（vitality，VT）	4	个体对自身精力和疲乏程度的主观感受
总体健康感受（general health perceptions，GH）	5	个体对自身健康与发展趋势的评价

二、世界卫生组织生存质量测定量表

世界卫生组织生存质量测定量表（WHOQOL）是由世界卫生组织组织 20 余个不同文化背景、不同经济发展水平国家和地区的专家共同参与研制的跨国家、跨文化的生命质量评价量表。目前，已经研制出的量表有 WHOQOL－100、WHOQOL－BREF。

WHOQOL－100 共计 100 个条目，由覆盖生命质量 6 个领域的 24 个方面的 96 个条目（每个方面各包含 4 个条目）外加总体生命质量和健康状况的 4 个条目组成。在

24 个方面中，每个方面均分别从强度、频度、能力、评价来进行测量。6 个领域及其 24 个方面见表 10－5。后来有研究结果显示，生理领域与独立性领域、心理领域与精神支柱/宗教/个人信仰可以分别合并成一个大领域，因此也有学者采用 4 个领域的结构和计分，4 个领域分别为生理领域、心理领域、社会关系领域、环境领域，并在跨文化研究中应用。

表 10－5　WHOQOL－100 的领域及其方面组成

1. 生理领域（physical health）	4. 社会关系领域（social relations）
（1）疼痛与不适	（13）个人关系
（2）精力与疲倦	（14）所需社会支持的满足程度
（3）睡眠与休息	（15）性生活
2. 心理领域（psychological health）	5. 环境领域（environment）
（4）积极感受	（16）社会安全保障
（5）思想、学习、记忆和注意力	（17）住房环境
（6）自尊	（18）经济来源
（7）身材和相貌	（19）医疗服务和社会保障：获取途径和质量
（8）消极感受	（20）获取新信息、知识、技能的机会
3. 独立性领域（level of independence）	（21）休息娱乐活动的参与机会与参与程度
（9）行动能力	（22）环境条件（污染/噪声/交通/气候）
（10）日常生活能力	（23）交通条件
（11）对药物及医疗手段的依赖性	6. 精神支柱/宗教/个人信仰（spirituality/religion/personal beliefs）
（12）工作能力	（24）精神支柱/宗教/个人信仰

量表 WHOQOL－BREF 是 WHOQOL－100 的简化版，是从 WHOQOL－100 的 24 个方面中各选出 1 个条目外加总体生命质量和健康状况条目（包含 2 个条目）共计 26 个条目。WHOQOL－BRIEF 保留了 WHOQOL－100 的全面性，经检验信度和效度较好，可以代替 WHOQOL－100 用于评价生命质量。

三、欧洲生存质量测定量表

欧洲生存质量测定量表（EQ－5D）是由欧洲生命质量组织研制而成的简易通用型生命质量评价量表。量表包含两部分，一部分由 5 个条目构成，5 个条目分别是行动（mobility）、自我照顾（self-care）、日常活动（usual activities）、疼痛/不舒服（pain/discomfort）、焦虑/沮丧（anxiety/depression），询问测量对象在这 5 个方面存在问题的程度。另一部分为一个视类模拟尺度（EQ－VAS），是一条被分为 100 个刻度的线段，类似温度计。要求测量对象在该线段上标出自己当天的健康状况，用以评价其总体健康感觉。其中，0 代表最差的健康状况，100 代表最好的健康状况。

四、疾病影响量表

疾病影响量表（SIP）是由美国 M Bergner 研制的一个包括 12 个方面（见表 10－6）共 136 个条目的量表，用于评价疾病（包括急性病、慢性病）对日常活动和行为的影响。SIP 要求测量对象根据自身当天的健康状况进行回答。该量表的关注焦点是测量对象的行为状况。分值范围从 0 到 100％。分值越高，表示测量对象的健康状况越差，反之则越好。例如，得分 40％的患者与得分 20％的患者比较，前者的健康状况不如后者。SIP 已被翻译成多国语言，得到较广泛的应用。

表 10－6　SIP 的 12 个方面组成

方面	英文名称	方面	英文名称
1. 睡眠和休息	sleep and rest (SR)	7. 活动性	mobility (M)
2. 饮食	eating (E)	8. 自立能力	body care and movement (BCM)
3. 工作	work (W)	9. 社会交往	social interaction (SI)
4. 家务管理	home management (HM)	10. 灵变行为	alertness behaviour (AB)
5. 休闲和闲暇	recreation and pastimes (RP)	11. 情绪行为	emotional behaviour (EB)
6. 走动	ambulation (A)	12. 通信交流	communication (C)

五、癌症患者生命质量测定量表 EORTC QLQ 系列

癌症患者生命质量测定量表 EORTC QLQ 系列由欧洲癌症研究与治疗组织（the European Organization for Research and Treatment of Cancer，EORTC）研制而成。它是由针对所有癌症患者的生命质量核心量表（共性模块）（EORTC QLQ－C30）以及针对不同癌症的特异性条目（特异性模块）构成的系列量表。其中，评价癌症患者生命质量的共性模块（即 EORTC QLQ－C30）包括 30 个条目，分为 5 个功能子量表（躯体、角色、认知、情绪、社会功能）和 3 个症状子量表（疲劳、疼痛、恶心和呕吐），外加一个总体健康状况子量表和 6 个单一条目。在 EORTC QLQ－C30 的基础上增加针对不同癌症的特异性条目（特异性模块）即构成不同癌症的特异性评价量表。目前，该系列量表已被翻译成多种语言，并应用于肿瘤临床试验等方面。

第五节　生命质量评价的应用

生命质量评价已广泛应用于临床医学、药学、预防医学和管理学等领域。在临床医学，生命质量评价主要集中在对慢性病和肿瘤患者的评价。卫生工作者可将生命质量用于防治方案的确定、评价医疗技术的效果以及卫生服务的效益等。生命质量还可用于评价和筛选有效药物，如美国药品与食品管理局从 1985 年开始将生命质量用于评价新药。

此外，生命质量还可用于指导和改善卫生资源的配置等。

一、健康状况评价

健康相关生命质量的核心是健康，因此健康相关生命质量评价在一定程度上就是健康评价。用生命质量的理论和方法评价健康符合现代医学模式的要求，它用综合、整体的指标来说明健康，更强调个体、社会在健康中的作用，更注重个体的生存能力，而不仅是生理健康。

生命质量评价工具既可测定个体或群体的整体健康水平，也可测定健康某个维度的好坏。一般人群的生命质量评价需要采用通用型评价量表，如 SF－36、WHOQOL 等。特殊人群的生命质量评价需要采用特异性量表。目前，生命质量作为一个健康综合评价指标，其评价已广泛用于人群（包括特殊人群）的健康状况评价。

二、卫生成果评价

过去评价卫生成果的指标主要是一些传统的健康指标，如患病率、死亡率、期望寿命等。然而，随着医学模式和健康观的转变，慢性病和人口老龄化等问题日益突出，医疗卫生服务的目标已不再仅仅局限于治疗和处理疾病，而是越来越重视生命质量的提高。所以，生命质量已成为卫生成果评价的一个重要指标。此外，通过评价研究人群的生命质量及其影响因素，有利于确定卫生工作的重点人群和重点措施。

三、卫生服务方案的选择

长期以来，医生在选择药物和治疗方案时，主要依靠自己的专业知识和长期积累的经验，很少顾及患者的想法与态度，尽管有些疗法可能会对患者的生命质量产生很大的影响。通过生命质量评价，可以帮助医生做出正确的选择。例如，治疗肢体肉瘤的方法通常有两种：截肢疗法与保留疗法（辅以大剂量的放射治疗）。Sugbarker 等通过对17 名采取保留疗法的肢体肉瘤患者与 9 名采取截肢疗法的肢体肉瘤患者进行生命质量评价分析，发现虽然两组患者的生命质量在总体上没有差异，但是，在情绪行为、自我照顾和活动以及性功能等方面，保留疗法对患者的损害较截肢疗法更为严重（见表 10－7）。笔者据此认为，从生命质量的角度来看，截肢疗法并不比保留疗法差。当然，生命质量的影响因素众多，如不同的社会人口学特征、文化背景等，因此医生在对个体的医疗方案做决策时，应当综合考虑这些因素。

表 10－7 肢体肉瘤患者保留疗法与截肢疗法的生命质量比较

评价内容	保留疗法（得分）	截肢疗法（得分）	P 值
情绪行为	11.20	3.60	<0.05
自我照顾和活动	24.50	2.45	<0.01
性功能	3.50	0.04	<0.01

表中分值越低，表示生命质量越好。

四、用质量调整生存年评价各种因素对健康的综合影响

出生期望寿命把人们在不正常（即不健康）的功能状态下的生存时间与健康状态下的生存时间等同看待，非伤残期望寿命把期望寿命中疾病状态或健康状态低下的生存年数完全扣除，而未考虑其中有效的成分，显然它们都有不合理的地方。生命质量评价提供了合理的综合衡量生存时间与质量的方法，即计算质量调整生存年。质量调整生存年（quality adjusted life years，QALYs）是用生命质量来调整期望寿命或生存年数而得到的一个新指标，它将生命质量与生命数量进行有机统一，是一个综合反映人群生命质量和生命数量的指标。该指标通过生命质量评价把不正常功能状态下或疾病与伤残状态下的生存年数换算成等同于健康人的生存年数。

质量调整生存年的计算，需要首先用生命质量评价方法得出各种功能状态或不健康状态的生命质量得分（参考尺度：0～1，0 表示死亡，1 表示完全健康），用该生命质量得分作为效用值（即权重值）（W_i），再与各种状态下的生存年数（Yi）分别相乘，最后的合计值就是质量调整生存年。质量调整生存年的计算公式如下：

$$QALYs = \sum_{i=1}^{n} W_i Y_i$$

式中，n：功能状态数。

表 10－8 为 QALYs 的具体计算过程。该地男性的平均寿命是 70.24 岁，其中，健康状态下生活 59.04 年，暂时活动受限生活 2.70 年（生命质量权重值为 0.88），长期活动受限生活 7.70 年（生命质量权重值为 0.57），住院 0.80 年（生命质量权重值为 0.33），计算 QALYs 为 66.14 年，说明该地男性因活动受限导致健康寿命损失平均为 4.10 年。

表 10－8　某地男性质量调整生存年的计算

功能状态	效用（W_i）	生存年数（Y_i）	W_iY_i
完好	1.000	59.040	59.040
暂时活动受限	0.880	2.700	2.438
长期活动受限	0.570	7.700	4.898
住院	0.330	0.800	0.264
合计		70.240	66.140

五、成本－效益分析

单凭效果评价还不足以构成决策的充分依据。随着科学技术的进步和医疗卫生事业的发展，医疗卫生方案与措施的选择余地越来越大，但是，能够投入的卫生资源毕竟有限。因此，需要在有限的卫生资源的基础上，确定重点投入领域，最大限度地提高人群的生命质量。换句话讲，决策时还需要考虑单位成本能够带来的效益，即进行成本－效

益分析，以此作为配置卫生资源的基本依据之一。

成本－效益分析是指取得一个单位的效益平均需要花费多少费用，为总费用与总效益的比值。评价效益的指标很多，如经济收入代表经济效益是最简单的评价指标，但是卫生领域的效益常常很难用经济收入来表示，如消除疾病、提高健康状态等。当然，也可用患病率、死亡率、生存年数等指标表示效益值，称为成本－效果分析。但这些传统的效果指标往往比较局限、单一，无法综合反映医疗卫生措施对人群健康各个方面的影响。生命质量评价提供了完善成本－效果分析的一条有效途径。近年来，学者陆续采用生命质量效用值与质量调整生存年等作为效果指标，通常称之为成本－效用分析。如西方医学界用每获得 1 个质量调整生存年所需要的费用（成本）作为成本/效用指标为相关决策提供依据。表 10－9 列举了尿毒症治疗技术的成本－效用分析结果。可见，肾移植的成本－效用比腹膜透析和血液透析好。

目前，生命质量已经得到了日益广泛的应用。

表 10－9　尿毒症治疗技术的成本－效用分析

治疗技术	QALY/人	年费用/人（美元）	总费用（美元）	费用/QALY（美元）
持续门诊腹膜透析（4 年）	3.4	12886	45676	13434
血液透析（8 年）	6.1	8569	55354	9075
肾移植（近 10 年）	7.4	10452	10452	1413

思考题：

某研究人员长期从事高血压的社区防治工作，他希望用 SF－36 来评价社区防治高血压的效果，于是对 500 名社区高血压患者进行了调查，采用 SF－36 评价了该高血压人群的生命质量状况。如前文介绍，SF－36 含有 36 个条目，评价健康的 8 个领域。对 500 名高血压患者测量后，得到 8 个领域的评分结果：PF：85；RP：80；BP：80；VT：71；SF：78；RE：75；MH：75；GH：75。

据此，该研究人员得出结论：该社区高血压患者生理功能最好，因为其得分值是 8 个领域中最高的；而生命活力方面的问题最多，因为其得分值最低；总体而言，躯体健康（PF、RP、BP）要优于心理和社会健康（SF、RE、MH）。

请思考：上述结论是否妥当？如有不妥，请指明并阐述理由。

（刘丹萍）

第十一章　卫生服务研究

第一节　卫生服务研究概述

卫生服务研究是有关卫生服务的提供和利用、需要与供给的协调性研究。其主要任务是应用社会科学和生物医学的成就，从卫生服务的供方、需方和第三方及其相互关系出发，分析与评价卫生系统，为增进人群健康而使用卫生资源向居民提供所需的医疗、预防、保健及康复等服务。其目的在于提高管理水平，提升各项卫生服务的普及程度和群众接受的能力；改善经营水平，降低医疗保健服务成本，充分发挥现有卫生资源的潜力，提高卫生资源的社会效益和经济效益；提高工作质量，消灭或减少疾病，提高居民健康水平与生活质量。卫生服务的医学技术实现以计划、组织、实施和评价等管理程序为基础，需要卫生政策和财政支持为保障。卫生服务研究正是通过分析人群的健康需要与卫生服务利用的关系，分析利用与资源配置的关系，来确定管理原则、政策方向和投资取向。我国是一个地域辽阔、人口众多的发展中国家，具有卫生服务需要量大而卫生资源不足的特点。因此，对卫生服务进行广泛、深入和长期的研究，对于充分利用现有资源，最大限度地满足人民日益增长的卫生需求，提出卫生服务的重点与发展方向，制定卫生事业的规划等都具有十分重要的意义。

一、卫生服务研究的内容

根据世界卫生组织专家委员会提出的建议和我国的具体情况，卫生服务研究的内容基本上包括社会因素对卫生系统的影响、评价人群的医疗需要、合理分配和使用卫生资源、卫生系统的组织结构、卫生服务提供、卫生系统管理、分析卫生系统的支持、社区参与和测量卫生工作的结果九个方面。从国内目前的研究来看，主要内容如下。

（一）卫生系统的建设与发展

卫生服务系统的组织结构在不同的历史时期，因卫生任务不同而不同。探讨建立合理的卫生组织机构网络，提出协调的方法与手段，是卫生服务研究的任务之一。一般而论，卫生系统包括卫生行政实体（即卫生行政主管机构）和卫生服务系统（即卫生服务业务机构）。

卫生服务业务机构主要是指各类医疗保健专业机构。我国卫生服务业务机构具有两大特点。一是机构往往专业分工，各司其职，形成一个全面的卫生服务业务体系。二是建立和健全以基本卫生服务为基础的三级医疗预防保健网，使我国形成多层次的卫生服务，各层次之间既有分工又有协作，功能彼此互补，越往基层，综合服务程度越高，越往高层，专科服务程度越高。这样就把普及和提高结合起来，既保证了广大居民基本卫生保健的需要，也指导了患者的合理分流和高层次服务的发展。

在研究卫生系统的过程中，不仅要关注卫生系统本身的结构关系，同时也要关注社会因素对卫生系统的影响。卫生系统是社会系统的组成部分，社会因素对卫生系统的发展有着重要影响。一个国家卫生系统的组织形式和发展程度取决于其历史传统、社会制度、政府组织机构，以及经济、人口和文化状况等。研究社会因素与卫生系统的关系，既有助于建立与社会系统相适应的卫生体系，又可通过卫生系统的作用促使社会系统向着有利于人群健康的方向发展。

（二）卫生保健制度的探讨与发展

卫生保健制度指一个国家或地区为解决居民防病治病问题所采取的综合性政策和措施，包括卫生费用筹集、分配与支付方式以及卫生服务提供方式和管理措施等基本要素。它是政府对卫生事业实行宏观管理的重要形式，是国家的文化、经济和政治特征的综合反映，也是政府及其政党对卫生事业政策导向的体现。从筹集的角度，卫生保健制度的基本模式包括自费医疗模式、强制公共保险模式和商业医疗保险模式。建立什么样的卫生保健制度，受到社会制度、经济发展水平及财政实力、卫生组织和医疗卫生服务状况等各种因素的影响。即使在一个国家内，往往也不是实行单一的形式，而是多种形式并存。1949年新中国成立后，我国建立的卫生保健制度包括自费医疗、公费医疗、劳保医疗和集资医疗。随着我国社会经济体制改革的逐步深入，卫生保健制度逐步发展为公费医疗、城镇职工基本医疗保险、城镇居民基本医疗保险和新型农村合作医疗等。如何通过构建合理的卫生保健制度，促进卫生服务的可及性，有效利用卫生资源和得到卫生服务的最佳效果与效益，是卫生保健制度研究的重要课题。

（三）评价人群的卫生服务需要

卫生服务需要是指在对居民健康状况调查的基础上，提出对卫生服务的客观需要量。这种需要量不仅包括已被患者认识到的疾病和卫生问题，还包括未被认识到（或未被感受到）但客观存在的疾病和卫生问题；不仅包括服务对象主动提出的健康要求，也包括卫生服务机构根据国家或地方卫生行政部门为保障居民健康所制定的卫生法规制度等的要求，面向一定人群提供的必需服务。而所谓表现出的需要，是将需要付诸行动，它不仅反映居民的健康要求，也反映卫生服务机构为满足群众这种要求而应在形式、内容和花费上所做出的努力，因此可以称为需求，是卫生服务中最为普遍而重要的需要问题。

由于卫生服务需要会随着年龄、文化程度、职业、经济状况等因素的变化而变化，因此，研究人群的疾病与健康状况、各种因素对它们的影响以及分析需要变化的原因和满足程度，对于合理分配卫生资源、发展卫生事业都是十分重要的。

（四）合理分配和使用卫生资源

卫生资源是指在一定社会经济条件下，国家、社会和个人对卫生部门提供的人力、财力、物力、技术和信息的总称。卫生人力的数量、结构和分布，卫生服务体系的经济动态与经济支持，卫生服务机构的数量、类型、设置和性质、床位、装备、供应和药品，知识与技术及其在卫生系统内外的传播等，都是提供卫生服务的根本。一个国家或地区拥有卫生资源的数量与质量是衡量其经济实力、科学文化水平和卫生服务能力的客观标准。卫生资源的投入和分配应与卫生服务需要相适应。投入一定数量卫生资源所取得的服务产出量则是评价卫生工作效益的重要依据。

（五）卫生服务提供和利用情况

卫生服务提供和利用情况通过一系列描述卫生服务系统工作的客观指标和居民对卫生服务享有程度的调查资料来反映，用以检验卫生服务系统的效果、效率和潜力，以进一步调整和改善卫生系统的布局、计划和工作。其内容包括两个方面：一是各级各类卫生服务工作的统计，它从提供者的角度在一定程度上反映了该地区居民对这些服务的接受情况；二是在家庭调查的基础上，了解居民在利用卫生服务中的具体情况，如利用了哪一级哪一类服务、利用的原因、应该利用而未利用的情况及原因、需要的满足程度和满意程度，以及卫生服务利用中的费用负担情况等，它从接受者的角度反映居民对服务的享有情况。

二、卫生服务研究的方法

（一）描述性研究

描述性研究用以阐明健康、疾病和卫生服务现象在人群中的客观分布、发展及变化趋势和规律性。也可以通过不同地区的描述性研究结果进行横向比较，了解它们之间的现状、水平和差距。这一类研究一般利用现成的登记报告资料进行垂直性研究（vertical approach），也要结合抽样调查的横断面研究（horizontal approach）进行资料的收集。这类调查多属回顾性研究的范畴。

（二）分析性研究

在进一步探讨与疾病现象或卫生服务相关的影响因素时，可以采用分析性研究，如比较常用的对列研究（cohort study）和疾病对照研究（cass-control study），对研究收集到的资料采用单因素或多因素相关分析方法，以阐明哪些因素具有重要作用或意义。

（三）实验研究

实验研究以一定范围的社会人群作为实验观察对象，考察卫生服务和疾病防治对策的效果。常用的有干预实验，即在人群中增加某些措施或限制某些因素后，观察其效果。如在农村实施新型农村合作医疗后，观察农民对医疗卫生服务的利用情况和健康状况的变化。

（四）理论研究

理论研究应用数字模型从理论上阐述卫生服务与有关因素的联系及规律，属于定量研究，主要描述各变量间的函数关系，如人口预测模型，病床、卫生人员需要模型及疾病分布频率模型等。预测卫生人员需要量往往与病床数、卫生事业费、医生总数、病床使用率、住院率和平均病床工作日等因素建立多元回归方程式进行研究。

（五）综合评价法

1976 年世界卫生组织提出了卫生服务研究的综合评价模式，即将卫生服务中有关人群健康状况、医疗需要量、卫生资源和卫生服务利用指标体系及其相互联系进行综合分析，并与相应的参照水平进行比较，以评价卫生服务资源分配和机构布局的合理性。

（六）投入产出比较评价

投入产出比较评价指将某些卫生服务过程中所投入的资源与该项服务在比较时间内所表现出的效果和效益进行比较，以评价卫生资源配置或使用效益和效果。基本原理是先由专家或通过调查得出某项卫生服务在投入方面（如人力、财力、物力等）和产出方面（如居民对该项服务的享受或利用程度与促进健康方面的效果）的相应指标及各种指标的权重（或分值），将各项投入指标和产出指标的权重分别加权求和，得出总投入和总产出的权重值（或总分值），然后将总产出权重值和总投入权重值相比，即可得出单位投入的产值（*Z* 值），以供比较分析、评价参考。投入产出分析方法有很多种，包括数据包络分析（data envelopment analysis，DEA）、RSR 秩和比、TOPSIS 综合评价法、生产函数、成本－效益分析（cost benefit analysis，CBA）、成本－效果分析（cost effectiveness analysis，CEA）及成本－效用分析（cost utility analysis，CUA）等。

（七）家庭健康询问抽样调查

家庭健康询问抽样调查是从需方角度收集卫生服务相关资料的方法。它可以收集调查人群的社会经济、人口学特征、健康状况、卫生服务需要与利用及其影响因素、卫生费用，以及社会卫生状况等数据，并据此较为准确地推断目标人群的特征。家庭健康询问抽样调查一般划分为一次性横断面调查、重复性横断面调查和连续性长期调查。这三种调查方法均属于回顾性调查范畴。一次性横断面调查可以为研究者提供疾病发生的频率、严重程度及卫生服务利用资料。重复性横断面调查是一次性横断面调查的扩大，在一年内重复若干次类似调查研究，取得不同时间的患病率及卫生服务利用资料。连续性长期调查指在一年内连续不断组织调查员进行调查，取得全年累计的患病率及卫生服务利用资料。采用连续性长期调查的主要是一些发达国家。发展中国家主要采用一次性横断面调查。

除上述研究方法外，在社会学、经济学、管理学、人类学等领域采用的研究方法，均可以根据实际情况应用于卫生服务研究领域。

第二节　卫生服务需要研究

一、卫生服务需要的概念及意义

卫生服务一般包括服务的提供者（provider）和使用者（consumer）两个方面。前者主要是指卫生部门和卫生人员，后者则指被服务的人群（如患者和一般居民）。在卫生服务需要量的描述中，又可以区分出几个相互间有联系的不同概念，这就是卫生服务要求、卫生服务需要和卫生服务需求。

卫生服务要求（health service want）主要是指居民对卫生服务的希望和建议。这些主观愿望不完全是从自身的健康状况出发提出的。如公众向卫生行政部门、医院、食品监管部门、企业等反映健康相关的问题或提出保护健康的建议和意见。

卫生服务需要（health service need）则指使用者基于自身健康状况对卫生服务提供者所提出或可能提出的服务要求，也包括提供者基于健康社会职责和目的而向使用者提供的承诺性或责任性服务。它综合地反映了居民的健康状况，并在对居民患病频率及严重程度进行调查测量的基础上，提出对门诊、住院、预防、保健和康复等卫生服务的合理需要量。具体而言，卫生服务需要一方面是居民自报的症状或疾病，另一方面包括由医务人员对人群健康状况做出研究与判断后得出的一些客观指标，如出生、死亡、发病等的频率。这一类客观指标的获得，一方面源于各类卫生服务业务机构的登记报告或监测资料；另一方面源于对人群进行健康检查，运用各种适宜技术，去发现和确定群众本身尚未感受、认识或出现的健康问题，即所谓未认识的需要（unperceived need）和潜在的需要（potential need）。这类客观上存在的疾病或健康问题不仅反映出居民对卫生服务可能提出的需要，同时也意味着卫生服务的提供者也应随时准备相应的资源去满足居民的这一部分需要，所以应该受到同样的重视。

卫生服务需求（health service demand）从经济和价值观念出发，指在一定价格水平上人们愿意且有能力消费的卫生服务量。它一般可分为两类：一是由需要转化而来的需求。居民根据自身的健康状况需要寻求卫生服务，且有经济能力支付卫生服务费用。二是没有需要的需求。根据居民的健康状况不需要寻求卫生服务，但实际寻求或利用了卫生服务，通常由不良的就医和行医行为造成，如寻求或提供不必要的检查、治疗以及开大处方等。

分析人群卫生服务需要量的满足程度及其影响因素，探讨卫生需要不能满足的原因并采取相应的对策，是合理组织卫生事业，解决居民健康问题和提高卫生事业社会效益的常用手段，也是评价卫生服务效果及效益的常用标准之一。

二、卫生服务需要量的常用指标

卫生服务需要量的常用指标根据服务内容可以分为医疗需要量指标、疾病预防与控制需要量指标和特殊人群卫生服务需要量指标。

（一）医疗需要量指标

医疗需要量指标一般包括疾病频率指标和疾病严重程度指标。前者有两周患病率、慢性病患病率和健康者占总人口百分比，后者包括两周患病天数、两周卧床天数、两周卧床率、在业人口两周休工天数、在校学生两周休学天数、在业人口休工率、在校学生休学率等。此外，还可包括两周疾病发病时间和类型、疾病构成等。通过这些指标，不仅可以了解疾病在人群中的频度，而且可以估计疾病的严重程度和对人群正常生活的影响。

（二）疾病预防与控制需要量指标

2005 年《关于疾病预防控制体系建设的若干规定》中提出对疾病预防控制机构的职能要求：疾病预防与控制、突发公共卫生事件应急处置、疫情报告及健康相关因素信息管理、健康危害因素监测与干预、实验室检测分析与评价、健康教育与健康促进、技术管理与应用研究指导等。每一大项下面又分具体的服务项目，如疾病预防与控制包括传染病预防控制、免疫规划、艾滋病预防控制、结核病预防控制、乙肝预防控制、血吸虫预防控制、虫媒及自然疫源性疾病控制、寄生虫病预防控制、地方病预防控制、慢性非传染性疾病预防控制十类。疾病预防与控制基本都是规范性需要，需要量没有统一指标测量，它与各类服务的专业要求有关。

（三）特殊人群卫生服务需要量指标

1. 妇幼卫生服务需要量指标

除有关妇幼医疗服务需要外，妇幼保健方面的需要量指标包括健康检查、婚前教育及检查、产前检查、产后访视、住院分娩、新法接生、产后 42 天检查、新生儿访视、喂养方式、儿童“422”体检、儿童计划免疫等。

2. 其他特殊人群卫生服务需要量指标

其他特殊人群主要包括老年人、残疾人、低收入人群、流动人口等。除有关医疗服务需要外，老年人和残疾人卫生服务需要量指标还包括失能和生活照顾情况。

三、我国卫生服务需要量的变化及现状

我国较为系统的卫生服务研究始于 1981 年在当时的上海县（今上海市闵行区）进行的卫生服务状况综合研究。此后，全国各地进行了不同规模的卫生服务调查。调查内容从单一的医疗服务向预防、保健、护理、康复等领域扩展；调查对象从总人群向特定人群（如老年人、儿童、妇女、贫困人口、流动人口、少数民族人口）拓展。从 1993 年开始，我国每 5 年进行一次全国范围的卫生服务调查。此外，全国范围内的连续性卫生服务研究有中国居民营养与健康状况调查、慢性病监测、中国健康与养老追踪调查等。表 11－1 列出了全国卫生服务总调查中关于医疗服务需要量的部分指标结果。

表 11－1　我国医疗服务需要量比较

指标	年份		
	2003 年	2008 年	2013 年
两周患病率（%）	15.3	18.9	24.1
两周每千人患病天数	1093	1537	2237
卧床率（‰）	36.6	35.2	27.9
两周每千人卧床天数	170	185	169
两周每千在业人口休工天数	194	90	141
休工率（‰）	33.6	16.6	23.0
两周每千学生休学天数	40	44	24
休学率（%）	14.5	13.1	5.7
慢性病患病率（%）*	18.8	24.1	33.1

*慢性病患病率按患病例数计。

四、影响医疗卫生服务需要量的因素

卫生服务需要量不仅是人群健康状况和社会卫生状况的一种反映，同时也受社会发展水平，特别是社会制度、经济状况、文化水平和居民健康意识以及卫生保健事业等因素的影响。常见的影响因素如下。

（一）人口的年龄、性别

人口的年龄、性别是影响卫生服务需要量的重要因素，儿童与老年人是抵抗力较低的易患人群，尤其是老年人的疾病，往往表现出慢性、病期长、恢复缓慢、容易留下后遗症与功能障碍和多种疾病并存等特点，故对卫生服务有着特殊的要求。妇女的患病率一般高于男性，主要受月经、怀孕、分娩、产褥及哺乳等因素影响而产生特殊需要。男性则往往因为职业性危害因素、生产事故及意外伤害等较多而对卫生服务有特殊需要。为了保障儿童的健康成长，对这一人群也有一系列的特殊服务以满足其需要。

（二）社会经济因素

如前面章节所介绍，政治制度、经济状况、居民收入、居住环境与条件等都可能影响居民的健康状况，造成不同的卫生服务需要量，如我国的几次调查中都反映出城市人群患病率高于农村居民，这与城市中工业公害、环境污染、交通事故、生活节奏紧张等因素有关。但城市中医疗保健机构普及、交通便利、医务人员数量和质量普遍较高，这使城市居民的卫生服务需要可能满足的条件优于农村。

（三）文化教育

受教育较多者对预防保健和自我发现疾病及早期治疗的愿望强于受教育少者。因此，在一个时期内，受教育较多的人群其医疗需要也会较强烈。这也是城市居民卫生服务需要高于农村居民的原因之一。

（四）行为心理因素

行为心理因素对慢性疾病的发生、发展的作用是很明显的，如吸烟、饮酒、不良饮食习惯和各种心理刺激导致疾病发生的概率增加。

（五）气候及地理条件

季节性疾病和某些多发病往往有明显的时间性，如夏秋季多肠道疾病，冬春季多呼吸道疾病；血吸虫病、克山病、地方性甲状腺肿、地方性氟中毒等具有地方性；海拔高度大于 3000m 则可能出现高山适应不全，且海拔越高，危险性越大。这些现象都表明不同自然条件下，居民保健需要有所不同。

（六）婚姻与家庭

一般认为，有配偶者对医疗卫生服务的需要少于独身、鳏、寡及离异者。美满的婚姻关系和良好的家庭照顾有利于减少疾病的发生和加快恢复。

（七）医疗卫生服务因素

良好的医疗质量和全面的预防保健服务可以从不同的角度改善人群的健康水平和降低人群发病率，从而对医疗服务需要量产生影响。

五、研究卫生服务需要量的实际用途

卫生服务现场调查中所得关于卫生服务需要量指标数值的实际运用可以反映在以下几个方面：

（1）科学预测。用两周调查结果可以推算全年的需要量和估计总体的情况，为制定卫生规划提供重要依据。

（2）计算疾病造成的经济损失。以每人每年休工天数乘以人均产值或人均工资，再乘以该地区总人口数，得出因病休工引起的经济损失。

（3）为卫生服务利用提供客观依据。如根据患病人数、日数计算门诊需要量，根据患病人数、卧床人数及日数计算住院需要量及人力、病床需要量等。

第三节　卫生服务资源研究

一、卫生资源研究的内容及意义

（一）卫生资源研究的内容

卫生资源是在一定社会经济条件下，国家、社会和个人对卫生部门综合投资的客观指标。卫生资源包括卫生人力、卫生费用、卫生设施、卫生装备和药品、卫生信息。

卫生人力指经过专业培训，在卫生系统从事各种医疗卫生、卫生管理及卫生后勤等工作的各类人员。卫生人力研究不仅要分析其数量及变动情况，还要分析其结构和分布，制订切实可行的培养、分配计划，合理使用和管理卫生人力资源。

卫生费用指国家、社会及个人用于卫生服务所消耗的经济资源，包括医疗、预防保健等卫生服务的费用，医学教育及医学科研费用等。卫生费用研究不仅要分析卫生费用的数量和来源，还要分析卫生费用是否合理分配和使用，研究卫生费用的效益和效果。

卫生设施即预防机构、医疗机构、妇幼机构、医学教育和科研机构、药检机构等。研究卫生设施就是对卫生机构的数量、设置、布局、病床拥有量及利用情况等进行研究分析，提出合理设置卫生设施的科学依据。

卫生装备和药品的研究主要分析医疗卫生单位现有仪器设备的数量、使用状况，需添置的装备，药品的数量、使用状况、质量及研究开发等。

卫生信息包括卫生统计工作和医学情报的研究。

（二）卫生资源研究的意义

一个国家或地区拥有的卫生机构数、床位数、卫生人员数、卫生经费数及卫生经费占国民生产总值百分比等，是衡量一个国家或地区的经济实力、文化水平和卫生状况的重要指标。研究卫生机构的设置和布局，城乡医疗卫生网的健全程度，卫生人员培养、使用和分配情况，卫生经费使用及经济效益分析等，是制定卫生事业发展规划的基础。同时，任何一个社会可能提供卫生资源的种类和数量与实际需要之间总有一定的差距，对卫生资源做深入的研究分析，有助于增强社会对卫生部门的投资，充分发挥现有卫生资源的潜力，提供适宜的治疗、预防和康复医疗服务，以满足广大群众的医疗卫生需要，提高人民的健康水平。

二、卫生人力研究

（一）卫生人力资源的概念

卫生人力资源是为改善人民健康水平而由国家计划的卫生资源的一个重要组成部

分，是一切卫生资源的根本，是反映一个国家或地区卫生服务水平的重要指标之一。通常卫生人力指经过不同卫生职业训练，能够根据人民群众需要而提供卫生服务的有用人员，包括以下几类人员：

（1）已在卫生部门工作的各类人员，如医师、护理及其他技术人员、卫生管理和后勤人员。

（2）未来的卫生工作者，即正在接受教育和培训的各级各类医学生。

（3）潜在的卫生工作人员，他们是根据计划和需要可以从事卫生职业但尚需培训的人员。

卫生人力不是可以临时准备的，需长期培养、计划安排和合理使用。

（二）我国卫生人力资源现状

1. 卫生技术人员的数量变化

新中国成立初期共有卫生技术人员 50.5 万人，平均每千人口有 1.06 人。其中，西医师仅 3.8 万人，西医士 4.94 万人，中医 27.6 万人，平均每千人口有医生 0.67 人；护师（士）仅 3.28 万人，平均每千人口有护师（士）0.06 人；其他技术人员数量更是少得可怜。之后我国卫生技术人员队伍不断壮大。据 2014 年统计，我国卫技人员已有 758.9 万人，相当于新中国成立初期的 15 倍，平均每千人口有卫技人员 5.56 人，医生 2.12 人，注册护士 2.20 人（见表 11－2）。

表 11－2　我国卫生人力资源及病床发展情况（每千人口拥有数）

种类	1949 年	1957 年	1965 年	1975 年	1980 年	1990 年	2000 年	2010 年	2014 年
卫技人员	0.93	1.61	2.11	2.24	2.85	3.45	3.63	4.39	5.56
医生	0.67	0.84	1.05	0.95	1.17	1.56	1.68	1.80	2.12
注册护士	0.06	0.20	0.32	0.41	0.47	0.86	1.02	1.53	2.20
医：护	1：0.09	1：0.24	1：0.30	1：0.43	1：0.40	1：0.56	1：0.61	1：0.85	1：1.04
病床	0.15	0.46	1.06	1.74	2.02	2.32	2.38	3.58	4.85

2014 年，农村平均每千人口有卫技人员 3.77 人，其中医生 1.51 人，护士 1.31 人；城市平均每千人口有卫技人员 9.70 人，医生 3.54 人，护士 4.30 人。显然，我国城市和农村在卫生技术人员的数量分配上有较大的差别。

2. 人员结构

卫生技术人员队伍的结构如性别、年龄、职称、技术水平等，是反映该队伍素质的重要指标，尤其是专业和技术水平的情况，对于卫生事业是否均衡发展意义更加重大。

（1）医护比例。护理工作是医疗保健服务中的重要组成部分。尽管我国医护比例一直在改善，2014 年达到 1：1.04，但还未达到医院中医护人员之比为 1：2 的要求。与发达国家相比，差距更大。2012 年全球高收入国家医护比例已达到 1：2.56。可见我国卫生服务中普遍存在着护理人员明显不足的状况。

（2）技术层次。卫生技术人员高、中、初级的合理结构是完成各项工作和反映服务技术与效益的重要因素。从国外医院来看，三者之间比例应为高∶中∶初=1∶3∶1左右较为合理。2014年我国卫生统计显示三者之比为1∶2.8∶9.5。这些数据反映出我国卫生技术人员中初级人员比例偏大，而中级人员不足，在农村特别突出。这提示在今后卫生人力规划与培养中应重视中、高级卫生技术人员的队伍建设。

（三）卫生人力规划和预测

卫生人力规划就是对未来人力需要量、拥有量和供需关系的预测，是卫生部门对人力数量和知识、技能类型的预测过程。卫生人力规划应当在卫生人力的培养、使用和动员方面有一套互相连贯的实际建议，保证有足够的经过训练的卫生人力，充分满足卫生服务需要。

卫生人力规划受社会、经济和政治等因素的约束，如果只是单独进行，特别是不与卫生服务计划和教育计划结合，忽视卫生人力培养能力和卫生人力管理能力，那么制订的卫生人力计划就是不切实际的。

卫生人力规划的过程就是制定、执行和评价卫生人力的全过程，包括卫生人力规划的准备、有关卫生人力规划的资料收集、未来卫生人力需求量预测、未来人员拥有量预测、需求量和拥有量的匹配与调查、卫生人力发展规划及其执行和评价等步骤。一个国家或地区的卫生人力规划的中心问题就是协调卫生人力计划、生产供应和使用管理。

1. 卫生人力需求量预测

卫生人力需求预测是从经济、社会和人口发展、技术进步、劳动生产力发展等多种因素出发，研究卫生部门提供卫生人力的数量、质量能否满足人们的医疗保健需要。

卫生人力需求量受到多种因素的影响，如人口状况、经济状况、社会与文化发展水平、居民卫生状况、物质资源、卫生保健技术水平、人力资源的产出等。

卫生人力需求量的预测有多种不同的分类方法。按预测范围可分为宏观预测和微观预测。宏观预测是从整个社会范围出发，对人力的供求规律进行预测，是为国民经济和社会发展规划服务的；微观预测是为局部地区一定机构或具体用人部门制定规划服务的。按预测时间可以分为近期预测、中期预测和长期预测，一般认为1～5年为近期预测，5～10年为中期预测，10年以上为长期预测。预测时间越长，不肯定因素越多，预测的准确性越低。应用于卫生人力预测的方法主要有四类：

（1）直观预测主要靠人的知识、经验和综合分析能力进行预测。

（2）探索型预测指对未来环境不做具体规定，而假设未来仍然按过去的趋势发展，从而可以在现有的基础上探索未来发展的可能性，如常用的趋势外推法。

（3）规范型预测指将社会需要和预想的目标作为限制条件来估计实现目标的时间、条件和途径等，如模拟方法。

（4）反馈型预测指将探索型预测和规范型预测相互补充，并用于一个不断反馈的系统之中，如教学模型法。

现将几种常见的卫生人力预测方法分述如下：

趋势外推法：根据事物发展连续性的原理，把过去和现在的情况延伸到将来，根据外推的结果进行预测。趋势外推法的主要优点在于反映了各种因素的影响，是一种综合平衡型的预测。主要缺点是假定未来发展的各种因素仍按照过去的变化规律演变，方法显得简单粗糙。预测的可靠性与外推的时间长度有关，一般外推的时间不宜长于原始动态序列的三分之一。趋势外推法常用的模型有线性回归模型、曲线回归模型和灰色模型等。可根据变量的关系来选择不同模型，也可对不同预测模型结果进行加权组合，建立加权平均法预测模型。

表 11－3 显示了某省 2002—2013 年注册护士的发展情况，用这些数据计算出灰色模型：$\hat{Y}(t)=439123.94\times e^{0.01(t-1)}$。$\hat{Y}$ 为预测人数，t 为年份。用此方程即可预测 2016—2020 年注册护士数。

趋势外推法比较简单，只需收集以往年份的卫生人员数目就可以推算，而无须更多地考虑其他因素。因此，如果预计其他因素不会出现较大变动，趋势外推法的预测结果有较大的参考价值。在趋势外推法的基础上，如果还要考虑人口、经济发展等因素的影响，可以用多元时序分析中的传递函数——噪声模型进行预测。

表 11－3　2002—2020 年某省注册护士发展及预测情况

年份	实际值（人）	预测值（人）
2002	53079	53079
2003	54310	45749
2004	53874	50516
2005	54822	55779
2006	55338	61590
2007	66543	58007
2008	72551	78092
2009	82782	82915
2010	92026	91554
2011	101923	101092
2012	112906	111624
2013	125718	123254
2016	—	183217
2017	—	202305
2018	—	223382
2019	—	246655
2020	—	272352

专家评价法：这是一种直观预测方法，主要依靠专家的知识和经验，简便易行，既能预测“进化式”的发展，也能预测“跃变”的发展，在缺乏充分的原始资料和统计数

据的条件下，可以依靠专家进行定性和定量的估计。对于一些新的尚未定型的预测对象，这种方法尤为适用。

专家评价法包括专家个人评价和专家集体评价。一般说来，集体评价优于个人评价。集体评价主要包括专家会议法和德尔菲法，后者为常用的集体评价方法。

收集管理部门意见法：这是一种预测各种人员需求快速而简便的方法，因为管理部门最了解本部门的特点、发展速度及规模、工作负荷的变化、技术人员使用情况和组织机构变动情况等，因此有助于做出有参考价值的建议。然后根据指标换算成所需要的人员数和专业类别。不过这种方法如果没有约束，预测值大都可能偏高。

规范化预测法：规范化预测法把预测的基点放在基层单位，根据专家意见和机构性质，选择不同的单位作为“标准模式单位”。通过收集管理部门意见法、专家评价法等，制定出“标准模式单位”的合理岗位，根据岗位安排不同专业、不同学历、不同职称的人员。根据各种岗位的人员分配可以计算出“标准模式单位”总人数及其专业、学历、职称等的比例，最后根据卫生事业发展规划测算出卫生人员的需求数。

数学模型法：前述的趋势外推法虽然也建立起一个数学模型，但只是单元直线方程。考虑多种因素对人力需求预测的影响时，常用多元回归数学模型。

卫生事业发展受许多因素影响，在预测研究中，应首先对这些相关因素进行定量分析，确定哪些因素可能有相关性，再对这些因素进行综合分析。与卫生人员预测可能有关的主要因素有总人口数、总门诊人次、住院率、平均住院日、卫生事业费、人均国民收入、医学院校毕业生数、出生率、平均期望寿命、每千人口床位数等。这些因素之间可能交互影响，因此，可以采用逐步回归方程，逐个筛选，找出影响卫生人力需求最主要的一些因素，建立多元线性回归方程作为预测模型。如某省 1984 年对全省卫生系统 1990 年和 2000 年专业人才需要进行预测，收集整理新中国成立 34 年来的人口资料、人均国民收入、卫生事业费、床位数、医院工作效率等 21 项影响卫生技术人员变动的指标作为自变量，卫生技术人员作为因变量，建立回归方程，逐步剔除不显著因素，筛选出影响卫生技术人员发展的主要因素，确定三个数学模型：

Y=360.245188+0.40596（总床位数）+3.06760（卫生事业费）
+1.00417（医生总数）+2126.39454（病床使用率）
−582.9385（平均病床工作日）

Y=−50201.53846+3.51075（卫生事业费）+4.61120
（高、中等医学院校毕业生数）+0.965579（卫生部门医生总数）
+977.72410（住院病人治愈率）

Y=−20850.63677+28.80678（总人口数）+1.91915（总床位数）
−1.12934（医院床位）−1.89664（卫生部门医院床位数）
+4.25598（卫生事业费）+0.56923（医生总数）

由上述三个数学模型分别预测出全省 1990 年和 2000 年应拥有的卫生技术人员总数，见表 11−4。再根据历史资料、卫生事业发展趋势，确定高、中级卫生技术人员比例，求得卫生系统 1990 年和 2000 年应拥有的专业人才总数。

表 11－4　某省卫生系统高、中级卫生技术人员预测数（万人）

年份	模型 1	模型 2	模型 3
1990	7.4	7.7	7.7
2000	12.6	13.4	12.5

数学模型法有时不能考虑到社会经济错综复杂的变化以及政策性因素等。单纯依靠数学模型法得出的预测数据，有可能导致不正确的结论。为了得到更可靠的预测结果，可以用几种数学模型求得的结果进行平均求值。

卫生需要法：此种方法建立在专家意见的基础上，以居民的卫生服务需要来估计卫生人力的需要量，计算公式如下：

$$M=\frac{P\times I\times N\times T}{S}$$

式中，M 为预测年的卫生人力需要量；P 为暴露人群或接受卫生服务的规划人口；I 为每人每年预期发病的平均次数；N 为每次发病需要卫生服务的次数；T 为平均每次卫生服务所需的时间；S 为每名卫生人员每年参加卫生服务的总时间。

人力人口比值法：此法比较简单，需用信息较少，即现时的各种类型的人力供应，通常使用标准化比率和人口规划。只要求得未来年限的人口数，在此基础上采用本国和国际推荐的人力与人口比值，就可以估计未来年限所需的卫生人力数。

卫生资源密度指数（HRDI）法：人力人口比值法虽然比较简单，但其资源配置原则基本上是人向性分布，即在人口密集的地区卫生资源拥有量大，在人口稀少的地区卫生资源拥有量小，这种配置原则有其合理性，但没有考虑在地广人稀的地区，由于服务面积的大大增加而带来客观上的服务能力下降的趋势。在这类地区，卫生服务的提供和接受所遇到的实际困难都会明显增加。在我国广大西部地区，尤其是少数民族地区，这一问题的确存在，即一方面每千人口卫生人力资源数远远超过了参照标准，另一方面又存在着缺医少药、看病就医难的现象。针对这一问题，用地域指标对千人口资源量进行校正，用以衡量卫生人力资源地理分布和人口分布的综合水平。其数学模型为：

$$\text{HRDI}=\sqrt{(\text{人力资源/千人口})\times(\text{人力资源/平方公里})}$$

如以较大地域（如省）的 HRDI 为参照标准，各地的人力资源需要量计算方法则为：

$$\text{各地卫生人力资源需要量}=\frac{\text{标准 HRDI}}{\text{各地 HRDI}}\times\text{各地实际人力资源}$$

以上公式是 HRDI 资源配置的基本模型，根据资源配置的目的以及地区经济发展水平，尚可在模型中引入不同变量。例如：在四川省卫生资源配置标准的建立过程中，引入了居民对卫生服务的需求、人口、地区经济发展水平等变量：

$$\text{HRDI}_1=\sqrt{(\text{卫生资源需求量/千人口})\times(\text{卫生资源需求量/平方公里})}$$

$$\text{HRDI}_2=\sqrt{(\text{卫生资源需要量/千人口})\times(\text{卫生资源需要量/平方公里})}$$

$$\text{各地卫生人力资源需求量}=\frac{\text{标准 HRDI}_1}{\text{各地 HRDI}_1}\times\text{各地实际人力资源}\times Y\times Z\times P$$

$$各地卫生人力资源需要量=\frac{标准\ HRDI_2}{各地\ HRDI_2}\times各地实际人力资源\times Y\times Z\times P$$

式中，Y 为某地经济增长系数；Z 为某地医疗机构经营状况与全省平均水平的比值；P 为人口增长系数。

在乡镇卫生院机构设置及其资源配置中则采用机构设置重点考虑地理覆盖，资源配置考虑人群健康需求的模式：

$$HRDI=\sqrt{\frac{某地机构数}{某地人口数}\times1000\times\frac{某地机构数}{某地辖区面积数}} \quad 模型\ 1$$

$$某县机构需要量=某县现有机构数\times\frac{标准\ HRDI}{某地\ HRDI} \quad 模型\ 2$$

$$HRDI=\sqrt{\frac{某地资源量}{某地人口数}\times1000\times\frac{某地资源量}{某地辖区面积数}} \quad 模型\ 3$$

$$某县资源需要量=某县现有资源量\times\frac{标准\ HRDI}{某地\ HRDI}\times\frac{某县患病率}{全国平均患病率} \quad 模型\ 4$$

采用 HRDI 概念来调整卫生人力资源的配置，能较好地体现资源分配的公平性和合理性，有利于实现区域卫生规划和促进社区卫生服务的开展，有利于实施不同人口密度的地区和国家之间的卫生资源比较，对于我国贯彻落实把卫生工作重点放到农村和开发西部战略都有一定的参考意义。

此外，还有服务目标法，卫生需求法等。预测方法多种多样，实际应用时，可以采用多种方法进行分析比较，得出更为合理的卫生人力需求预测值。

2. 卫生人力供给量分析

卫生人力的供给是卫生服务的基础，与人力需求的研究相比，卫生规划通常更注意对人力供给的分析。供给的资料较易收集，估计比较可靠。

（1）现时的供给。现时的供给指目前具有的卫生人力队伍，包括现在卫生部门工作的人员（现时供给）和退休或从事其他工作而能潜在提供卫生服务的人员（潜在的供给）。了解目前的卫生人员供给状况，不仅要收集各种专业的卫生人员数，还要了解卫生人员的个人特征及工作有关特征，如年龄、性别、专业等，用来估计将来的流失情况，工作地点，花费时间，各种工作的时间分配、工作量等，用来了解卫生人员工作量及卫生服务利用状况。

（2）未来卫生人力的补充。未来卫生人力的主要来源为各级各类医学教育机构培养出来的卫生专业人员，另外还应包括因人才流动而由其他部门单位调入和从国外移入人员，以及未经卫生专业培训从事后勤、行政等工作的非专业卫生人员。

预测未来卫生人力补充量需收集分析有关资料：①医学院校目前在校人数和各种途径的培训人数，包括各年级、专业的人数，了解在预测年内有多少新毕业生、培训生；②了解申请入学人数，估计容许入学的总数，预测未来年内具有入学资格和可能被吸收入卫生部门的人数；③流失的学生数，包括转学、退学的学生人数；④国外的毕业生数；⑤教育的实用性；⑥培养费用等。

（3）卫生人员的流失。卫生人员的流失主要包括死亡、退休、调动和职业更换。就我国情况而论，卫生人员因退休流失是比较容易预测的，也是相对比较固定的。死亡流失也可以根据这一人群的死亡调查评价结果进行推算。随着商品经济的发展和人才需求市场化的倾向，人才流动和职业更换将会越来越突出，并且往往不易在事先进行预测，因此成为卫生人力供给和管理上的新问题。了解历年退休、死亡和调出、离职的资料，可以初步回顾流失的情况；对一些因调动、离职流失率较高的年龄、职业组人群进行抽样调查，了解其流失的具体原因，采取有针对性的措施，可能有助于减少人才的流失。

3. 卫生人力管理

合理使用和管理卫生人力是卫生事业发展的关键。卫生人力管理包括制定卫生人力使用规范和政策，调节卫生人力需要，卫生人力的结构与地区分配，卫生人力的管理、监督和继续教育，奖惩及晋升制度，卫生人力使用和管理的评价，特殊能力的卫生人员所需特殊支持的规定。卫生人力管理不良的主要表现：使用卫生人力不合理，因而劳动效率不高；总体结构比例不平衡；专业、地区分布不均等。卫生人力的使用管理需要考虑人才的组合，即人才的结构、层次及比例，包括年龄、专业、职称等。

（1）年龄结构及比例。卫生人力作为一个人才群，必须有不同的年龄组按一定比例组合，以适应卫生工作的需要。不同年龄的人才，其智力水平、生理状况不同，有各自的优势和不足。合理的组合方可充分发挥各自的优势，达到人才互补和扬长避短的效果。年龄是衡量人的工作能力、工作质量和工作效率的综合指标，所以一个人才群必须老、中、青三结合，构成一个合理的梯队，防止出现人才“断层”。为了使卫生事业发达兴旺，后继有人，要注意重点培养中、青年优秀人员。

（2）专业结构及比例。整个卫生系统，根据不同种类卫生工作的特点，专业大致可分为医疗、公共卫生、妇幼保健、科研和教学五大类。它们的工作对象和范围各有侧重，所起作用不同，只有按比例协调发展，才能发挥促进人民健康、支持社会发展的作用。

各医疗机构内部也有若干科室的分工合作问题，每个科室规模有多大，人员需多少都应根据各单位的工作任务和特点设置，并随着科学发展和服务需要对专业结构进行适当的调整。

（3）职称的结构及比例。职称在一定程度上反映了一定的技术水平，职称不同所担负的工作也是不同的。为了提高服务水平和服务的效率与效益，不同职称人员应有适当的比例，有机地结合进行工作。

在同一职称中也要注意不同程度、不同类型人才的组合，如主任医师、主治医师和住院医师应呈“塔形”分布较好，有人认为具体比例为1∶3∶6，也有人认为应为1∶2∶4。卫生技术人员与非卫生技术人员的比例也不可忽视，比例适当，可做好管理、后勤工作，对卫生事业起推动作用。

此外，卫生人力的地区分布不均几乎成为所有国家感到棘手的问题。如何鼓励和支持卫生人员特别是医师到条件相对差的边远、农村地区去，解决那些地方缺少卫生服务的问题，是卫生人力管理中值得深入探索和研究的问题。

三、卫生费用研究

（一）卫生费用研究的内容和意义

卫生费用研究主要是研究卫生服务领域内经济活动的规律、特点及影响因素。这对合理使用和分配卫生资源、制订科学的卫生计划、确定卫生费用占国民生产总值合理的比例，以及提高卫生服务的宏观经济效益和微观经济效益，更好地为人民群众健康服务，都具有十分重要的作用。

卫生费用研究的内容可以分为以下几个方面：首先，卫生服务过程中需要多少资金？卫生费用构成的特点如何？其次，卫生费用的使用和分配是否公平合理？每个居民是否都能及时享有卫生服务？卫生资源、卫生服务需要和利用三者之间是否达到平衡？造成不平衡的原因是什么？如何才能达到平衡？再者，卫生费用是否已发挥最大效益？卫生服务的组合形式、提供形式以及服务的效果是否最佳？是否存在着既不影响服务效果又能降低费用的替代性服务？此外，卫生费用研究还包括卫生费用的影响因素及发展趋势、预测今后卫生费用的构成和特点、决定卫生费用投资的重点等。

卫生费用通常有广义和狭义两种概念。广义的卫生费用是指在一定时期内为提高人民健康所直接和间接消耗的资源，包括一切人力、物力和财力消耗，以货币来计量。狭义的卫生费用是指在一定时期内为提供卫生服务所消耗的经济资源，是卫生费用研究最主要的对象。

（二）卫生费用的来源和分类

1. 卫生费用的来源

卫生费用主要通过国家、社会和个人三个途径获得，在我国，国家和社会渠道占整个卫生费用来源的70%左右。

（1）国家支付的卫生费用包括国家财政预算拨款的卫生事业费、医疗保障经费、用于发展卫生事业的基建投资、国防经费中医疗卫生开支等。

（2）社会支付的卫生费用，如工矿企业从福利基金中按职工工资总额一定的百分比用于医疗卫生事业的费用（如社会医疗保险费用）、各种形式的集资医疗或健康保险费用、社会救济基金等。

（3）个人支付的卫生费用，如自费医疗患者所支付的医药费和住院费、社会医疗保险或商业医疗保险按报销制度规定需患者支付的费用等。

2. 卫生费用的分类

（1）按卫生费用消耗方式来划分，卫生费用可以分为直接卫生费用和间接卫生费用。直接卫生费用包括患者看病所支付的服务费、化验检查费、药费、材料费等，是卫生费用研究的主要内容。间接卫生费用包括因病误工的工资、治病所花的车旅费、亲属照顾患者而误工的工资或收入损失、因病增加的营养费等。间接卫生费用通常不是卫生费用研究的重点，但在进行费用效益分析时，为了全面衡量卫生服务的利弊得失，也必须考虑间接卫生费用。

（2）从医疗卫生的角度划分，卫生费用可分为医疗服务费、公共卫生服务费、医学教育费和医学科研费等。医疗服务费包括医院服务费和非医院服务费，前者有门诊和住院医疗费用，后者有患者在私人诊所就医或自我医疗购买药品所支付的费用。公共卫生服务费包括人群健康检查费用、计划生育费用、慢性病管理费用、妇幼保健费用、预防接种费用、“消杀灭”费用、卫生监测费用等。

（三）卫生费用合理分配和使用的原则

为了满足人民群众日益增长的医疗卫生需求，不仅要广开财路，多方面筹集卫生资金，对我国这样一个发展中国家来说，更重要的是应该合理地分配和使用卫生费用。以下是卫生费用在分配和使用中应该遵循的几项基本原则。

1. 卫生费用均衡分布

卫生费用均衡分布是卫生费用合理使用和分配的基础，做到了均衡分布就基本上保证了在人群中分配卫生服务的公平合理性，使得社会每个成员都能享受卫生服务，从而也基本保证了所得的卫生服务不仅在数量上而且也在质量上的公平合理性。卫生费用均衡分布并非卫生费用分配的绝对平均化，而是对卫生服务综合平衡后，有计划、按比例地均匀分配。

卫生费用均衡分布要求卫生费用分配应该以该地区人口数、年龄构成、社会卫生状况及人群健康状况等指标为基础，而不应该以该地区的医疗条件、医疗设备及经济水平为依据。均衡分布不仅指国家和社会支付的卫生费用的公平合理分配，而且还包括个人承担的卫生费用的合理性。从卫生服务内容来看，卫生费用均衡分布不仅指医疗、预防、妇幼保健、计划生育、康复疗养等方面服务的合理分配，而且还应该指每类服务内部不同层次上的合理分配，如预防服务的免疫接种、劳动卫生、环境卫生、营养和食品卫生等方面。

由于城乡之间、发达地区和不发达地区之间的卫生费用存在明显的差异，因此要做到卫生费用合理分配和使用，首先应按最基本的要求尽可能做到地区之间的卫生费用均衡分布。

2. 卫生费用使用和分配以卫生服务需要为基础

从人群健康状况出发，以医疗需要为基础分配和使用卫生费用是另一重要原则。一般而言，在经济状况大致接近的地区，人群健康状况越差，医疗需要越多，因而其利用也就越多，消耗的卫生经济资源也越多。不分生病与不生病，生病多与生病少，病情重与病情轻，而一样平均使用卫生费用，显然是不合理的。所以，以医疗需要为基础分配和使用卫生费用，实际上就是在不同的人群之间均衡分布卫生费用，使人群中使用卫生服务更加公平合理。因此，不同人群的卫生费用的使用和分配应该区别对待，使分配向有较高医疗需要和特殊要求的特殊年龄组和特殊人群适当倾斜。这里主要是指老年人群、妇女儿童和高危人群。

3. 卫生费用分配应以提供最佳卫生服务为依据

卫生费用的合理使用和分配不仅要考虑公平合理，而且还应考虑卫生费用所发挥的效益。卫生费用只有发挥最佳的卫生服务效率、效益和效果才算是真正的合理。由于卫生服务内容及形式的多样化，因此在提供和使用卫生服务时，有许多可供选择的方案。卫生费用分配应以选择最佳服务为依据，这种最佳卫生服务不仅在技术上而且在经济上是最有效的。

（四）卫生费用研究的评价指标

1. 卫生总费用占国内生产总值的百分比

卫生总费用指一个国家或地区在一定时期内，为开展卫生服务活动从全社会筹集的卫生资源的货币总额。卫生总费用占国内生产总值（GDP）的百分比通常说明了卫生总费用的数量是否符合当地的经济发展水平和人民群众的保健需要，以及国家在多大程度上提供了必要的卫生经济资源以保证卫生事业与社会、经济的协调发展。1994 年我国的卫生总费用仅占当年 GDP 的 3.41%，2014 年该比例增长至 5.55%。而近几年来，我国医疗费用急剧增长，对本来有限的卫生经费资源造成很大压力。因此，我们既要适当增加卫生费用投入，也要减少那些不必要的开支，使卫生费用发挥最大的效益。

2. 人均卫生费用

这个指标说明了一个地区卫生经济资源的水平，也反映了卫生经济资源在地区之间、人群之间的分配是否合理。与发达国家相比，我国人均卫生费用还比较低，2014 年人均医疗费用为 2581.7 元，而 2013 年经济发展与合作组织国家人均医疗费用已高达 3661 美元。

3. 医疗卫生机构之间的费用比例

这个指标反映了卫生费用在各级医疗机构中分配和使用是否合理。一般而言，医疗机构级别越高，所诊治患者的病情越复杂、越严重，其平均每次诊治的费用也越高。利用这个指标不仅可以宏观上分析和评价卫生费用分配的合理性，而且还能从微观上分析某一特定医疗机构卫生费用分配和使用是否合理。例如某一乡卫生院平均每次诊治费用大于县医院，说明医院之间卫生费用的比例不合理。然而到底是乡卫生院高了还是县医院低了？将该乡卫生院与该地区其他乡卫生院比较，发现该乡卫生院的费用明显高于其他乡卫生院。由此我们得到初步结论：该乡卫生院的平均诊治费用过高，应加以控制。

4. 门诊和住院费用的构成

这个指标反映了卫生费用在医疗机构内部的分配和使用是否合理。住院服务通常诊治一些危重疾病，平均每次住院费用要远高于门诊费用。分析医疗服务中各项服务（如治疗、化验、药品、检查等）费用占全部费用的比例，也可以发现在不同层次的医疗机构里这些比例是不同的。一般说来，门诊服务费用中药品费用比重较大，越是基层医疗机构越明显；而住院服务费用中药品费用比重减小而诊疗费用比重增加。

5. 医疗服务和预防保健费用的比例

医疗服务是一种维护和修复健康的服务，是利用最多、消耗资源最多的一项服务。

目前我国的卫生经济资源大约80%分配和使用在医疗服务上。从卫生服务对健康的作用来看，我国人群死亡率的下降尤其是婴儿死亡率的下降、预期寿命的延长、主要传染病的控制等主要应归于预防保健服务的开展。企图单纯依靠医疗服务来改善人群健康的观点是片面的，只有大力开展预防保健服务才可能达到预期的目标。然而医疗服务相对来说是居民最关心、最直接、利用率最高的服务。因此，确定医疗服务和预防保健费用的比例十分重要。这不仅要从人群健康、医疗需要以及卫生服务效率方面考虑，而且还应结合社会的经济文化水平以及生活习惯等方面全盘考虑和综合平衡。

此外，农村卫生服务和城市卫生服务费用的比例、综合医疗服务和专科医疗服务费用的比例、尖端技术和常规技术费用的比例等，也是卫生费用合理分配和使用的评价指标。

四、病床资源

住院服务是医疗机构服务提供的主要方式。病床的数量、合格性和分配，则是反映医院住院服务能力的重要标志，病床的利用情况反映了医院的工作效率。因此，病床资源也是规划医院人力、经费和其他物资供应的主要衡量标准。就一个国家或地区而言，床位的状况是衡量该国家或地区医疗卫生工作发展水平的重要指标。

病床需要量是卫生服务设备研究最主要的内容，一般根据服务地区的人口数、住院率和平均住院天数等来预测病床需要量。

在卫生服务调查中，重点研究的是病床的数量和使用率在不同类型和层次的医疗机构中的差别和变化。2014年全国共有病床660.12万张，平均每千人口有病床4.85张，城市每千人口有病床7.84张，农村每千人口有病床3.54张。总的看来，仍然是城市人均病床数远高于农村。从病床的利用来看，高层次医疗机构高于低层次医疗机构。2014年医院病床使用率为88.0%，而基层医疗卫生机构为59.7%。在各级医院中，三级医院病床使用率达到102.9%，二级医院为89.5%，一级医院仅为60.9%。

第四节　卫生服务利用研究

一、研究卫生服务利用的意义

卫生服务利用是综合描述卫生服务系统工作的客观指标之一。分析卫生服务利用程度是检查卫生服务效率和潜力的一种常用且有实际意义的手段。卫生服务利用直接描述卫生系统为居民提供卫生服务的数量，间接反映卫生系统通过提供卫生服务对居民健康状况的影响。卫生服务利用资料可以从卫生系统提供的服务量和群众接受卫生服务的程度两方面进行研究。这两类资料的来源、指标体系和实际意义虽各有侧重，但都是为了达到改善卫生系统工作、提高卫生系统效率的目的。卫生计划管理人员通过收集和分析卫生服务利用资料，监督和检查卫生服务的数量及享受卫生服务的人数，衡量卫生系统的成效，提高卫生事业管理水平。

卫生服务利用资料有多种来源，常规的工作登记及报告制度是重要的资料来源。这类资料便于长期积累和系统观察比较。但是一个地区的居民常常可以在不同地点接受不同类型的卫生服务，仅仅根据卫生部门登记资料不易判断整个人群卫生服务的全貌。对一个地区居民采用抽样调查进行家庭访问来研究卫生服务利用的状况，可以收集大量有关卫生服务利用的信息，尤其是了解哪些人和什么原因去利用卫生服务，为什么有的人虽然有需要但又未利用卫生服务，以及服务的提供是否满足了服务对象的需要等。所以，医疗卫生机构的日常工作统计报表和登记资料，是分析卫生服务利用的重要信息来源；采用家庭健康询问调查方式了解居民对卫生服务的利用程度及未利用的原因，是分析卫生服务利用的重要手段。

二、患病治疗情况

一般采用询问两周内患病的人群的疾病治疗方式。两周患病者在两周内的治疗方式包括两周内就诊、延续两周前治疗、自我治疗、未治疗。

（1）两周内就诊指因疾病或损伤在两周内去医疗卫生机构就诊，详见门诊服务利用。

（2）延续两周前治疗指调查两周前发现病例在调查两周内正在延续两周前的治疗方式，如服药、康复理疗等。特别是慢性病患者可能通常延续两周前的治疗。评价指标为两周患病医生指导治疗率，即每一百名调查人口中，在医生指导下两周内对疾病有过治疗的病例数。

$$\text{两周患病医生指导治疗率}=\frac{\text{在医生指导下治疗人次数}}{\text{调查人口数}}\times 100\%$$

（3）自我医疗指调查患者两周内未就诊，自己进行了治疗。采用自我医疗的原因通常有自认为病情轻、经济困难、就诊麻烦、无时间等。

（4）未治疗指调查患者两周内未进行任何治疗。不治疗的原因除了与自我医疗相同的原因外，往往还有患者认为没有什么好的治疗方法。

三、门诊服务利用

（一）常用评价指标

1. 就诊率

就诊率是反映居民对医疗服务利用大小的重要指标，常用两周就诊率作为代表。两周就诊率是指调查前两周内因病或身体不适到各级医疗卫生单位就诊的人次数与调查人口数之比，即：

$$\text{两周就诊率}=\frac{\text{两周就诊人次数}}{\text{调查人口数}}\times 100\%$$

了解居民就诊的规律，研究就诊的数量及特征，分析影响就诊的因素，是合理组织门诊医疗服务、制定卫生事业发展规划的重要依据。

2. 未就诊率

两周未就诊率是指两周内患病而未就诊人次数与两周患病人次数之比。

$$两周未就诊率=\frac{两周患病未就诊人次数}{两周内患病人次数}\times 100\%$$

随着慢性病患病的增加，为准确反映未就诊情况，现也采用两周新发病例未就诊率来反映未就诊情况。即只在两周新发病例中，计算其未就诊的比例。未就诊率是反映居民就诊情况的负指标，用以了解居民中有医疗服务主观需要而未得到满足的情况，并应进一步分析其产生的原因或影响因素。

3. 急诊率

急诊是指预先没有计划去医疗单位看病，突然发生疾病或损伤，疾病复发或加剧而不得不去医疗单位就诊治疗。急诊率是指年内急诊人次数与调查人口数之比。

$$年急诊率=\frac{年内急诊就诊人次数}{调查人口数}\times 100\%$$

（二）我国居民就诊情况

表 11－5 列举了全国几次卫生服务调查有关就诊和未就诊情况的结果。可以看出，1993 年至 2013 年间，两周就诊率呈下降趋势。2013 年较 2008 年，新发病例的两周未就诊率有较大幅度下降。2013 年就诊疾病类别前五位依次为循环系统疾病、呼吸系统疾病、消化系统疾病、肌肉骨骼系统和结缔组织疾病及内分泌、营养和代谢疾病。而 1993 年调查就诊疾病类别前五位依次是呼吸系统疾病、消化系统疾病、循环系统疾病、肌肉骨胳系统疾病和传染病。

表 11－5　我国居民门诊利用情况

指标	年份				
	1993 年	1998 年	2003 年	2008 年	2013 年
两周就诊率%	17.0	16.4	13.4	14.5	13.0
两周未就诊率%	36.4	38.5	48.9	38.2	27.3

2008 年和 2013 年为新发病例未就诊率。

进一步分析未就诊原因，自认为病情轻或为慢性老毛病而不去就医是主要原因，2013 年调查此原因占 69.8%。有一部分居民因为经济困难而无法就诊，这一原因由 2008 年的 11.5%下降至 2013 年的 7.6%。

四、住院服务利用

住院服务是医院提供医疗服务的主要形式，尤其是疑难重症的诊断与治疗，往往离不开住院服务。分析居民对住院服务的利用程度，了解住院服务需要量和提供量之间的关系，是确定医疗机构布局和病床发展规划、制订相应的卫生人力计划的依据。

（一）常用评价指标

1. 住院率

一般用全年住院率表示，即每百人每年住院人次，它反映该地居民对住院服务的享有频度。

$$全年住院率=\frac{年内住院总人次数}{调查人口数}\times 100\%$$

2. 人均年住院天数（或每千人每年住院天数）

人均年住院天数（或每千人每年住院天数）是指某一人群中一年内住院者总计住院天数与该人群总数之比。

$$人均年住院天数=\frac{年内住院者住院天数}{调查人口数}$$

$$每千人每年住院天数=人均年住院天数\times 1000‰$$

它反映了居民享受住院服务的数量状况，一般而言，在健康和疾病状况相对稳定和住院标准比较一致的情况下，较高的住院率和较长的住院天数是住院服务利用良好的标志。

3. 未住院率

未住院率是反映居民对住院服务利用的负指标，表明某一期间内（通常以调查前一年内为准）某一人群中有病应住院而未住院总人次与应住院总人次之比。

（二）我国居民住院服务利用情况

表 11－6 列出全国卫生服务调查中有关住院服务利用的基本情况。可以看出，1993—2013 年年住院率呈上升趋势，特别是 2003—2013 年上升幅度较大。而年未住院率和年人均住院天数呈现下降趋势。1993 年住院前五位原因依次是消化系统疾病、呼吸系统疾病、妊娠分娩、损伤中毒和循环系统疾病。2013 年变化为循环系统疾病、呼吸系统疾病、消化系统疾病、妊娠分娩和损伤中毒。

表 11－6　我国居民住院服务利用情况比较

指标	年份				
	1993 年	1998 年	2003 年	2008 年	2013 年
年住院率（％）	3.6	3.5	3.6	6.8	9.0
年未住院率（％）	35.9	32.3	29.6	25.1	17.1
年人均住院天数（日）	20.0	16.0	12.6	11.8	11.6

进一步分析未住院的原因，1986 年对城市居民的调查显示，无病床是需住院而未住院的首要原因，在农村，经济困难是首要原因。1993—2013 年全国卫生服务调查均显示，经济困难是城乡居民需住院而未住院的首要原因。但因经济困难而不能住院的比例持续下降。2003 年因经济困难而未住院的比例为 20.7％，2013 年下降至 7.4％。

五、妇女儿童保健服务利用

（一）评价指标

妇女儿童保健服务的多数项目都属于规范需要，其指标与利用指标相互一致。由于各种主客观原因，其利用率实际上往往与规范要求有不同程度的差距。

（二）我国妇女儿童保健服务利用现况

国家卫生服务调查报告通常会列举关于儿童喂养、照顾及卫生保健的有关情况和妇女关于婚检、产前检查、产后访视及分娩等有关情况。总的说来，妇幼保健服务利用在20年间有很大改善，如住院分娩率由1993年的38.7%上升至2013年的96.3%（见表11－7）。

表11－7　我国居民妇幼保健服务利用情况

指标	年份				
	1993年	1998年	2003年	2008年	2013年
妇科病查治率（%）	24.5	—	34.5	46.6	47.0
产前检查率（%）	69.5	79.4	87.8	94.4	97.8
住院分娩率（%）	38.7	50.4	68.3	88.6	96.3
在家分娩率（%）	59.6	47.2	27.8	8.2	1.2
产后访视率（%）	46.0	52.1	53.3	55.6	64.2
预防接种建卡率（%）	61.5	92.8	88.8	97.9	99.4

六、影响卫生服务利用的因素分析

（一）年龄和性别

根据调查资料分析，不论门诊或住院，其年龄分布特点基本上是两端（婴幼儿和老年）高，而女性在此基础上又有一个中间（20～40岁）的突起。女性的就诊率和住院率均高于男性。这与不同人群的卫生服务需要是基本一致的。

（二）经济因素

社会经济发展程度越低的地方，就诊和住院者的比例也就越大，尤其是对住院的影响更加明显。如2013年国家卫生服务调查显示，城市地区需住院而未住院率中部为20.8%，高于西部（17.5%），西部又高于东部（13.7%）；农村地区需住院而未住院率西部最高（19.0%），中部次之（16.6%），东部最低（13.0%）。经济因素与卫生服务利用的关系可以概括如下：

（1）随着城乡居民经济收入增加，就诊次数也相应增加，未就诊率逐渐下降。

（2）随着经济状况好转，住院率也相应增加。

我国城乡之间不同经济发展程度的地区，卫生服务利用程度有很大差别。

（三）医疗保障制度的享有情况

2008年国家卫生服务调查结果显示（见表11－8），不论城市还是农村，享受社会医疗保险人群的住院率均明显高于无社会医疗保险人群。无社会医疗保险人群的卫生服务利用程度偏低，表明可能存在利用不足的倾向。享受城镇居民医疗保险者和新型农村合作医疗保险者住院率较享受城镇职工医疗保险者偏低，可能因保障水平的差异导致。因此，需要继续完善我国社会医疗制度，促进卫生服务利用的公平性。

表11－8　2008年调查地区不同医疗保障人群住院率（%）

调查地区	医疗保障					
	城镇职工医疗保险	公费医疗	城镇居民医疗保险	新农合	其他社会医疗保险	无社会医疗保险
全国总计	9.2	13.9	5.1	6.9	5.1	4.3
城市地区计	9.2	14.0	4.9	7.8	4.4	4.0
大城市	9.8	13.2	4.9	—	3.7	3.4
中城市	8.6	19.4	4.7	—	3.6	3.8
小城市	8.7	9.5	5.1	7.6	6.9	4.4
农村地区计	8.8	13.5	6.3	6.9	7.1	4.8
一类农村	8.8	—	—	5.9	6.3	4.3
二类农村	7.0	—	—	7.1	5.7	4.3
三类农村	10.5	—	—	7.3	12.0	5.3
四类农村	5.7	—	—	7.0	—	5.4

第五节　卫生服务调查的启示和讨论

通过我国在1993—2013年五次全国范围内的卫生服务询问调查和相应的机构调查，总结如下：

第一，我国居民医疗卫生服务需求量随着需要量的增加而增加，但在城市和农村之间、不同地区之间以及不同人群之间，需要量的增加存在着一些不同的特征。城市地区需要量高于农村地区，东部和中部地区高于西部地区。从疾病和健康问题上看，城乡都越来越明显地表现出以由行为与生活方式和老化进行性改变产生的慢性疾病为主的特点，两周患病77%是慢性病，高血压、糖尿病等疾病患病率增幅明显。随着老龄化的加速，老年人口卫生服务需要量大，增加速度快。

随着居民收入的增长，医疗需求也将相应增加。国内曾有专家利用卫生服务调查资料分析后认为，城市居民收入增加一倍，其医疗服务需求量将增加三分之一；农村居民收入增加一倍，其医疗服务需求量则将增加 17%。此外，医疗保障制度也促进卫生服务需要向卫生服务需求转变。这表明我国的卫生服务总需求量仍将持续增长。

第二，我国卫生服务资源在总体上呈现不断增长势头。在今后，我们一方面要注意这种与需求增加相适应的资源增长，另一方面要注意资源配置的合理化和资源的内涵发展。从偏重于规模转向注意质量、效益和效率，这样就可以进一步提高门诊、住院医疗服务的效果、效益和效率，实际上也就等于增加了医疗机构的资源配置。

同时，在资源的配置上，还要认真贯彻“以基层为重点”的卫生工作方针，努力加强城市社区卫生服务机构和农村乡镇卫生院、村卫生室的建设，用更经济、方便和有效的基本卫生服务提高卫生服务的可及性。在预防和保健领域，也应持续加强资源投入，认真做到“预防为主”，把提供成本效益好的卫生服务视为减少贫困和提高居民健康水平的基本途径。

第三，需控制医疗卫生费用的过快增加。卫生费用的增加是世界性的变化趋势，随着社会财富的增加，卫生费用的相应增加是合情合理的。但过去二十年多年来，我国医疗费用上涨的幅度却明显超过了国家财政收入和居民个人收入增加的幅度，其不利结果就是大大增加了群众在医疗卫生服务上的经济负担，出现了“看病贵”“看不起病”“因病致贫”“因病返贫”的现象。这在一定程度上影响了人民群众对医疗卫生服务的利用和健康状况的改善。医疗费用上涨过快过猛，其原因是多方面的，但有两点毋庸置疑：一是医疗费用中药品费用所占比例较大，而药品价格的虚高现象仍十分严重，累积暴利明显；二是“高、精、尖”诊疗手段费用较高，而这些手段在某些地方被不适当地使用，增加了患者不必要的负担。未来需继续推动公立医院改革，彻底破除以药补医机制；通过建立基层首诊、双向转诊、急慢分治、上下联动的分级诊疗体系，提高卫生费用的配置和使用效率，使卫生总费用呈现合理的增长速度。

第四，注意资源、利用、需求三者之间的平衡。卫生服务利用应以适度为佳。过度利用则造成浪费，利用不足又使人群医疗卫生服务需要（求）得不到满足。卫生服务研究的目的之一就是通过分析卫生服务需要、卫生资源和卫生服务利用三者之间的关系评价卫生资源分配的公平性，以保证人群需求得到满足。世界卫生组织根据 7 国 12 个地区的卫生服务抽样调查结果，将卫生服务需要量、卫生资源投入量及卫生服务利用量三类指标按平均数作为划分高低的标准，组成八类组合，称为卫生服务综合评价模式，见表 11－9。八类组合可以作为卫生资源配置的参考，即参考卫生服务需要量和卫生服务利用程度，确定卫生资源的分配。

表 11－9 卫生服务综合评价模式

卫生服务利用	高医疗需要		低医疗需要	
	高资源	低资源	高资源	低资源
高	A 型（平衡型） 资源分配适宜	B 型 资源利用率高	E 型 过度利用	F 型 资源利用率高
低	C 型 资源利用率低	D 型 资源投入低	G 型 资源投入过度	H 型（平衡型） 资源分配适宜

A 型：资源充足，利用良好，人群医疗需要量大，三者之间保持平衡。

B 型：医疗需要量大，卫生资源不足，卫生服务利用率高，低资源与高需要不相适应。由于资源利用紧张，可以通过提高利用率保持平衡，但不能持久，应向 A 型转化。

C 型：医疗需要量大，卫生资源充分，卫生服务利用率低，需研究卫生服务利用的障碍因素，提高卫生服务的效益。

D 型：资源投入不足，利用率低，不能充分满足人群医疗需要，应该适度增加投资，提高服务利用率，以适应人群医疗需要。

E 型：资源充分，医疗服务需要低，卫生服务利用充分。由于资源充分，个别人群过度利用卫生服务，浪费卫生资源。

F 型：低资源产出，高服务利用，是服务效益良好的标志，但是低资源与人群的低医疗需要相互适应。

G 型：医疗需要量低，资源充分，卫生服务利用低，卫生资源投入过度，应向 H 型转化。

H 型：医疗需要量低，资源不足，服务利用率低，三者在低水平状态下保持平衡。

思考题：

1. 请分析卫生服务需要、卫生服务需求、卫生服务利用和卫生资源四者之间的关系。

2. 表 11－10 和表 11－11 给出了我国 2008—2014 年卫生总费用的构成情况。试分析我国卫生总费用的构成特点和变化情况。

表 11－10　2008—2014 年我国卫生总费用的构成情况（来源法）

年份	卫生总费用（亿元）	政府卫生支出（%）	社会卫生支出（%）	个人卫生支出（%）
2008	14535.40	24.73	34.85	40.42
2009	17541.92	27.46	35.08	37.46
2010	19980.39	28.69	36.02	35.29
2011	24345.91	30.66	34.57	34.77
2012	28119.00	29.99	35.67	34.34
2013	31668.95	30.14	35.98	33.88
2014	35312.40	29.96	38.05	31.99

表 11－11　2008—2014 年我国卫生总费用的构成情况（%）（机构法）

年份	医院费用						门诊机构	药品零售机构	公卫机构	管理机构	其他
	小计	城市医院	县医院	CHSC	卫生院	其他医院					
2008	62.48	41.11	12.77	1.95	6.31	0.33	10.52	10.10	8.58	1.68	6.64
2009	62.32	40.85	12.97	2.10	6.12	0.29	9.89	9.40	8.17	2.01	8.21
2010	60.77	39.78	12.30	2.30	6.22	0.18	8.53	11.81	7.93	2.66	8.29
2011	61.11	39.19	13.00	3.16	5.68	0.07	9.63	11.14	7.98	2.34	7.80
2012	62.15	39.09	14.09	2.75	6.11	0.11	8.00	12.28	7.49	2.27	7.82
2013	62.33	39.29	14.26	2.67	6.01	0.10	7.43	12.45	7.38	2.29	8.12
2014	62.53	39.95	14.29	2.38	5.81	0.09	6.96	12.59	4.66	4.51	8.75

（郑小华　任晓晖）

第十二章　社区卫生服务

1978 年国际初级卫生保健会议发表《阿拉木图宣言》，明确指出，全球卫生服务要贯彻“社区化”原则，发展以社区为基础的卫生保健系统，重新合理分配卫生资源，以适应整个社会的需求。1997 年我国《中共中央国务院关于卫生改革与发展的决定》第一次正式提出了在城市开展社区卫生服务。同年原国家卫生部等十部委联合发布了《关于发展城市社区卫生服务的若干意见》，这是我国第一个关于城市社区卫生服务的基础性、政策性文件。2006 年《国务院关于发展城市社区卫生服务的指导意见》进一步对社区卫生服务的工作目标、体系建设、各部门职责等进行了明确规定。2009 年《中共中央国务院关于深化医药卫生体制改革的意见》明确提出“完善以社区卫生服务为基础的新型城市医疗卫生服务体系”。我国社区卫生服务经历了从无到有、从小到大的发展历程。

第一节　社区及社区卫生服务概述

一、社区的概念及要素

（一）社区的概念

社区（community）的概念始于德国社会学家汤尼斯（F. Tonnies）。1887 年汤尼斯在其著作《社区和社会》中首次提出了“社区”一词，并将其定义为“以家庭为基础的社会共同体，为血缘共同体和地缘共同体的集合”。1933 年我国著名社会学家费孝通等将“社区”一词引入我国。费孝通对社区的定义：社区是若干社会群体（家庭、氏族）或社会组织（机关、团体）聚集在某一地域里所形成的一个生活上相互关联的大集体。综上，尽管不同的学者对社区概念的理解和表述不同，但其主要含义是一致的，即地域、共同关系和社会互动。

（二）社区的要素

社区通常包括以下五个要素：

（1）有一定数量的一群人。以一定社会关系为基础组织起来共同生活的一定数量的人群构成社区的主体，他们既是社会产品的创造者，又是社会关系的承担者。

（2）有一定的地域。一定的地理范围是社区居民进行生产和活动的场所和物质条件，包括地理位置、资源、气候和交通等。

（3）有一定的生活服务设施。社区有一定数量和质量的生活服务设施，以满足居民的物质需求和精神需求，这也是衡量社区发展成熟程度的重要标志。

（4）有一定的行为规范。每个社区都有自己的历史传统和社会条件，人们之间存在种种社会关系，如亲属关系、邻居关系、职业关系等，有特定的文化背景、生活方式和行为准则并形成特有的行为规范，使社区人群具有心理上的认同感及对社区的归属感。

（5）一定的生活制度和管理机构。为谋求规章制度的具体落实，产生各种社会组织和机构，如祠堂、教会、会社以及政治团体等，以协调社区中的各种社会关系。

二、社区卫生服务概述

（一）社区卫生服务的概念

社区卫生服务（community health service，CHS）是社区建设的重要组成部分，是在政府领导、社区参与、上级卫生机构指导下，以基层卫生机构为主体，以全科医师为骨干，合理使用社区资源和适宜技术，以人的健康为中心，以家庭为单位，以社区为范围，以需求为导向，以妇女、儿童、老年人、慢性病患者、残疾人、贫困居民等为服务重点，以解决社区主要卫生问题、满足基本卫生服务需求为目的，融预防、医疗、保健、康复、健康教育、计划生育技术服务功能等为一体的，有效、经济、方便、综合、连续的基层卫生服务。因此社区卫生服务有两个基本的要素：一是服务措施以社区和家庭为基础，而且通常会超越传统意义上的医疗服务范畴，融入许多社会服务措施。二是服务目标定位于人群健康，不仅包括医疗，还涉及预防、保健、康复、健康教育等。

（二）社区卫生服务的特点

我国目前所实施的社区卫生服务是一种以地域范围划分的、针对全社区人口的基本卫生服务，具有如下的特点。

1. 综合性服务

社区卫生服务的综合性（comprehensiveness）主要体现在：就服务对象而言，不分性别、年龄、种族、文化程度和社会经济状况；就服务内容而言，涉及健康教育、医疗、预防、保健、康复、计划生育指导等；就服务层面而言，涉及生理、心理和社会等各个方面；就服务范围而言，涵盖个人、家庭和社区；就服务方式而言，利用一切对服务对象有用的方法和工具，包括主动上门服务、契约制服务、家庭病床服务、院前急救服务、双向转诊服务、咨询服务等，将预防、治疗和康复有机结合。

2. 连续性服务

连续性服务（continuity）指的是社区卫生服务贯穿服务对象人生的各个阶段，覆盖了从出生到死亡的全过程，针对不同时间阶段的各种与健康相关的问题，采取连续统一的服务措施。从孕前保健开始，到分娩、婴幼儿生长发育监测及保健、青少年期健康监测、中老年期的慢性病管理直到濒死患者的临终关怀，从疾病的前期、发病期直到转归或死亡全过程的防治，充分体现了“从摇篮到坟墓”的连续服务过程。

3. 协调性服务

社区居民的医疗保健需求是多方面、多层次的，因此社区卫生服务必须是一种协调性服务（coordination），包括社区卫生服务机构内部以及其与政府各部门、上级医院和预防保健机构、社区其他部门之间的协调。通过协调各个部门的资源，比如采用会诊、转诊等协调性措施，实现社区居民健康维护的无缝对接，共同解决社区居民的健康问题。

4. 可及性服务

可及性服务（accessibility）主要体现在地理上接近、操作上方便、关系上亲密、心理上信任、结果上有效。社区医生既是医疗服务的提供者，也是社区成员之一，甚至还充当其服务对象的朋友和咨询者的角色，使社区居民在任何时间都能够在自己的社区内得到经济又周到的医疗保健服务。

5. 灵活性服务

社区卫生机构提供服务的类型和数量必须以社区居民的卫生需求为导向，因此要求服务机构和服务者要有相应的灵活性（flexibility），不断地根据新的社区卫生问题、居民新的健康需求提供恰当的服务或社区卫生干预计划。

（三）社区卫生服务的内容

社区卫生服务机构是国家卫生服务体系中提供基本医疗服务和基本公共卫生服务的基层卫生机构。根据《关于发展城市社区卫生服务的若干意见》的要求，社区卫生服务应具备“六位一体”的功能。“六位”是指常见病与多发病的诊治、健康教育与健康促进、社区预防、社区保健、社区康复和计划生育技术指导。“一体”是指在社区卫生服务中心（站）提供上述服务。

1. 基本医疗服务

基本医疗服务：提供常见病、多发病和诊断明确的慢性病的医疗服务；恰当处理疑难病症，对不能确诊的病例应及时做好转诊工作；做好危、急、重症患者的现场应急救护工作；开展定期的健康检查和疾病筛查服务；提供家庭出诊、家庭护理、家庭病床等家庭医疗服务；积极开展社区中医药（民族医药）服务。

2. 基本公共卫生服务

（1）卫生信息管理（health information management）指根据国家规定收集、报告辖区有关卫生信息，开展社区卫生诊断，建立和管理居民健康档案，向辖区街道办事处及有关单位和部门提出改进社区卫生状况的措施和建议。

（2）社区预防（community prevention）包括常见疾病预防、传染病管理、慢性病管理、地方病与寄生虫病防治等。预防服务包括针对病因的一级预防（如健康教育、危险因素的评估和干预、预防接种等）、针对疾病过程的二级预防（通过定期体检和疾病筛查来早期发现、早期诊断和早期治疗疾病），以及以防止病残和康复为目的的三级预防。

（3）社区保健（community care）指针对不同人群的生理、心理、社会特点实施有针对性的健康保健措施以维护群体健康的过程。其主要包括妇女、儿童、老年人、残疾人和精神疾病患者等的健康保健。社区保健体现了以人为中心的健康服务模式，既有阶段性，又不乏连续性。

（4）社区康复（community rehabilitation）。康复是指疾病急性发作期后的身体、心理和社会功能的恢复过程，包括残疾康复、疾病恢复期康复、家庭和社区康复等。在社区或家庭通过一定的治疗和训练，并辅以生活与工作环境的改造，可以改善患者的身心功能状态与独立自主的生活能力，病而不残、残而不废，减轻社会和家庭的负担。

（5）社区健康教育（community health education）指针对辖区内居民的健康状况，开展重点疾病及健康生活方式和可干预危险因素的健康教育，普及公民健康素养基本知识和技能，宣传医疗卫生法律法规及相关政策等，帮助居民逐步形成有利于维护和促进健康的行为与生活方式。健康教育既要针对个体，也要针对群体；既要在日常生活中普及健康与疾病预防知识，又要在日常诊疗工作中帮助患者提高自我管理（self－management）疾病的能力。

（6）计划生育技术服务（family planning services）包括优生优育的宣传咨询、技术指导以及出生缺陷监测等。计划生育技术服务应该与孕产妇系统保健工作有机地结合起来。

（7）其他公共卫生服务包括卫生监督协管服务、协助处理辖区内的突发公共卫生事件等。卫生监督协管服务主要包括协助卫生监督机构开展食品安全信息报告、职业卫生咨询指导、饮用水卫生安全巡查、学校卫生服务、非法行医和非法采供血信息报告等工作。

2016年国家基本公共卫生服务见表12－1。

表12－1　2016年国家基本公共卫生服务

	服务项目	服务对象	服务内容
一	建立居民健康档案	辖区内常住居民，包括居住半年以上非户籍居民	1. 建立健康档案 2. 健康档案的维护管理
二	健康教育	辖区内居民	1. 提供健康教育资料 2. 设置健康教育宣传栏 3. 开展公众健康咨询服务 4. 举办健康知识讲座 5. 开展个体化健康教育
三	预防接种	辖区内0～6岁儿童和其他重点人群	1. 预防接种管理 2. 预防接种 3. 疑似预防接种异常反应的处理
四	儿童健康管理	辖区内居住的0～6岁儿童	1. 新生儿家庭访视 2. 新生儿满月健康管理 3. 婴幼儿健康管理 4. 学龄前儿童健康管理

续表12－1

	服务项目	服务对象	服务内容
五	孕产妇健康管理	辖区内居住的孕产妇	1. 孕早期、孕中期、孕晚期健康管理 2. 产后访视 3. 产后42天健康检查
六	老年人健康管理	辖区内65岁及以上常住居民	1. 生活方式和健康状况评估 2. 体格检查 3. 辅助检查 4. 健康指导
七	慢性病患者健康管理（高血压和2型糖尿病）	辖区内35岁及以上原发性高血压患者	1. 检查发现 2. 随访评估和分类干预 3. 健康体检
		辖区内35岁及以上2型糖尿病患者	1. 检查发现 2. 随访评估和分类干预 3. 健康体检
八	严重精神障碍患者管理	辖区内诊断明确、在家居住的严重精神障碍患者	1. 患者信息管理 2. 随访评估和分类干预 3. 健康体检
九	结核病患者健康管理	辖区内肺结核病可疑者及诊断明确的患者（包括耐多药患者）	1. 筛查及推介转诊 2. 第一次入户随访 3. 督导服药和随访管理 4. 结案评估
十	中医药健康管理	辖区内65岁及以上常住居民和0～36个月儿童	1. 老年人中医体质辨识 2. 儿童中医调养
十一	传染病和突发公共卫生事件报告和处理	辖区内服务人口	1. 传染病疫情和突发公共卫生事件风险管理 2. 传染病和突发公共卫生事件的发现和登记 3. 传染病和突发公共卫生事件相关信息报告 4. 传染病和突发公共卫生事件的处理
十二	卫生计生监督协管	辖区内居民	1. 食品安全信息报告 2. 饮用水卫生安全巡查 3. 学校卫生服务 4. 非法行医和非法采供血信息报告

三、社区卫生服务的实施

（一）建立社区卫生服务网络

发展社区卫生服务要有健全的社区卫生服务网络。网络需以社区卫生服务中心为主体，接受疾病预防控制中心、妇幼保健院（所）、健康教育所等预防保健机构的业务指导，与上级医疗机构建立双向转诊关系并接受业务指导。社区卫生服务是连接社区居民与各种医疗卫生服务的桥梁，应充分调动社区内现有的卫生资源，结成同盟关系，以满足社区居民多样化的卫生服务需要。

1. 社区卫生服务中心的设立

以区域卫生规划为指导，原则上按照街道办事处范围或3万～10万居民、服务半径2～4km范围设置社区卫生服务中心。服务范围过大或人口过多的，可下设适量的社区卫生服务站（一般以居委会为范围设立，服务人口以8000～10000人为宜)。服务范围过小或人口过少的，可合并设置。在拓展完善社区卫生服务网络的过程中，要充分发挥基层现有卫生资源的作用，防止重复建设、资源浪费。中心要求有一定的规模，建筑面积不少于1000m²，房屋设计要功能分区合理，符合无障碍通行要求，适量设置以观察为主的病床，基本设备中除了常见的医疗技术设备外，要注重预防保健设备、康复设备、健康教育设备、信息系统设备的配置。

2. 社区卫生服务中心的科室设置

社区卫生服务中心以“六位一体”的服务功能为依据，设置临床科室（全科诊室、中医诊室、康复治疗室、抢救室、预检分诊室/台)、预防保健科室（预防接种室、儿童保健室、妇女保健与计划生育指导室、健康教育室)，以及医技及健康信息管理室等。

3. 社区卫生服务中心人员配置及要求

原则上社区卫生服务中心按每万名居民2或3名全科医师、1名公共卫生医师进行配置，在医师总编制内配备一定比例的中医类别执业医师。全科医师与护士按1∶1的标准配备，其他人员不超过社区卫生服务中心编制总数的5%。中心至少有6名执业范围为全科医学专业的临床类别、中医类别执业医师，9名注册护士，至少有1名副高级以上任职资格的执业医师、1名中级以上任职资格的中医类别执业医师、1名公共卫生执业医师。每名执业医师至少配备1名注册护士，其中至少具有1名中级以上任职资格的注册护士。设病床的，每5张病床至少增加配备1名执业医师、1名注册护士。其他人员按需配备。从事社区卫生服务的卫生技术人员须符合《执业医师法》《护士管理条例》等有关法律法规的要求，医护人员必须接受全科医学培训。社区卫生服务中心负责人必须经过社区卫生管理培训。

（二）完善社区卫生服务运行机制

1. 拓宽社区卫生服务筹资渠道

我国社区卫生服务根据举办形式大致可分为政府直接举办、政府所属医疗机构举办、企事业单位举办、社会力量或个人举办四种。社区卫生服务的筹资渠道主要包括中央政府投入、向接受服务的消费者收费、医疗保险、地方政府投入以及特殊群体投入。社区卫生服务筹资直接关系其可持续发展。有研究结果表明，东、西部地区社区卫生服务呈现的不均衡发展在一定程度上与政府投入有关。因此有必要对我国各级政府社区卫生事权的分担机制进行重新划分，从筹资机制上保障社区卫生服务的可持续发展。此外，提高服务水平，吸引更多的社区居民与社区医生签约，以进一步拓宽社区卫生服务筹资渠道。

2. 开发社区卫生人力资源

社区卫生服务人员主要由全科医师、护士及有关专业卫生技术和管理人员组成。我国目前全科医生的主要来源：一是现有人员的全科医师转岗培训，二是高等医药院校专业培养。按照国际上每名全科医师签约 2000 名居民计算，全国至少需 70 万名全科医生。2016 年全国仅有全科医师 17.2 万人，每年通过“5+3”（含农村订单定向）、“3+2”等方式培养不足 2 万人，预计到 2020 年缺口仍为 40 万～50 万人。应多方面采取措施全面提高全科岗位吸引力。此外，公共卫生工作者、心理卫生工作者、康复医学工作者、社区药剂师、社区营养师、社会工作者、口腔医生以及社区志愿者等也是社区卫生服务不可或缺的重要人力资源。

3. 建立社区卫生服务信息系统

信息系统（information system）是一个由人、计算机及其他外围设备等组成的能收集、传递、存贮、加工、维护和使用信息的系统。社区卫生服务信息系统是以居民健康档案信息系统为核心，以基于电子病历的社区医生工作站系统为枢纽，以全科诊疗、公共卫生服务信息管理、收费与财务管理、药房管理等为主要功能模块，实现对居民健康的动态连续管理目标的信息系统。社区卫生服务信息系统至少包括社区预防保健服务管理系统、社区医疗服务管理系统以及行政后勤管理系统三大模块。积极开展“互联网+社区卫生服务”的模式研究，通过可穿戴智能检测设备，借助云数据存储平台，使居民在家即可完成健康检测，居民、医生、医院均可通过 APP 等终端实时查询健康报告，实现对辖区居民健康的动态管理，并针对不同人群和个案，提供相应的治疗、预防保健和健康教育方案。

4. 建立社区卫生服务首诊和双向转诊机制

社区卫生服务是群众与卫生保健系统接触的第一级门户（first contact），社区居民在遇到健康问题时，通常首先寻求社区医生的帮助，由社区卫生服务机构进行第一次接诊，因此社区医生被视为健康守门人。80%～90%的健康问题都可以在社区得到妥善解决，少数疑难杂症则可以向上级医院和专科医生转诊。当前，主要引导、鼓励（但不强制）居民首先选择到社区卫生服务机构就诊，如有需要则由社区卫生服务机构根据居民的实际情况进行转诊。

社区卫生双向转诊是指对由于设备和技术条件方面的限制而无法确诊以及危重的患者，由社区卫生服务机构转移到上一级医疗机构进行治疗；上一级医疗机构对诊断明确、经过治疗病情稳定转入恢复期的患者，确认适宜者，将其向下转返回所在辖区社区卫生服务机构进行继续治疗和康复。根据区域卫生规划及城镇职工基本医疗保险定点医疗机构管理相关规定，结合患者需求，社区卫生服务机构与上级医院、专科医院建立双向转诊关系，在此基础上建立本区域内双向转诊网络。为确保双向转诊的顺利实施，应明确双向转诊的具体指证，建立社区卫生服务机构与上级医疗机构、专科医院的双向转诊流程与相应的规章制度。

（三）建立居民健康档案

健康档案（health record）是对居民的健康状况及其发展变化、影响健康的有关因素以及享受卫生保健服务的过程进行系统化记录的文件。居民健康档案主要针对辖区内常住居民，包括居住半年及以上的户籍与非户籍居民。健康档案为社区医生提供了完整、系统的居民健康状况数据，是评价社区居民的健康状况、开展社区诊断、制订社区卫生计划以及实施社区卫生服务工作效果评价的重要依据。按照建档对象，健康档案可分为社区健康档案、家庭健康档案和个人健康档案。社区健康档案以社区为单位，主要记录社区的基本情况、卫生服务、卫生条件、居民健康状况等方面的数据。家庭健康档案以家庭为单位，主要记录家庭规模、结构、功能、主要问题、经济状况以及家庭每个成员的基本情况等方面的数据。个人健康档案以个人为记录单位，是存放个人健康、疾病、危险因素和享受医疗卫生保健服务情况的文件。一份完整的个人健康档案应包括以下内容：①个人基本情况，包括姓名、性别等基础信息和既往史、家族史等基本健康信息。②健康体检信息，包括一般健康检查、生活方式、健康状况及疾病用药情况、健康评价等。③重点人群健康管理记录，包括国家基本公共卫生服务项目要求的0～6岁儿童、孕产妇、老年人、慢性病和重性精神疾病患者等各类重点人群的健康管理记录。④其他医疗卫生服务记录，包括上述记录之外的其他接诊、转诊、会诊记录等。

（四）开展社区卫生诊断

社区卫生诊断（community health assessment）是采用一定的方式和手段，通过收集社区健康相关资料，对社区卫生状况进行检查和分析，以便发现社区主要卫生问题及其影响因素的过程。社区卫生诊断的目的在于发现社区存在的主要卫生问题及其影响因素，评价居民的卫生服务需求，确定社区卫生服务的重点内容。社区卫生诊断一般有以下四个步骤。

1. 设计准备

设计准备是社区卫生诊断的第一步，重点是制订实施方案。实施方案的主要内容包括明确社区卫生诊断的目的、意义、内容、对象和抽样方法，确定资料的收集、汇总与统计分析方法，明确组织领导和参与人员，确定实施步骤、时间进度安排、经费预算方案以及质控方案和保障措施等。此外，还应进行人员培训、社区动员和充分的组织和物质准备等。

2. 资料收集

资料收集是社区卫生诊断的重要内容，也是做好社区卫生诊断的关键环节。一般社区卫生诊断所需资料应包括社区环境资料（社区地理位置、卫生条件以及反映居民居住状况的相关资料等）、社区居民健康状况相关资料（社区人口学资料、居民主要患病情况、居民的行为与生活方式等）、卫生服务资料（卫生服务资源、卫生服务的可及性及利用资料等）。获得资料的途径有利用现存资料和专项调查。专项调查包括定性调查和定量调查。选择什么样的调查方法，由所需要的信息来决定。

3. 资料统计

在对收集到的资料进行统计分析之前，应先进行质量评价，评价数据的可靠性、完整性和准确性。通过整理数据、逻辑检错、处理垃圾数据等，把数据整理成为可供分析的资料。社区卫生诊断的统计分析方法包括定性分析方法和定量分析方法。针对定量资料可以进行卫生统计描述，对定性资料主要采用归纳综合法、索因分析法等进行分析。此外，可进行人群健康状况评价、健康危险因素评价、生命质量评价以及卫生服务综合评价等综合分析。

4. 诊断报告

社区卫生诊断报告是在对一定时期内某一特定社区的主要健康问题及其影响因素等进行客观、科学的描述和评价的基础上，提出解决社区主要卫生问题的可能干预措施的综合性报告。通过社区卫生诊断，应明确主要的社区卫生问题有哪些，问题的影响范围或涉及人群大小以及问题的严重程度，引起问题的主要原因与次要原因、可变原因与不可变原因，相关卫生资源和卫生服务的提供和利用情况，通过社会动员解决该问题的可能性等。因此社区卫生诊断报告一般应具备五个要素：①背景分析，主要包括调查的目的及组织实施过程；②资料来源和方法，包括研究对象、资料收集与数据处理方法；③结果，从社区环境、社区卫生资源、社区人群等方面进行综合分析；④讨论，明确主要的社区卫生问题，针对主要问题结合社区实际确定优先干预项目，提出解决问题的策略和方法；⑤结论，从社区居民、社区卫生服务机构、社区环境三个方面明确主要卫生问题和可行的卫生措施。

（五）制订社区卫生计划

社区卫生计划（community health planning）是在社区卫生诊断的基础上，提出未来一定时期内社区要达到的目标及实现目标的策略和方法。主要步骤如下。

1. 准备阶段

（1）数据准备：社区卫生诊断报告是制订社区卫生计划的主要数据依据，鉴于资金、人力、技术能力等的限制，社区卫生诊断所提出的主要卫生问题不可能在同一时期全面解决，因此有必要进一步明确问题的优先顺序。

（2）组织准备：社区卫生计划应该是社区成员的决策，参加人员应包括社区领导、妇女组织、社区居民代表、卫生行政人员、社区医生以及其他利益相关人员（stakeholders）。

（3）思想准备：参与制订计划的人员要统一计划的目的、意义、原则和依据。不同国家和文化背景的人群所持的价值观念对卫生计划的制订有决定性影响，例如美国人考虑的原则依次为保证最基本的卫生服务、对社会的价值、对需要服务的个体的价值，瑞典人考虑的是人类尊严、团结、效率，荷兰人考虑的则是必需的服务、有效性、效率、个人责任。

2. 明确社区现存问题和优先领域

根据问题的普遍性和严重性，确定各种社区卫生问题的重要性，排列问题的优先次序。确定优先顺序通常依据以下指标：频率（患病率与发病率）、严重程度与持续时间、进行干预的可行性（知识与技术基础）、服务利用率及其成本、资源（财力基础）、人口学变化、政治与社会危害、个人应承担的责任等。

3. 制定目标

目标是指减少和消除某一问题的预期进展标准，即明确应该实现什么样的变化及其时间进度表。目标必须是可实现、可测量且富有挑战性的。

4. 制定实现目标的策略

首先分析问题发生的可能原因和解决问题的障碍，如资源短缺、地理环境条件限制、时间不充分、人员素质或技术条件差、卫生条件落后、社会文化观念限制、领导不重视、没有足够的信息等，然后制定实现目标的策略。策略是为实现既定的目标而采取的一系列措施。策略的提出要立足于本社区的资源和现状，常常可以针对一个问题提出和采取多种策略。

5. 确定可能的解决办法

根据问题发生的原因和制定的策略提出减少和消除问题的可操作的具体活动或措施。解决办法要尽可能符合社区情况，并尽可能详细，包括解决办法的具体内容是什么、在什么地方实施、什么时间开始、什么时间结束、由谁去执行、怎样去完成。表 12－2列出了某社区确定社区卫生问题、目标、原因、策略和解决办法的实例。

表 12－2 某社区确定社区卫生问题、目标、原因、策略和解决办法实例

问题：家庭病床按人口计算只有 2‰，而社区中有 15％的家庭反映需要家庭病床
目标：3 年之内将家庭病床按人口计算提高到 10‰

可能原因	策略	解决办法
领导和政府没有足够的重视	领导重视，动员政府	开会，宣传，提交报告，参观
缺乏相应的社区医生	培训全科医师	培训社区卫生中心的全科医师，引进相应的社区卫生人才
缺乏专门训练的家庭护士	培训家庭护士	培训社区卫生中心的护士，引进家庭护士
群众对社区卫生中心缺乏信任	提高服务质量，改善服务态度	培训学习，提高技术水平，完善医德医风评估体系
群众对家庭病床认识不足	宣传教育，提高居民对家庭病床的认识	举办讲座班，张贴宣传画，发放健康教育小册子
缺乏设置家庭病床的启动资金	筹集资金	政府、社区卫生中心等多种渠道筹集资金
部分居民离社区卫生中心太远	设立社区卫生站	在距社区卫生中心较远的居民区设置社区卫生服务站

6. 确定优先解决办法

针对一个社区卫生问题，常常会有多种解决方案，但是受到社区资源的限制，必须确定优先实施的解决办法和活动。一般通过分析每一种解决办法的有效性、可行性（技术、经济、地理等），是否对现存的服务有所帮助，在文化观念上是否被社区所接受等来确定优先解决办法。

7．制订工作计划

在确定社区优先解决办法之后，应制订实施计划，包括拟采取的措施、所需资源、活动地点、经费预算、时间安排、实施者、监督与评价等。表12－3列出了某社区针对家庭病床少的工作计划实例。

表12－3　某社区针对家庭病床少的工作计划实例

计划时间：2015.6.1—2016.6.1					
活动	所需资源	地点	经费	时间	负责人
培训家庭护士	社区中心护士3人	某高校	6000元	2015.6—8	社区中心袁护士长
动员政府拨建立家庭病床的启动基金	社区卫生文件、其他地方启动基金来源	区政府办公室	1000元	2015.6—7	社区中心杨主任
举办家庭病床和家庭护理讲座	幻灯机、幻灯片、挂图、教师	社区老年活动中心	2000元	2015.8—2016.6	社区中心健教科张科长、居委会李主任

（六）实施社区卫生计划

社区卫生服务既要严格遵照计划执行，又要体现足够的灵活性，要随着实际情况的变化合理地调整计划。在实施过程中要有严格有效的监督管理机制，要通过科学的过程评估，反映不同阶段存在的问题和干预效果。在计划完成后要进行终末评估，科学评价社区卫生服务带来的社会效益和经济效益，同时发掘新的社区卫生问题。

第二节　社区重点人群的社区保健

社会医学强调高危险性的观点，关注重点人群的健康促进与维护。社区重点人群是指具有某种特征的人群，比如从医学角度由于其身体健康状况较差或特殊需要给予更多关注的群体，或从经济学角度在资源配置上处于劣势或有困难的需要给予更多关注的群体，或从社会学角度社会功能不完整或丧失的需要给予更多关注的群体。由于这种服务通常是由卫生服务提供者主动提供的，所以又称为人群系统管理。目前我国已建立较为完善的儿童保健系统管理、孕产妇系统管理及老年人分级系统管理等。本节重点介绍老年人、儿童、妇女及残疾人的社区保健。

一、老年人的社区保健

（一）人口老龄化的主要特征及挑战

老年人是指年龄在60岁或65岁及以上的人。其中，69岁及以下者为低龄老人，70岁至79岁者为中龄老人，80岁及以上者为高龄老人。随着社会经济和科学技术的发展，人类寿命延长，人口出生率和死亡率下降，老年人口系数不断增长，社会老龄化成为一个不可避免的世界趋势。联合国规定：一个国家和地区年满 60 岁的老年人数占总人口数的 10%以上，或年满 65 岁的老年人数占总人口数的 7%以上，即可称为老龄型社会。

我国在 2000 年时，60 岁及以上人口占总人口的比例已超过 10%，标志着我国进入了老龄型社会。截至 2014 年，我国 60 岁及以上老年人口数为 2.12 亿人，占总人口的 15.5%；65 岁及以上人口数为 1.38 亿人，占总人口的 10.1%，首次突破 10%。据预测，到 2050 年全世界老年人口将达到 20.2 亿，其中 4.8 亿在中国。我国人口老龄化的过程具有以下特点。

1. 老年人口规模大且发展速度快

我国成为全球唯一一个老年人口上亿的国家。从老年人口发展速度来看，我国人口年龄结构从成年型转入老龄型仅用了约 18 年的时间，而法国完成这一过程用了 115 年，瑞士用了 85 年，美国用了 60 年，老龄化程度很高的日本也用了 25 年，这些数据表明我国老龄化发展十分迅猛。

2. 人口老龄化与经济发展不同步

世界上发达国家基本都是在经济发达的条件下进入老龄型社会，即“先富后老”或“富老同步”，而我国却是在未进入经济发达阶段的情况下，提前进入人口老龄型社会的，呈现“未富先老”的特征。美国 1940 年进入老龄化社会时人均 GDP 为 8832 美元，英国 1930 年进入老龄化社会时为 22429 美元，日本 1970 年进入老龄化社会时为 15162 美元，韩国 1999 年进入老龄化社会时为 12778 美元；中国 2000 年进入老龄化社会时仅为 1128 美元。

3. 失能老年人口数量较多

我国是目前世界上唯一失能老年人口数量超过 1000 万人的国家，根据中国社会科学院《中国社会发展蓝皮书（2014）》的数据，我国部分失能和完全失能的老年人口已高达 3750 万，这将给养老、护理等工作带来很大压力。

人口老龄化是现代经济社会和医疗卫生事业发展的必然结果。为了建立 21 世纪“不分年龄，人人共享的社会”和“实现健康的高龄化”的目标，社会各部门应联合行动起来，采取相应的措施，积极应对人口老龄化带来的严峻挑战。这些挑战主要包括“未富先老”问题突出；社会养老保障体制、机制等尚未准备好；老年人家庭养老模式受到越来越大的冲击，机构养老、社区养老等养老方式尚处于发展阶段；老年人的经济来源不稳定，生活质量比一般人低；老年人的精神慰藉短缺，社会适应能力弱；老年人的慢性病患病率、致残率高，卫生服务需要量和利用量大；空巢老人、失能老人、高龄老人、留守老人等带来的社会问题亟待解决。

（二）老年人的健康状况及主要社会影响因素

衰老是胚胎发育、个体生长、成熟之后的必然的连续过程，是人体的内外环境适应能力减退的表现。伴随着衰老，老年人出现明显的生理变化，表现为须发变白、结缔组织弹性减低致皮肤出现皱纹、牙龈组织萎缩使牙齿松动脱落、骨骼肌萎缩、骨质的钙丧失或骨质增生、关节活动不灵等。老年人的器官功能也都有不同程度的减退，如视力和听力下降，心脏搏出量可减少40%～50%，肺活量减少50%～60%，脑组织萎缩等，导致老年人器官储备能力减弱，对环境的适应能力下降，容易出现各种慢性退行性疾病。老年人的机体调节控制作用也逐渐降低，表现为动作和学习速度减慢，操作能力和反应速度降低，加之记忆力和认知功能的减弱和人格改变，常常出现生活自理能力的下降。老年人免疫力降低，容易患各种感染性疾病。免疫监视功能降低，容易患各种癌症。造成我国老年人死亡的主要原因依次为心脏病、恶性肿瘤、脑血管疾病、流行性感冒和肺炎、糖尿病和意外事故。老年人患病具有患病率高、同时患多种疾病、疾病严重程度高、病情复杂等特点。

老年人还容易出现心理和精神问题。心理学认为，具有伤害性质的应激源可以引起老年人的痛苦情绪体验，甚至导致自主神经功能（植物神经功能）紊乱，神经递质和神经免疫机能变化而致病。老年人的主要应激源有体弱多病、夫妻关系危机、代沟、离退休、不良居住环境、子女分离、老伴去世、不良生活方式、迷信等。老年人容易有动辄发怒、抑郁、焦虑、孤独、悲凉等情绪体验，还可能产生自卑、衰老感、无用感、失落感等消极心理状态，以致出现脑衰弱综合征、离退休综合征、空巢综合征、套间综合征、急性精神错乱、偏执状态、轻躁狂状态和老年痴呆等。

影响老年人健康的主要社会因素包括文化程度、收入状况、婚姻状况、家庭结构和家庭关系、社会关系和社会交往等。以婚姻状况为例，根据2010年全国第六次人口普查结果，我国60岁及以上老年人有配偶的占70.55%，丧偶老年人占26.89%，未婚老年人占1.78%，离婚老年人占0.78%。老年人的婚姻状况存在着有配偶率低、丧偶率高的现象。许多资料表明，老年人的婚姻状况与健康状况关系密切。一方面，伴侣感情是老年幸福生活的重要支柱，任何其他方面的感情和社会支持，都无法代替婚姻伴侣的作用；另一方面，适度的性生活也是老年人身心健康的必要条件，老年人适度的性生活不仅是生理上的需求，而且是心理、感情平衡的需求。

（三）成功“老化”及其主要理论

在生理、心理和社会功能状况方面出现的上述变化与衰老过程密切相关，如何在生理衰老的过程中尽量维持必要的正常功能，使老年人能够正确认识衰老，愉快安度晚年成为老年学（Gerontology）和老年医学（Geriatric）研究的重要课题，也是老年人社区保健的最终目标，这就是所谓的成功“老化”（successful aging）。1990年世界卫生组织提出实现“健康老龄化”（healthy aging）的目标，认为“健康老龄化”是指老年人群的健康长寿，群体达到身体、心理和社会功能的完美状态。1996年提出了“积极老龄化”（active aging），强调以生命全程观点看待老龄化。“积极老龄化”是指在老年时为了提高生命质量，获得健康、参与和保障的机会并尽可能获得最佳机会的过程，适用于个体和人群。“积极老龄化”比“健康老龄化”表达更为广泛。“积极”一词不仅仅指身体活动能力或参加体力劳动，而且指不断参与社会、经济、文化、精神和公民事务。“积极老龄化”的目的在于使所有年龄组的人，包括那些体弱者、残疾者和需要照料者，延长健康预期寿命和提高生活质量。

目前，关于成功“老化”尚无确切的标准，在学术界主要存在以下几种理论。

1. 角色理论

角色理论认为人在一生中扮演着不同的角色，如学生、母亲、妻子、女儿、公务员、顾问、祖母等。老年人是否能够适应老年期的生活，取决于在进入老年阶段后对角色变化的适应情况。

2. 活力理论

活力理论是目前被广泛应用的理论，认为能继续维持中年时期的各种社会活动的老年人生活满意度较好，因此提出“让自己活动起来，维持繁忙的生活，留住青春!”的口号。

3. 解脱理论

与活力理论相反，解脱理论认为：老年人减少社会活动，将自己的生活更多地局限在家庭小圈子里是一种正常的、不可避免的变化，其个人的生活满意度并不比继续参加各种工作的老年人差。这种解脱无论是由老年人自身造成的，还是由社会造成的，对社会和老年人双方均有益。

4. 连续性理论

连续性理论认为老年人在生活中应继续维持其以往适应环境的方式，丧失的一些社会角色可以用其他的角色来代替。至于老年期是否充满活力或在家中解脱，主要取决于个人不同的个性和生活方式，只要能保持成熟和完整的个性，就可算成功老化。

5. 亚文化理论

亚文化理论认为老年人通过参加由老年人自己组成的这一亚文化群体的各种交往活动，就可以维持其自尊和社会属性，没有必要强迫自己参加亚文化组之外的活动。

6. 年龄分层理论

年龄分层理论认为年龄是所有人群的一个通用的分层标准，因为按照这一标准，人们的角色、权利、荣誉和地位等都是可以界定的。因此，当年龄进入另一个层面时，社会角色与社会责任是会随之发生转换的，应当做好自身的定位。

7. 环境关联理论

环境关联理论强调老年人和环境的相互作用，老年人必须与变化的社会需求相适应。周围的自然环境和社会环境都会影响老化过程。

8. 社会交换理论

社会交换理论主要用于解释老年人的社会经济地位，认为对老年人的投入取决于老年人在社会中所掌握的权力的大小。由于老年人的权力相对于其他人群来说要小，所以，与老年人对社会做出的奉献相比，社会对他们的投入偏少。

（四）老年人社区保健的主要内容

根据《国家基本公共卫生服务规范（2015 年版）》的要求，社区卫生服务机构应对社区内老年人的情况进行登记，建立老年人健康档案，要求每年为老年人提供 1 次健康管理服务，包括生活方式和健康状况评估、体格检查、辅助检查和健康指导。

（1）生活方式和健康状况评估指通过问诊及老年人健康状态自评了解其基本健康状况以及体育锻炼、饮食、吸烟、饮酒、慢性疾病常见症状、既往所患疾病、治疗及目前用药和生活自理能力等情况。

（2）体格检查包括体温、脉搏、呼吸、血压、身高、体重、腰围、皮肤、浅表淋巴结、心脏、肺部、腹部等的常规检查，并对口腔、视力、听力和运动功能等进行粗测判断。

（3）辅助检查包括血常规检查、尿常规检查、肝功能（血清谷草转氨酶、血清谷丙转氨酶和总胆红素）检查、肾功能（血清肌酐和血尿素氮）检查、空腹血糖检查、血脂检查和心电图检查。

（4）健康指导。告知健康体检结果并进行相应健康指导；将已确诊的原发性高血压和2型糖尿病等患者纳入相应的慢性病患者健康管理；对体检中发现有异常的老年人建议定期复查；进行健康生活方式以及疫苗接种、骨质疏松预防、防跌倒措施、意外伤害预防和自救等指导；告知或预约下一次健康管理服务的时间。

（五）国外常见的老年社区保健模式

1. 政府专设社区保健服务机构

美国没有与我国类似的公共卫生与预防医学体系。老年社区保健服务通常由政府开设的卫生局（健康中心）提供。当然，卫生局也担负一般的卫生行政管理职责。卫生局的主要服务对象是贫困人群，主要开展学校卫生、计划免疫、食品与饮用水和公共场所的卫生监督管理、初级卫生保健、老年人服务、健康与营养咨询、妇女保健、计划生育、儿童保健等工作。

2. 家庭健康中心

在美国，家庭健康中心是一种独特的社区卫生服务机构。根据其服务对象可以提供妇产服务、儿童服务、成人服务。其中成人服务的重点是老年人群。主要提供初级卫生保健服务，如患者诊治与咨询、疾病的筛查检验、营养咨询、社会工作、健康教育、交通与教育咨询等。

3. 访视护理中心

西方国家的访视护理中心完全由护士组成，但几乎全是高层次的护士，因工作的特殊性，男性护士占的比例不少。这些护士能够胜任在社区独立工作的要求，甚至能够在一定范围内开处方。但开处方需具备三个条件：地方限制（美国37个州有处方权）、范围限制、要有医生监督指导。如果出现医疗纠纷和医疗事故，仍由医生负责。访视护理中心提供的服务多种多样，并不局限于临床医疗，这是与我国家庭病床的最大区别。其服务包括个人卫生护理、健康检查和监测、营养健康咨询、疾病的诊疗、健康教育、康复等，甚至还包括打扫家庭卫生、交通、送饭等服务。服务对象以老年人为主，服务质量高且注意患者的安全。访视护理中心非常重视社会学工作，开展患者全面的综合评价，评估患者到底需要什么服务，应该寻找什么机构提供服务等。

4. 安乐居

安乐居是一种专门为老年人服务的综合性长期医疗照护模式。它是由美国华人社区创办的，开始时并无医疗服务的内容，20 世纪 80 年代初才将医疗服务纳入，并成为最为重要的服务内容之一。安乐居为美国社会创造了一种新的整合模式，并不断得到推广应用。它针对老年人医药花费多而效益低的问题，对原有的分散的社区保健模式加以整合，从“人”而非“病”的角度提出的一种长期的全面的老人服务系统。安乐居按照老年人的功能情况分别给予不同的保健服务，其服务内容见表 12－4，为不同危险程度的老年人提供不同的卫生保健服务。其中占 70％～80％的低危老年人主要接受各种预防和初级保健；占 15％～20％的中危老年人主要接受密切的随访和筛查服务；占 5％～10％的高危老年人则接受各种特别服务，包括日常生活护理和疾病诊疗与评估等。这样形成一种连续性的保健服务系统，服务范围从住房开始，一直深入医疗保健（见表 12－5）。安乐居与传统的老年保健服务系统之间的差异见表 12－6。

表 12－4 老年人全面保健服务内容

健康老年人	虚弱老年人	功能受限老年人		患病老年人
		生活在社区	生活在机构	
自我照顾	非正式保健	家庭保健	护理院	急性病治疗
互助	食品服务	连续保健	慢性病保健	门诊服务
健康促进	交通服务	托老所	康复服务	社区健康门诊
提供信息	家务服务	姑息治疗	医生/其他卫生工作者	
教育咨询	社区支持	流动食品		
老年中心/俱乐部	社区健康门诊	家庭学习	协助独立生活	Alzheimer's 中心
旅游	个人警报反应系统	公共托管		
老年就业/法律服务	受虐待老人的服务	老年病评价		

表 12－5 连续性保健服务谱

服务谱	主要服务内容
深入服务	技术性护理机构、慢性病医院、临终关怀、延伸病床、护理院
急性服务	内外科、心理、康复住院服务，多学科评价组，咨询服务
移动服务	医务室、门诊、多学科评价门诊、白日医院、托老所、心理卫生门诊、卫星门诊、社会心理咨询、药物成瘾
家庭保健	家庭医疗服务、临终关怀、家庭治疗、耐用医疗器械、家庭访视、送饭服务、家务与个人卫生护理
延伸与连接	筛查、信息咨询、电话联络、紧急反应系统、交通、老年组织
健康促进	教育、体育锻炼、娱乐、老年志愿者活动、饮食及支持系统
住房	退休社区连续性保健、老年公寓、老年保健机构、生活辅助设施、成人家庭、短期住房

表 12－6　从传统保健向整体卫生保健系统的转变

观察点	传统保健	整体卫生保健
付费方式	按服务项目付费	按人头付费
关注焦点	诊治疾病	使健康、功能状态最佳
评估标准	入院率、住院日、门诊率等	人均成本、健康效应
组织激励机制	增加服务利用	适宜服务利用（考虑成本）
管理特点	专业化分组/主观管理	跨学科（以人为中心）/信息管理
医务活动特点	专家/个人/独立医疗活动	通科/团体/互相联系的系统活动
市场	竞争患者	社区网络服务
消费者	被动接受服务	在获得信息的基础上购买服务

二、儿童的社区保健

我国有 14 岁及以下儿童 2.3 亿。妇女和儿童作为两个不同的特殊群体，其健康问题已经成为国际社会特别关注的重要议题和优先领域。妇女和儿童的健康和卫生状况往往是不可分割的。我国历来重视妇幼保健工作，有完善的妇幼保健体系，经过多年的努力，儿童的健康水平取得了令全球瞩目的成绩。婴儿死亡率（infant mortality rate，IMR）和 5 岁以下儿童死亡率（under 5 mortality rate，U5MR ）是反映儿童健康水平的主要指标。我国 IMR 从 1949 年的 200‰下降到 2015 年的 8.1‰，U5MR 从 2008 年的 18.5‰下降到 2015 年的 10.7‰，位居发展中国家前列，均提前实现了联合国千年发展目标（millennium development goals，MDGs）。出生缺陷是我国婴儿死亡和残疾的主要原因，严重影响出生人口素质，目前我国出生缺陷总发生率约为 5.6%。我国积极推进和落实出生缺陷综合防治措施，目前神经管缺陷发生率由 1996 年的 13.59/万下降到 2013 年的 3.37/万。伴随社会经济的发展，在儿童健康水平提高的同时也出现了一些新的问题，包括儿童营养问题、儿童安全问题、儿童用药问题、儿童学习压力问题、儿童（特别是留守儿童）身心健康问题等。儿童健康的影响因素也发生了变化。中国人群环境暴露行为模式研究报告调查显示，我国儿童面临传统型和现代型健康风险的双重压力。传统型环境健康问题是由经济发展水平和不良基础设施所致的污染带来的，现代型环境健康问题由工业化、城镇化发展过程中带来的污染所致。面对新形势，特别是在二孩政策开放以来，保障儿童安全、健康成长是全社会的共同责任。

（一）新生儿家庭访视

新生儿出院后 1 周内，医务人员到新生儿家中访视，同时进行产后访视。了解出生时情况、预防接种情况，在开展新生儿疾病筛查的地区了解新生儿疾病筛查情况等。观察家居环境，重点询问和观察喂养、睡眠、大小便、黄疸、脐部、口腔发育等。为新生儿测量体温，记录出生时体重、身长，进行体格检查，同时建立《0～6 岁儿童保健手册》。根据新生儿的具体情况，有针对性地对家长进行母乳喂养、护理和常见疾病预防指导。如果发现新生儿未接种卡介苗和第1剂乙肝疫苗，提醒家长尽快补种。如果发现新生儿未接受新生儿疾病筛查，告知家长到具备筛查条件的医疗保健机构补筛。对于低出生体重、早产、双多胎或有出生缺陷的新生儿根据实际情况增加访视次数。

（二）新生儿满月健康管理

新生儿满28天后，结合接种乙肝疫苗第二针，在乡镇卫生院、社区卫生服务中心进行随访。重点询问和观察新生儿的喂养、睡眠、大小便、黄疸等情况，对其进行体格检查和发育评估。

（三）婴幼儿健康管理

满月后的随访服务均应在乡镇卫生院、社区卫生服务中心进行，偏远地区可在村卫生室、社区卫生服务站进行，时间分别在3、6、8、12、18、24、30、36月龄，共8次。有条件的地区，建议结合儿童预防接种时间增加随访次数。服务内容包括询问上次随访到本次随访之间的婴幼儿喂养、患病等情况，进行体格检查，做生长发育和心理行为发育评估，进行母乳喂养、辅食添加、心理行为发育、意外伤害预防、口腔保健、中医保健、常见疾病防治等健康指导。在婴幼儿6～8、18、30月龄时分别进行1次血常规检测。在6、12、24、36月龄时使用听性行为观察法分别进行1次听力筛查。在每次进行预防接种前均要检查有无禁忌证，若无，体检结束后接受疫苗接种。

（四）学龄前儿童健康管理

为4～6岁儿童每年提供一次健康管理服务。散居儿童的健康管理服务应由乡镇卫生院、社区卫生服务中心提供，集体儿童可在托幼机构进行。服务内容包括询问上次随访到本次随访之间的膳食、患病等情况，进行体格检查，做生长发育和心理行为发育评估、血常规检查和视力筛查，进行合理膳食、心理行为发育、意外伤害预防、口腔保健、中医保健、常见疾病防治等健康指导。在每次进行预防接种前均要检查有无禁忌证，若无，体检结束后接受疫苗接种。

（五）健康问题处理

对健康管理中发现的有营养不良、贫血、单纯性肥胖等情况的儿童应当分析其原因，给出指导或转诊的建议。对口腔发育异常（唇腭裂、高腭弓、诞生牙）、龋齿、视力低常或听力异常儿童应及时转诊。

三、妇女的社区保健

妇女占人口的一半，她们在人类社会活动中肩负着建设国家、孕育后代的双重任务，妇女的健康直接关系到国家发展和民族素质。随着社会的进步、医学科学的发展、妇女社会经济地位的提高及身心健康水平需求的增长，大力发展妇女保健事业，提高妇女的健康水平已成为世界性趋势。

妇女一生中生殖功能变化复杂，要经历婚姻、妊娠、分娩、产褥和哺乳等特殊生理时期，青春期和更年期是全身各系统尤其是生殖系统的功能变化较大的生理时期。忽视妇女特殊时期的保健工作，容易引起身体的病理性改变，不仅影响妇女身心健康，而且还累及胚胎和胎儿，影响子代的健康和出生人口的素质。因此，加强社区妇女健康管理，保障妇女的身心健康，直接关系到子孙后代的健康和民族素质的提高，关系到家庭和社会的稳定，有利于妇女在我国现代化建设中发挥更大的作用。

妇女保健工作是我国卫生保健事业的重要组成部分。目前妇女保健工作主要包括提供婚前保健、孕前保健、孕产期保健、更年期保健，开展妇女常见病的预防和筛查工作等。其中孕产期保健工作是社区妇女保健的主要内容。大量事实证明，做好孕产期保健能明显降低孕产妇死亡率和婴儿死亡率。我国孕产妇死亡率由 2010 年的 30/10 万降至 2015 年的 20.1/10 万，婴儿死亡率由 2010 年的 13.1‰降至 2015 年的 8.1‰。医学界将 35 岁及以上的初产妇界定为高龄产妇，伴随“全面二孩”政策的实施，高龄孕妇的队伍将壮大，孕产期保健工作将面临新的压力。我国社区孕产妇系统保健的主要内容如下。

（一）孕早期健康管理

孕 12 周前为孕妇建立《孕产妇保健手册》，并进行第 1 次产前随访。具体如下：

（1）孕 12 周前由孕妇居住地的乡镇卫生院、社区卫生服务中心建立《孕产妇保健手册》。

（2）孕妇健康状况评估：询问既往史、家族史、个人史等，观察体态、精神等，并进行一般体检、妇科检查和血常规检查、尿常规检查、血型检查、肝功能检查、肾功能检查、乙型肝炎检查，有条件的地区建议进行血糖检查、阴道分泌物检查、梅毒血清学试验、HIV 抗体检测等实验室检查。

（3）开展孕早期个人卫生、心理和营养保健指导，特别要强调避免致畸因素和疾病对胚胎的不良影响，同时进行产前筛查和产前诊断的宣传告知。

（4）根据检查结果填写第 1 次产前随访服务记录表，对具有妊娠危险因素和可能有妊娠禁忌证或严重并发症的孕妇，及时转诊到上级医疗卫生机构，并在 2 周内随访转诊结果。

（二）孕中期健康管理

孕 16～20 周、孕 21～24 周各进行 1 次随访，对孕妇的健康状况和胎儿的生长发育情况进行评估和指导。

（1）孕妇健康状况评估：通过询问、观察、一般体格检查、产科检查、实验室检查对孕妇健康和胎儿的生长发育状况进行评估，识别需要做产前诊断和需要转诊的高危重点孕妇。

（2）对未发现异常的孕妇，除了进行孕期的个人卫生、心理、运动和营养指导外，还应进行预防出生缺陷的产前筛查和产前诊断的宣传告知。

（3）对发现有异常的孕妇，要及时转至上级医疗卫生机构。对出现危急征象的孕妇，要立即转至上级医疗卫生机构。

（三）孕晚期健康管理

督促孕产妇在孕 28～36 周、孕 37～40 周去有助产资质的医疗卫生机构各进行 1 次随访。开展孕产妇自我监护方法、促进自然分娩、母乳喂养以及孕期并发症、合并症防治指导。对随访中发现的高危孕妇应根据就诊医疗卫生机构的建议督促其酌情增加随访次数。随访中若发现有意外情况，建议其及时转诊。

（四）产后访视

乡镇卫生院、村卫生室和社区卫生服务中心（站）在收到分娩医院转来的产妇分娩信息后，应于 3～7 天内到产妇家中进行产后访视和产褥期健康管理，加强母乳喂养和新生儿护理指导，同时进行新生儿访视。

（1）通过观察、询问和检查，了解产妇一般情况以及乳房、子宫、恶露、会阴或腹部伤口恢复等情况。

（2）对产妇进行产褥期保健指导，对母乳喂养困难、产后便秘、痔疮、会阴或腹部伤口等问题进行处理。

（3）发现有产褥感染、产后出血、子宫复旧不佳、妊娠合并症未恢复以及产后抑郁等问题的产妇，应及时转至上级医疗卫生机构进一步检查、诊断和治疗。

（4）通过观察、询问和检查了解新生儿的基本情况。

（五）产后 42 天健康检查

乡镇卫生院、社区卫生服务中心为正常产妇做产后健康检查，异常产妇到原分娩医疗卫生机构检查。通过询问、观察、一般体检和妇科检查，必要时进行辅助检查对产妇恢复情况进行评估。对产妇应进行性保健、避孕、预防生殖道感染、纯母乳喂养 6 个月、婴幼营养等方面的指导。

四、残疾人的社区保健

我国《残疾人保障法》规定：残疾人是指在生理、心理、人体结构上，某种组织、功能丧失或者不正常，全部或部分丧失以正常方式从事某种活动能力的人。据 2006 年第二次全国残疾人抽样调查结果，我国各类残疾人总数为 8296 万人，男性占 51.55％，女性占 48.45％。0～14 岁残疾儿童占残疾人总数的 4.66％。

从残疾人的定义可知，残疾人的主要生理特点是存在某种组织或器官的缺失、发育不良、功能丧失或功能不正常。在心理方面，残疾人除具有人类共同的心理特点外，还有其特殊的心理表现，主要包括自卑感、孤独感和容易敏感，性格变得孤僻、胆怯，意志消沉，丧失生活信心，不能或不愿主动接触社会，情绪反应强烈且不稳定。

残疾人问题是一个全球性问题，这一在身体、心理上困难的特殊群体，需要给予特殊的照顾和保健服务。为残疾人提供综合的康复保健服务，促进残疾人群健康，实现残疾人“平等、参与、共享”的目标，是全社会和社区卫生服务机构应尽的职责。残疾人社区保健的主要内容如下。

（一）掌握辖区残疾人功能障碍及康复需求情况

将康复治疗、家庭病床、双向转诊和健康指导等需求纳入居民健康档案，建立规范完整的残疾人康复需求档案和康复服务记录档案。做到一年一次，实行动态记载和管理（并输入电脑）。对康复效果明显的残疾人要单独登记造册，包括年度内实施重点康复项目的残疾人（如白内障复明、假肢安装、助听器安装、用品用具配置等）。

（二）为各类残疾人提供有针对性的康复服务。

（1）功能训练：为偏瘫、截瘫、脑瘫、截肢、小儿麻痹症后遗症、麻风畸残、骨关节疾病等肢体功能障碍者，制订训练计划，指导在社区和家庭开展运动功能、生活自理能力、社会适应能力等方面的康复训练，定期进行康复效果评估。

（2）心理咨询：帮助各类残疾人树立康复信心，正确面对自身残疾，争取社会的关心理解和帮助支持。

（3）残疾监测：结合社区儿童保健服务，开展社区儿童生长发育检测。对三残儿童（脑瘫儿、聋儿、弱智儿）做到早发现、早诊断、早治疗，实施抢救性康复。

（4）支持性服务：将残疾预防和康复知识普及纳入健康教育范围，举办康复知识讲座，发放科普资料和康复知识读物等。根据残疾人对辅助用品的康复需求，提供用品用具的信息、选购、家庭租赁、使用指导以及简易康复训练器具制作等服务。指导残疾人使用康复健身器材和其他辅助用品。

思考题：

1. 社区卫生服务强调以人的健康为中心、以家庭为单位、以社区为范围、以需求为导向，具有“六位一体”的功能，服务内容包括基本医疗服务和基本公共卫生服务。

讨论：（1）社区卫生服务的基本医疗服务和基本公共卫生服务的主要内容是什么？

（2）基本医疗服务与基本公共卫生服务之间是什么关系？你如何理解社区卫生服务机构的“六位一体”功能？社区卫生服务机构如何实现“六位一体”的功能？

2. 通过社区诊断，确定社区卫生工作的重点，是社区卫生服务的基础。从技术的角度出发，确定工作重点主要考虑疾病发生的频率（患病率与发病率）、严重程度与持续时间、进行干预的可行性（知识与技术基础）、服务利用率及其成本、资源（财力基础）等问题。但是在现实工作中，往往还牵涉政治、文化、社会结构、伦理与公众价值观等问题。通常社区卫生工作重点的确定包括以下步骤：

（1）卫生服务提供与利用现状。

（2）要解决什么问题（目标）。

（3）优先考虑哪些原则。

（4）专家咨询。

（5）将重点问题与措施配对列出（净效益）。

（6）政府与公众咨询。

（7）调整并缩减重点问题与措施的范围。

步骤（3）尤为关键，不同的文化价值观和政治氛围，可能产生截然不同的考虑原则，进而确定出不同的工作重点。例如，美国人通常考虑基本卫生服务的核心内容范围、对社会的价值以及对需要服务的个体的价值；荷兰人则首先明确必需的服务，然后考虑有效性、效率和个人责任；瑞典人的思路又完全不同，首先考虑的是人类尊严（与DALYs冲突）和团结（以需求为基础配置资源），其次才考虑效率。另外，专家考虑问题的出发点（预防、生命质量、成本效果等）与政府和公众的出发点（服务带来的益处是什么？花这些钱是否值得?）又有所不同。这些都给工作重点的确定带来了困难。

分组讨论：

分成四个小组，分别扮演四种不同的角色（政府官员、社区居民、公共卫生人员、临床医生），对下列五个社区健康问题排出优先次序，并阐明理由。这五个问题是：儿童白血病的治疗、老年临终关怀、新医药技术的研制开发、心脏和肝脏移植、计划免疫与疾病筛查。

集中讨论：

各组确定出来的工作重点有没有区别？如果有，为什么？在实际工作中应该怎么办？如果上述五个问题的确是社区的主要健康问题，在资源有限的情况下，我们应该将什么作为重点？在中国，我们确定社区卫生工作重点主要依据什么原则？请将这些原则排出顺位。

表 12−7 是美国开展的一项调查结果（服务项目重要性排序），供大家讨论时参考。

表 12−7　美国开展的一项调查结果（服务项目重要性排序）

服务和治疗项目	公众排序	全科医生排序	专家顾问排序	公共卫生人员排序
儿童白血病的治疗	1	5	2	9
临终关怀	2	4	4	8
新疗法的研究开发	3	11	8	11
心脏和肝脏移植	4	12	12	12
计划免疫与疾病筛查	5	6	7	4
髋关节置换手术	6	8	5	5
理疗康复	7	7	10	5
精神病住院治疗	8	2	1	1

3. 自 1979 年实行独生子女政策以来，中国大约有 1.5 亿的独生子女家庭，按照这个数字，若仅以 3 人的家庭规模来计算，生活在独生子女家庭的人口就有 4.5 亿之多，约占全国总人口的 1/3。以独生子女政策实行时间推算，目前我国独生子女的年龄大概在 35 岁及以下。赵乙和所有的独生子女一样，30 年来一直享受着家人无微不至的照顾。但有一天，父亲突然病倒，他才发现两个家庭的压力一下子就落在了他的肩上。独生子女感慨颇多："不敢死，不敢远嫁，特别想赚钱，因为爸妈只有我。""家庭的重负就如同一座大山，死死地压在我们身上。我们曾是最享福的孩子，但也将是最受苦的大

人。等我们人到中年，将成为世界上活得最累的人。”专家曾预计，在未来的10年，“421”模式家庭将逐渐成为社会的主流，意味着赡养父母的重大担子将落在独生子女的肩膀上。

社区卫生服务具有连续性特点，强调社区重点人群保健。请问：

（1）社区卫生服务机构如何界定社区重点保健人群？

（2）独生子女群体是否属于社区重点人群？为什么？

（3）社区卫生服务机构针对独生子女群体的社区保健工作如何展开？

4．在美国西雅图西部的一家养老院，住着400多位高龄老年人，而这里也是一座幼儿园。它有一个名字叫“代际学习中心”。

讨论：

（1）把养老院和幼儿园开在一起，会发生什么？

（2）有人认为把养老院和幼儿园开在一起是一个让老年人再次融入社会的伟大案例。你是否同意上述观点？阐明理由。

（3）老年人社区保健的内容和途径有哪些？

（刘国琴）

第十三章　慢性病社区防治

随着社会经济发展，人口老龄化，人们生活方式改变，慢性非传染性疾病（慢性病）的发病率和死亡率越来越高，已成为我国重要的公共卫生问题。慢性病的防治需要政府主导、多部门共同履职、多学科专业人员共同努力，也有赖于全体居民的积极参与和自我管理。

第一节　概述

一、慢性病的定义、特点和危害

（一）慢性病的定义

慢性非传染性疾病（non－communicable diseases，NCD）简称慢性病，是对一类起病隐匿、缺乏明确的病因证据、病程长且病情迁延不愈的非传染性疾病的概括性总称，主要包括心脑血管疾病、恶性肿瘤、慢性呼吸系统疾病等。某些慢性病的发生可能与传染因子有关或由慢性传染性疾病演变而成，如肝癌可由慢性乙型病毒性肝炎转化而致。

（二）慢性病的特点

1. 发病原因复杂，发病是多因素综合作用的结果

一般的急性病，尤其是急性感染性疾病，都能找到比较明确的病因。但慢性病的病因没有特异性，常是多种危险因素共同作用或联合作用的结果，如冠心病与肥胖、高脂肪饮食、高盐饮食、吸烟、A 型性格等，很难确定哪个因素是决定性因素。因此，慢性病的控制必须采取综合性策略。

2. 潜伏期较长，发病时间难确定

危险因素导致疾病需要一定的作用时间和剂量，一般人体每次接触的危险因素剂量都很小，因此从危险因素与机体的接触开始到发病，往往需要很长的时间，有时需要十几年甚至几十年。较长的潜伏期给慢性病的预防与控制提供了较好的机会。但由于危险

因素循序渐进地产生作用，人们通常不易确定慢性病的发病时间，临床上的发病时间往往指初次诊断的时间。

3. 病程迁延持久，累及多个器官

慢性病的病程一般较长，迁延不愈，常伴随患者终生，其病理过程一般是不可逆的。慢性病是一类危害较大的疾病，除了自身的一些症状和体征，还有较高的致残率，严重影响患者的劳动能力和生命质量。

4. 预后较差，诊断、治疗费用高

慢性病的临床治疗效果一般都较差，大多数的治疗技术可延缓或暂时控制慢性病的发展，减少残疾的发生或阻止进一步恶化，但慢性病的病理过程很难改变。相反，由于需长时间的治疗，加上大量的先进技术的使用，慢性病所消耗的医疗费用很大，给国家、社会、家庭带来沉重的经济负担。

（三）慢性病的危害

1. 慢性病已成为我国重要的公共卫生问题

我国自20世纪70年代末开始，居民死因谱逐渐从以传染病为主转变为以慢性非传染性疾病为主。卫生部2011年公布的部分城市前十位死因中，排前三位的疾病均为慢性病，分别是恶性肿瘤、心脏病、脑血管疾病。

2. 慢性病严重影响人民群众的生命健康

《中国居民营养与慢性病状况报告（2015年）》显示，2012年全国居民慢性病死亡率为533/10万，占总死亡人数的86.6%。2012年全国18岁及以上成人高血压患病率为25.2%，糖尿病患病率为9.7%，与2002年相比，患病率呈上升趋势。慢性病的患病年龄呈现年轻化趋势，已成为影响我国人民群众生命健康的主要因素。

3. 慢性病给社会和家庭带来沉重的经济负担

慢性病患病率升高给家庭、社会、国家带来沉重的经济负担。饶克勤等的《中国疾病负担研究》显示，1993—2005年，我国GDP和疾病经济负担的增长速度分别为419%和636%，而主要慢性病的直接经济负担增长速度为911%，因慢性病造成的经济负担增长速度远远超过了GDP和疾病经济负担的增长速度。

二、慢性病社区防治的概念和原则

（一）慢性病社区防治的概念

慢性病社区防治是应用预防医学、临床医学、循证医学、生物信息学、心理学、行为学、教育学和传播学等学科理论和技术，将一级、二级、三级预防相结合，向社区中的一般人群、高风险人群和慢性病患者提供健康咨询、周期性健康检查、健康危险因素评价、健康生活行为指导、疾病诊疗和疾病管理等服务，目的是控制慢性病相关危险因素，早预防、早发现、早诊断、早治疗，防止高风险人群转变成患者，使患者减轻症状，控制病情发展，防止并发症，提高生活质量。

（二）慢性病社区防治的原则

1. 采取综合性防治措施

慢性病的发病原因复杂，危险因素众多，需要综合运用预防医学、健康教育、社会医学、行为医学、流行病学、临床医学等学科的理论与方法，采取综合性措施来控制。综合性措施的应用需要社区卫生人员采取“团队”式的工作方式。

2. 强调对危险因素的控制

危险因素的控制是社区慢性病控制的重要措施，有效且成本低。慢性病出现病理损害则一般难以恢复，但是大多数慢性病的危险因素是可改变的因素，如吸烟、有害饮酒、高盐高脂肪饮食、静坐生活方式等，因此在慢性病社区防治中，需要把危险因素的控制放在首要地位。在无危险因素时，要加强健康教育，防止危险因素出现；在有危险因素时，要采取措施，消除和降低危险因素的作用。

3. 个体服务与社区干预相结合

社区卫生服务包括个体、家庭和社区等多层次的服务。对慢性病的控制也不例外，既要强调对慢性病患者的治疗和预防，也要重视慢性病的群体预防，尤其是对危险因素的控制，在人群中实施适宜的干预措施，往往会取得事半功倍的效果。

4. 注重提升患者的生命质量

慢性病的临床治疗一般只能改善患者的症状或延缓病程进展，而不能改变病理过程。因此，慢性病患者社区防治的重要原则就是通过综合性保健措施，提高患者的生活能力，改善患者的心理状态和社会功能，减轻患者家庭负担。

5. 强调患者的自我管理

慢性病病程迁延，危险因素多与行为和生活方式有关，因此，患者在慢性病的控制过程中绝不仅仅是服务的被动接受者，相反，无论是危险因素的控制还是慢性病的治疗与管理，都取决于患者的积极性和配合程度，有效的自我管理可使慢性病高危人群和患者取得良好的防治效果。

第二节　慢性病社区防治的策略和措施

一、慢性病一级预防策略和措施

（一）慢性病一级预防策略

慢性病一级预防常采用双向策略，即把对整个人群的普遍预防和对高危人群的重点预防结合起来。前者称为全人群策略，慢性病的全人群策略是指由政府制定相应的卫生政策，通过健康促进、健康教育和社区干预等方法，在全人群中控制慢性病的主要危险因素，预防和减少慢性病的发生和流行。后者称为高危人群策略，慢性病高危人群（也称高风险人群）是指具有慢性病相关危险因素的人群。高危人群策略是指针对高危人群特点和相关疾病特点，实施主要危险因素的干预和监测，延缓其从高危人群发展到患者的进程。

1. 慢性病高危人群的特征

慢性病高危人群至少具有一项以下特征：

（1）血压水平为（130～139）/（85～89 mmHg）。

（2）空腹血糖水平为 6.1～7.0 mmol/L。

（3）血清总胆固醇水平为 5.2～6.2 mmol/L。

（4）目前吸烟者。

（5）男性腰围大于或等于 90 cm，女性腰围大于或等于 85 cm。

（6）相关疾病的家族遗传史。

2. 高危人群的管理

为防止和延缓高危人群发展为慢性病患者，需要针对危险因素，开展生活方式干预。

（1）动态监测危险因素指标变化。对于具有上述慢性病高危特征的人群，医疗机构应通过健康教育等方式指导他们主动监测相关指标变化情况，如每半年测量一次血压、每季度测量一次体重和腰围、每年测量一次血糖和血脂等。对有三项及以上高危特征的个体，需要在社区建立高危人群档案，将其纳入管理，定期随访其指标变化情况。对于吸烟者，每半年询问一次吸烟情况。

（2）生活方式自我调整和强化干预主要包括戒烟、合理膳食、适宜运动、缓解心理压力、避免过量饮酒等。强化生活方式干预应坚持以下原则：长期坚持，形成习惯；强度适中，循序渐进；亲友互助，强化习惯；学习适宜技术，提高信心。

（3）控制其他并存的疾病和危险。重点加强对体重、血糖和血脂等指标的管理，因共同风险因素与慢性病发病的关系已被证明有一定的协同作用。

（二）慢性病一级预防措施

慢性病一级预防的主要措施包括健康促进和健康保护。

1. 健康促进

健康促进是通过创造促进健康的环境使人们避免或减少慢性病危险因素的暴露，改变机体的易感性，保护健康人免于发病。1986 年世界第一届健康促进大会发布的《渥太华宪章》提出了健康促进的五大活动领域：制定促进健康的公共政策、创造支持性环境、加强社区行动、发展个人技能、调整卫生服务方向。这些行动领域互相依存，其中制定促进健康的公共政策列在首位，它使后四项行动成为可能。近年来，我国某些城市控烟政策的出台，以及健康城市、健康主题公园、健康步道、健康社区等健康支持性环境的建设等均属于健康促进的范畴。

2. 健康保护

健康保护是对有明确病因（危险因素）或具备特异预防手段的疾病所采取的措施，

在预防和消除病因上起主要作用。例如，通过孕妇保健咨询及禁止近亲婚配来预防先天性畸形及部分遗传性疾病等；通过改进工艺流程、加强劳动防护等手段减少某些职业人群中肿瘤的发生；应用生物手段如注射疫苗防治某些慢性病，如注射乙肝疫苗减少乙型病毒性肝炎的发生，从而降低肝癌发病率；注射 HPV 疫苗预防宫颈癌的发生等。

二、慢性病二级预防策略和措施

（一）慢性病二级预防策略

慢性病二级预防主要采取高危人群策略，即在上述提及的慢性病高危人群中进行筛查，早期发现患者。虽然普查是早期、全面发现疾病的最好方法，但是普查不宜广泛应用，因为需要在短时期内集中大量人力、物力和财力。在高危人群中开展筛查可大大提高筛查效率。

（二）慢性病二级预防措施

二级预防措施是早期发现、早期诊断、早期治疗，即“三早”预防。慢性病的发生、发展病程较长，做到“三早”可以明显改善患者的预后。对于某些可能逆转、停止或延缓发展的疾病，如目前治疗效果较好的乳腺癌、宫颈癌等，积极开展二级预防具有重要意义。二级预防的核心是早期诊断，基础是早期发现。向群众宣传防病知识和有病早治的好处，提高群众的就诊意识，提高医务人员的诊断水平，开发适宜的筛查方法及检测技术都是早期发现慢性病的措施。筛检是现阶段早期发现疾病的主要方法，但决定是否对某疾病进行筛检时，要考虑疾病筛检的原则（详见慢性病早期筛查部分的内容）。如社区卫生服务机构在开展高血压患者的二级预防时，一方面可通过首诊测血压、对高血压高危人群每半年测量一次血压等方式早期发现高血压患者，另一方面由于高血压筛查简便易行，还可结合慢性病防治主题日宣传、社区健康讲座、社区重点人群入户随访等工作开展辖区居民的高血压筛查。

三、慢性病三级预防策略和措施

（一）慢性病三级预防策略

慢性病三级预防采用患者管理策略，即对处于慢性病自然史临床期（又称发病期）的人群采取医务人员管理与患者自我管理相结合的方式。

（二）慢性病三级预防措施

慢性病三级预防措施主要包括对症治疗和康复治疗。对症治疗可以改善症状、减少疾病的不良反应、防止复发转移、预防并发症和伤残等。对已丧失劳动力者或伤残者通过康复治疗，促进其身心方面早日康复，使其恢复劳动力，争取病而不残或残而不废，保存其创造经济价值和社会价值的能力。康复治疗包括功能康复和心理康复、社会康复和职业康复等（详见慢性病患者管理部分的内容）。目前结合国家基本公共卫生服务项目的开展，我国已经将高血压和2型糖尿病纳入社区慢性病患者管理范畴，结合各地实际，也可增加社区管理慢性病病种，如某些地区将慢性阻塞性肺疾病纳入社区管理。

第三节　慢性病社区防治工作的内容

一、健全社区慢性病防治网络

对于慢性病社区防治工作，应该在各级政府的领导下，多部门参与，在卫生行政部门的组织协调下，以疾病预防控制机构、基层医疗卫生机构、医院及专业防治机构为主体形成慢性病社区防治网络，共同承担慢性病综合防控工作。卫生系统内部各部门的职责和任务如下：

（一）卫生行政部门的职责和任务

卫生行政部门主要负责组织领导与协调辖区慢性病防控工作，提出并制定辖区慢性病防控工作相关公共政策、规划和工作计划；建立和完善慢性病防控工作联系机制，加强相关部门间的沟通与协作；建设辖区慢性病防控网络，落实防控责任；组织、监督、管理慢性病防控的重大专项；组织推广成熟的慢性病防控措施；组织开展国家、辖区慢性病防控的督导、绩效考核、评价工作。

（二）疾病预防控制机构

疾病预防控制机构主要负责协助卫生行政部门制定慢性病防控规划和工作计划，为制定和发展政策提供技术支持；执行国家、辖区慢性病防控规划和方案，制订本辖区慢性病防控工作的年度计划和实施方案，指导实施慢性病综合防控干预策略与措施；组织开展慢性病及其危险因素的监测和流行病学调查，分析预测慢性病流行形势、疾病负担、危险因素流行和发展趋势，提出慢性病防控对策；组织开展各类目标人群慢性病防控的健康促进活动；制定慢性病防控有关技术规范、指南和标准以及推广应用；进行慢性病防控工作的业务信息管理，考核评价防控效果；开展慢性病防控相关的科学研究，推动学术交流和国际合作。

（三）基层医疗卫生机构的职责和任务

基层医疗卫生机构包括城市社区卫生服务中心和服务站、农村乡镇卫生院和村卫生室，主要负责35岁及以上患者首诊测血压工作；辖区慢性病高危人群的发现、登记、指导和管理工作；建立居民健康档案，并根据其主要健康问题和服务提供情况填写相应记录；对明确诊断的高血压、糖尿病等慢性病患者进行建档、定期干预指导和随访管理；承担辖区居民慢性病及其所致并发症和残疾的康复工作，提供康复指导、随访、治疗、护理等服务；开展辖区健康促进工作，开设健康课堂，组织健康日宣传活动；有条件的地区开展死亡登记和死因调查、恶性肿瘤发病登记、新发脑卒中和心肌梗死病例报告等；与上级医院建立双向转诊机制；城市社区卫生服务中心和农村乡镇卫生院承担对社区卫生服务站和村卫生室慢性病防控的指导和管理。

（四）综合医院的职责和任务

综合医院包括城市二级及以上医院和县级医院，主要负责35岁及以上患者首诊测血压工作；对有关慢性病病例进行登记和报告，包括死亡登记、恶性肿瘤发病登记、新发脑卒中和心肌梗死病例报告等；开展慢性病有关的健康咨询、健康教育和知识宣传，包括院内板报和宣传画张贴、宣传日活动、健康课堂、诊疗过程中的咨询教育等；对辖区基层医疗卫生机构进行技术指导和培训；与基层医疗卫生机构建立双向转诊机制。

（五）专业防治机构的职责和任务

专业防治机构包括国家心血管病中心、国家癌症中心和各级各类防治办公室等专业机构，承担专病防治工作，主要负责协助卫生行政部门制定相关疾病防治规划，参与有关政策的研究，编制防治指南、技术规范和有关标准；在国家或辖区疾病预防控制信息平台的基础上，构建相关慢性病信息管理系统，收集、分析、发布国家或辖区有关慢性病专病防治报告，评价防控效果和预测疾病发展趋势；构建全国或辖区慢性病综合防控网络，示范、推广适宜有效的防治技术和措施；开展慢性病专病基础、临床、预防及管理的培训活动；开展科学研究、学术交流和国际合作。

我国现阶段慢性病防治组织架构见图13－1。

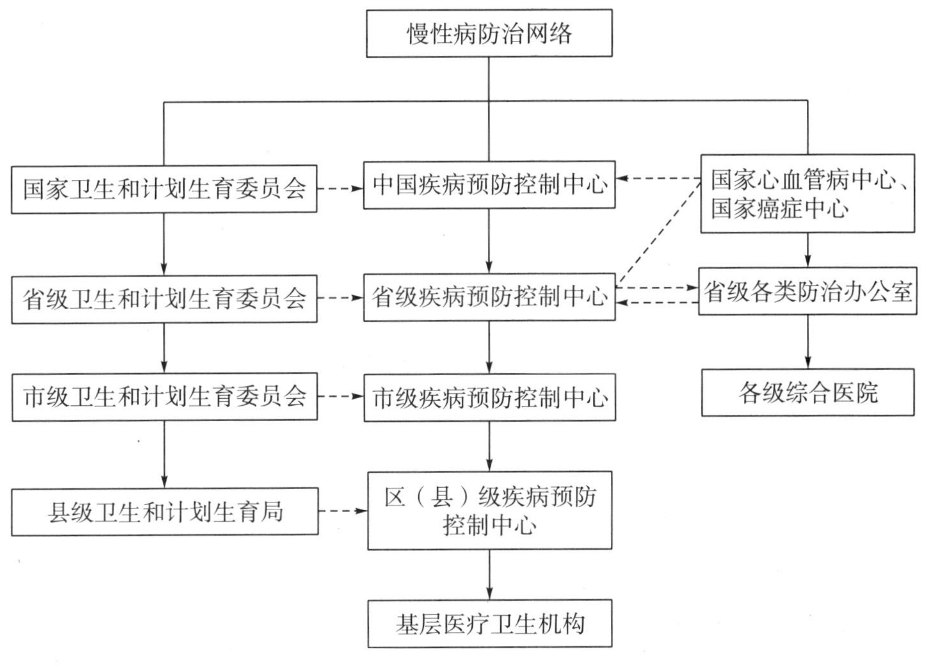

图13－1　慢性病防治组织架构

二、开展社区卫生诊断

社区卫生诊断的具体内容参见本书社区卫生服务章节。需要强调的是，慢性病是影响人群健康的主要公共卫生问题，摸清本地区威胁人群健康的主要慢性病的基本情况，了解这些慢性病的主要影响因素，应作为社区卫生诊断的主要内容。

三、危险因素干预

根据我国慢性病和相关危险因素流行特征，结合世界卫生组织慢性病防控的战略目标，重点针对烟草使用、不合理膳食、身体活动不足、有害饮酒四种行为危险因素进行综合干预。主要手段包括加强政策倡导，落实执行相关政策；加强对青少年、妇女、公务员、医务人员等重点人群的健康教育和管理；充分利用各种宣传媒介和平台传播相关知识和技能，推广适宜的支持工具等。

（一）烟草控制

（1）加强政策倡导，促进出台室内公共场所和工作场所禁止吸烟的法律、法规和制度，禁止烟草广告、促销和赞助制度等。

（2）采取多种手段，广泛宣传烟草的危害，改变社会敬烟、送烟的陋习，提高不同年龄人群烟草危害相关知识水平。

（3）推进无烟医疗机构的设立，指导学校、政府机关、事业单位、公共场所、社区、家庭等创建无烟环境。

（4）加强对青少年、妇女、公务员、医务人员等重点人群的健康教育和管理，预防青少年第一支烟、医务人员和妇女吸烟；在医院、基层医疗卫生机构等地开设戒烟门诊，加强医生培训，开展吸烟人群戒烟指导和干预，促进医生对患者的健康教育。

（二）平衡膳食

（1）落实《中国居民膳食指南》《营养改善工作管理办法》《营养标签管理规范》等支持性政策，落实学生营养餐，促进餐饮业健康膳食宣传等相关制度的制定和实施。

（2）建设有利于合理膳食的支持性环境，引导食品生产加工企业开发和生产低盐、低脂食品，餐饮行业与专业技术部门研制开发合理膳食的支持性工具和技术，并进行推广。

（3）积极推广和普及《中国居民膳食指南》（2007 版），充分利用各种宣传媒介和平台传播合理膳食的知识和技能，针对慢性病高危人群、患者、普通人群等开展平衡膳食指导，广泛宣传，引导居民健康饮食。

（三）科学运动

（1）促进各地开发支持身体活动的政策，如出台鼓励步行或骑自行车出行的交通政策、单位职工参加身体活动和锻炼的政策（如工间操制度等）；宣传和推广《全民健身条例》，培养健身指导员以指导公众健康；建设居民方便、可及和安全的健身设施环境。

（2）编制有指导意义的身体活动相关知识，多途径地宣传不同人群的适宜运动方式。

（3）改变静坐生活方式，促进有效身体活动，有组织地在学校、单位、社区、企业等不同场所开展形式多样、大众广泛参与的群众健身活动。

（四）限制饮酒

（1）制定限制饮酒的政策，明确将“禁止国家工作人员工作期间和工作日中午饮酒”“禁止任何形式的酗酒和酒后驾车、驾船、驾机”“未成年人不得饮酒”等条款写入相关法律、法规和地方规章，以立法的形式强制推行禁酒令、限酒令。

（2）严格酒类广告管理，酒类广告中不得出现未成年人形象；减少酒类广告的播出时间，限制烈性酒广告，限制某些酒的广告词，如“饮酒可以消除紧张和焦虑、增加体力”等不科学的明示或暗示等。

（3）采取多种群众喜闻乐见的形式和办法，广泛深入地宣传酗酒的危害，普及正确的饮酒知识；同时要改变饮酒的不良习惯，如强迫他人饮酒等，提倡适量饮酒。

四、慢性病早期筛查

慢性病早期无明显症状，病程长且预后差，做好二级预防，早期发现、早期诊断和早期治疗尤为重要。社区筛查（community screening）是指社区卫生人员运用快速诊断、检查或其他技术，有组织地对社区人群进行筛查，以早期发现外表正常的“可疑患者”。

筛查的主要目的除了从社区人群中挑选出外表正常的“可疑患者”，以进行进一步的早期诊断、治疗和追踪观察外，还在于发现易感人群或高危人群，及时采取相应的预防措施，了解某种疾病或健康状况在人群中的分布规律。

筛查的疾病特点：是当地当前重大的公共卫生问题、对其自然史有较清楚的了解、早期症状明确、有进一步确诊和治疗的方法。

筛查的主要方法包括社区主动筛查、单位职工体检、婚前健康检查、孕妇产前产后检查、儿童发育检查、专项调查等。筛查项目包括测量体重、血压，检测血糖或尿糖、血脂，胸部X线检查，子宫颈涂片，乳房自我检查，癌症信号检查等。筛查出的“可疑患者”需进一步确诊，并给予适当的治疗，必要时可转诊到上级医疗机构。不同的慢性病，筛查方法和应用的人群范围不同。筛查方法应快速、经济、有效，使用简便，伤害少，群众易于接受，同时具有较高的灵敏性、特异性和稳定性，成本低收益高。常见慢性病的筛查方法及应用见表13－1。

表 13－1　常见慢性病的筛查方法及应用

疾病	筛查方法	应用人群和频率
高血压	测量血压	3 岁以上每年 1 次，35 岁以上每次就诊时都测量
无症状冠心病	检测血压、血脂、体重、吸烟、膳食脂肪和胆固醇摄入、体育锻炼、精神压力、运动后心电图	45 岁及以上
血脂	检测血清低密度脂蛋白（LDL）、血清总胆固醇	20～34 岁 5 年 1 次，35～65 岁 1 年 1 次
脑血管疾病	检测血压、尿糖、血脂、颈动脉杂音、颈动脉狭窄	40 岁以上
糖尿病	检测尿糖、空腹或随机血糖，糖耐量试验	一般人群，怀孕 24～28 周妇女
乳腺癌	乳房临床检查	40～50 岁 2 年 1 次
	乳房 X 线摄影检查	50 岁以上 1 年 1 次
	乳房自我检查	成年妇女月经前后
结肠直肠癌	肛指检查	40 岁以上 1 年 1 次
	大便潜血试验	50 岁以上 1 年 1 次
	直肠镜检查	50 岁以上 3～5 年 1 次
宫颈癌	脱落细胞涂片	有性生活的妇女，1～3 年 1 次，检查正常者 65 岁后停止
前列腺癌	肛指检查、超声波检查	40 岁起男性每年 1 次
肥胖症	测量体重、身高	所有的儿童及成人均应定期测量
缺铁性贫血	测量血红蛋白或血球容积	全部婴儿和孕妇，1～4 岁、5～12 岁、13～20 岁各至少 1 次，成人 5 年 1 次
痴呆症	问卷法测定认知功能	有症状的老年人
乙型肝炎	测定乙肝表面抗原	第一次产前检查的孕妇

五、慢性病患者管理

社区慢性病患者管理是目前广为认同的控制慢性病的有效手段之一。通过对慢性病患者提供个体化的疾病管理服务，可有效减缓慢性病并发症的发生，降低高血压、糖尿病等主要慢性病的致残率、死亡率，提高慢性病患者的生命质量，延长寿命。慢性病患者管理包括筛查、随访管理、康复和患者自我管理，其中患者筛查在前面已有详述。

（一）慢性病患者随访管理

随访是对慢性病患者进行动态管理的一种方式，包括对检出的慢性病患者建立健康档案，纳入规范化管理，对患者持续开展健康教育、生活方式干预、药物治疗和病情监测。随访方式包括门诊随访、家庭随访和电话随访等，其中门诊随访、家庭随访归为面对面随访。门诊随访是指门诊医生利用患者就诊时开展患者管理；家庭随访是指针对行动不便的患者，或患者不主动到医疗机构随访等情况，基层医疗卫生机构全科团队通过上门服务开展患者管理；电话随访是指患者暂时外出，不能接受面对面随访，或患者因紧急情况转诊后，基层医疗卫生机构为了解患者转诊情况等通过电话询问方式开展的患者管理。随访管理的主要内容有：①了解患者病情及危险因素信息、相关指标及治疗情况；②评价治疗效果（控制是否满意）；③开展生活方式指导，包括控制烟草使用、合理饮食、运动、控制体重、心理干预等；④指导合理用药，开展分类干预；⑤开展个体化的健康教育，指导患者自我管理。慢性病患者的随访管理信息应纳入计算机数据库管理，以利于监测患者病情的动态变化。

（二）慢性病患者康复

在慢性病的临床治疗后或急性期后，提供一些适宜的、及时的康复服务，可控制或延缓残疾的发展，减少残疾对生理、心理和社会功能可能产生的负面影响，提高患者的生活自理能力和生命质量。社区康复不同于医疗康复，它不仅强调功能状态的恢复，而且强调患者社会生活能力的恢复。社区康复往往不涉及复杂的技术，主要利用现有的资源，通过简单的训练和指导，尽可能恢复患者的独立生活能力，并解除心理和环境障碍。

慢性病社区康复的主要内容如下：

（1）进行宣传教育，提高社区内各部门对社区康复的重视，制定社区康复的相关政策，激发社区居民、患者及其家属参与社区康复的意识。

（2）以社区和家庭为基础，对慢性病患者采取相应的康复措施，包括运动训练、生活自理能力训练、劳动技能训练、语言能力训练、体能训练和物理治疗，以及开展心理咨询、家庭保健及社会服务等，改善生活自理能力和劳动能力，提高其生命质量。

（3）协调社区有关部门，开展教育康复、职业康复、社会康复，促进全面康复的实现。

（三）慢性病患者自我管理

慢性病患者自我管理（chronic disease self-management，CDSM）是指用自我管理方法来控制慢性病，即慢性病患者在卫生保健专业人员的协助下，个人承担一些预防性或治疗性的卫生保健活动，其实质为患者健康教育项目。通过一系列健康教育课程教给患者自我管理所需的知识、技能、信心以及和医生交流的技巧，帮助慢性病患者在得到医生更有效的支持下，主要依靠自己来解决慢性病给日常生活带来的各种躯体和情绪方面的问题。

1. 慢性病患者自我管理的任务

（1）医疗和行为管理。照顾自己的健康，如按时服药或就诊、改变不良饮食习惯等。

（2）角色管理。建立和维持日常角色，如在社会、工作、家庭和朋友中的角色，正常履行自己的责任和义务等。

（3）情绪管理。处理和应对疾病所带来的各种情绪，妥善处理情绪的变化，如抑郁、焦虑、恐惧等。

2. 慢性病患者自我管理的技能

（1）解决问题技巧。患者认识到自身问题所在，能够与他人一起找到解决问题的方法，采用适合自己的方法积极尝试解决问题。

（2）制定决策的技能。学会与医护人员一起制定适合自己的、切实可行的目标、措施和行动计划。

（3）获取和利用资源的技能。知道如何从医疗机构或社区卫生服务机构、图书馆、互联网、家人朋友等渠道获取和利用支持与帮助。

（4）与卫生服务提供者建立伙伴关系。学会与医生交流沟通，相互理解和尊重，加强联系，建立起伙伴关系，共同管理疾病。

（5）目标设定和采取行动。学习制订和实施行动计划，确保对行动的信心和决心，对采取的行动进行评估，完善自己的行动计划。

六、慢性病监测

（一）死因监测

开展死因监测旨在建立和完善死因监测系统，掌握居民死亡情况，确定主要死因分布及其变化趋势，为确定慢性病防控优先领域、制定政策和评价干预效果提供科学依据。

1. 常规工作

各级各类医院和基层医疗卫生机构均为死因监测工作的责任报告单位。

（1）院内死亡。由临床医生填写死亡医学证明书，并由专人通过网络直报系统填报死亡个案信息。

（2）院外死亡。由村医或社区卫生服务站医生向乡镇卫生院或社区卫生服务中心防保人员报告死亡信息，防保人员和临床医生负责开展死因流行病学调查，临床医生填写死亡医学证明书，并通过网络直报系统填报死亡个案信息。

2. 漏报调查

定期在社区或乡镇开展死因漏报调查，复核死因诊断的准确性，评估漏报情况。合理使用漏报调查结果调整常规监测数据，评价死因监测工作的质量。

3. 资料的管理与利用

按照数据管理要求定期备份、长期保存监测数据；制订数据分析方案，定期分析监测数据，完成常规分析报告，及时上报和反馈监测信息；建立数据共享和使用制度，按照规定使用数据和提供信息咨询服务。

现阶段死因报告流程如图 13－2 所示。

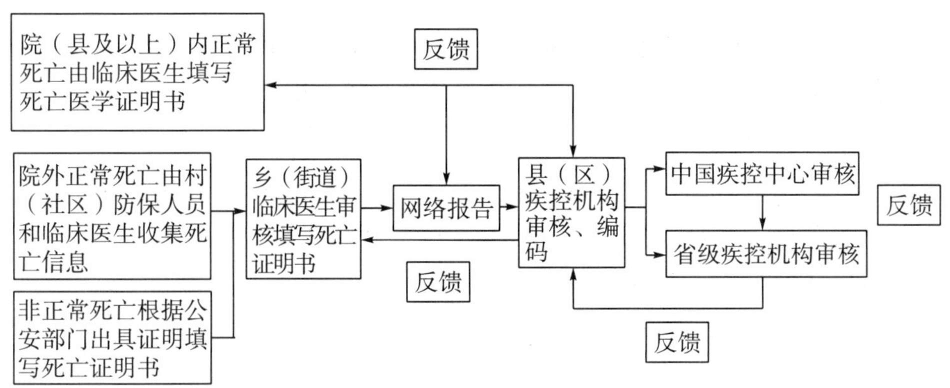

图 13－2　死因报告流程

（二）慢性病危险因素监测

建立和完善慢性病危险因素监测系统，有助于动态掌握居民慢性病相关危险因素的流行状况和变化趋势，预测慢性病流行趋势，为制定相关政策和评价慢性病干预效果提供科学依据。慢性病危险因素监测的核心内容包括：①人口统计学信息；②慢性病主要行为危险因素状况，包括吸烟、膳食、身体活动和饮酒等；③主要慢性病如高血压、糖尿病、心脑血管事件、慢性阻塞性肺疾病等的自报患病状况以及知晓、治疗和控制状况等；④身体测量指标，包括身高、体重、腰围、血压等；⑤血生化检测，有条件的地区可检测血糖、血脂等生化指标。

慢性病危险因素监测流程见图 13－3。

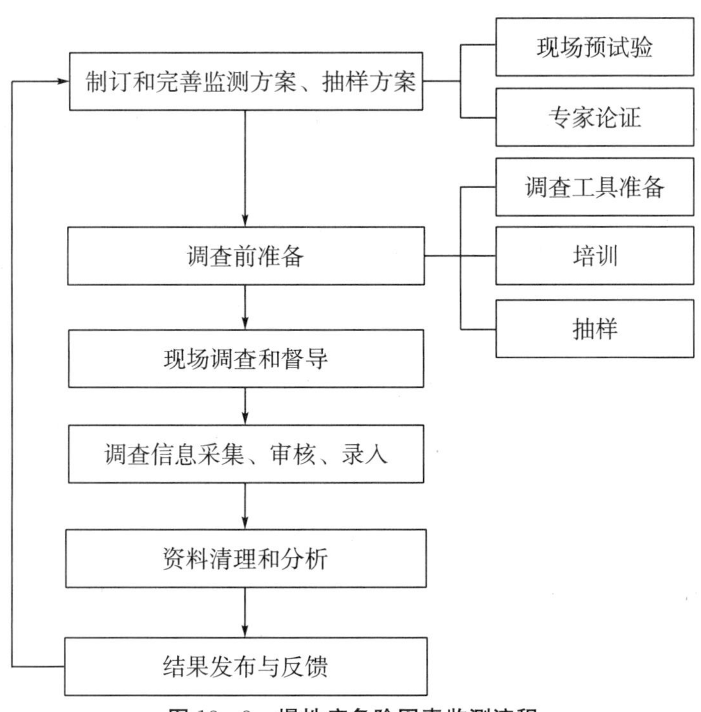

图 13－3　慢性病危险因素监测流程

（三）肿瘤随访登记

建立和完善符合我国国情的肿瘤随访登记报告系统有助于反映不同地区、不同人群的居民肿瘤发病、死亡、生存状态，为辖区肿瘤防治提供相关信息。

1. 登记资料的收集

收集肿瘤登记资料包括人口资料、新发病例资料和死亡资料。肿瘤新病例的报告范围是全部恶性肿瘤（ICD－10：C00.0－C97）和中枢神经系统良性肿瘤（D32.0－D33.9）。死亡资料主要用于补充发病资料和评价登记质量等。

2. 登记资料的验收和编码

检查卡片书写情况，剔除非恶性肿瘤和非本地区常住户口的病例。统一采用世界卫生组织编制的国际疾病分类第10版（ICD－10）中肿瘤部分或国际疾病分类肿瘤学分册（ICD－O）系统编码规则，对主要人口学项目和肿瘤分类项目进行编码。

3. 死亡补充发病和剔除重复报告卡

肿瘤登记报告管理单位每年应当将收集的肿瘤死亡资料与肿瘤报告资料进行核对，对只有死亡卡而没有病例报告卡的发病漏报病例进行追溯调查，获得肿瘤的部位、病理学类型、诊断日期等诊断信息后及时按规范补填，同时剔除重复报告卡。

4. 肿瘤病例的随访

肿瘤患者户籍所在地的社区卫生服务中心（站）或乡镇卫生院（村卫生室）负责定期随访，进行健康促进与干预。

5. 登记资料的保存与利用

登记资料定期备份。登记报告卡经编码、剔重录入并完成年度统计后，应当按照规则存放、备份，以备核查。各级肿瘤登记报告管理单位应当及时整理、分析资料，编写肿瘤登记分析报告，并向同级卫生行政部门和上级业务机构报告。各级卫生行政部门定期发布辖区肿瘤发生、死亡情况。

肿瘤登记工作流程如图13－4所示。

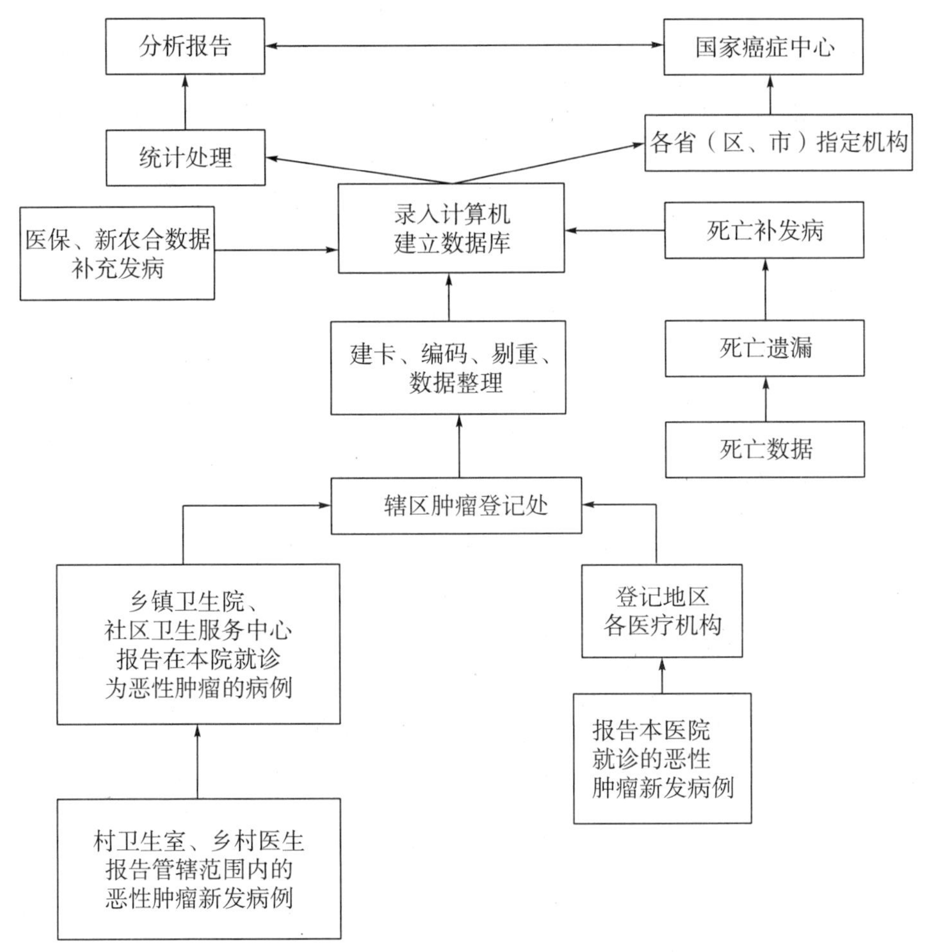

图 13－4　肿瘤登记工作流程

（四）心血管监测

心血管监测包括对辖区内的急性心肌梗死和心脏猝死、脑卒中（包括原发性脑实质出血、脑栓塞、脑血栓形成、蛛网膜下腔出血）病例进行报告，为分析、评价疾病发生、流行、控制、预后和预防控制效果，卫生决策，科学研究提供数据支持。

1. 报告病种

急性心肌梗死（I21－I22）、心脏性猝死（I46.1）、脑卒中（I60－I64）（包括原发性脑实质出血、脑栓塞、脑血栓形成、蛛网膜下腔出血）等心脑血管事件是报告病种，并用 ICD－10 进行编码。

2. 报告方法和方式

建立脑卒中和心肌梗死的病例登记报告网络。采用卡片和（或）网络报告的方式。有条件的地区从医院信息管理系统（HIS）抽取相关信息。

3. 报告对象和范围

对本辖区医院就诊的所有病例进行登记报告。

心血管监测流程如图 13－5 所示。

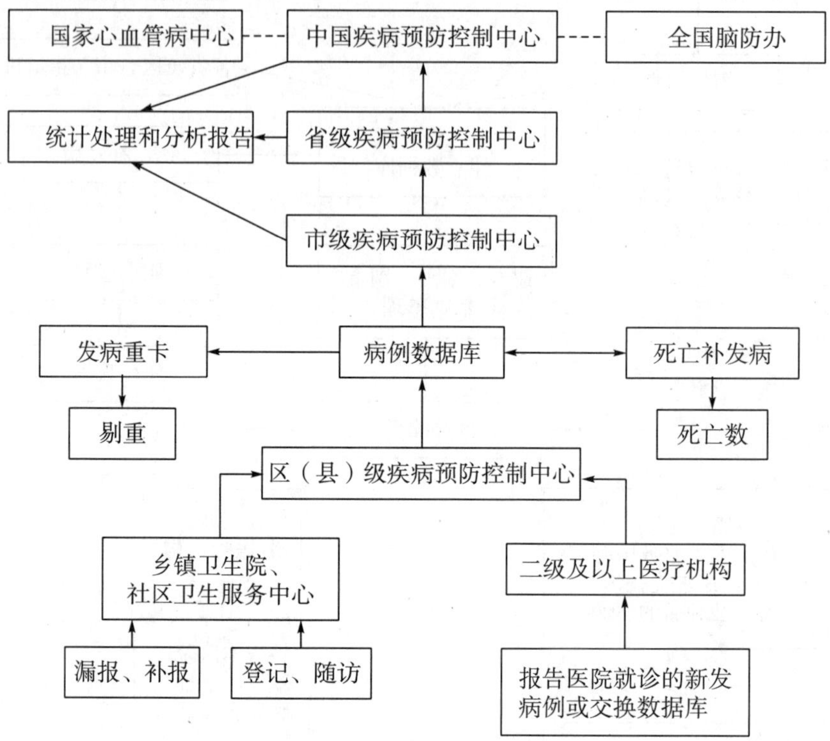

图 13－5 心血管监测流程

第四节 重点慢性病的社区防治

一、高血压

高血压（hypertension）是一种以动脉血压升高为主要表现的心血管疾病。全球高血压患病率为 10％～20％。根据全国高血压抽样调查，1959 年、1980 年、1991 年我国高血压患病率分别为 5.11％、7.73％、11.88％，高血压患病率每 10 年上升约 25％。2002 年全国居民营养与健康状况调查显示，18 岁以上人群高血压患病率为 18.8％，到 2012 年，全国 18 岁及以上人群高血压患病率达 25.2％，患病率上升势头迅猛。

（一）危险因素

1. 遗传

人类高血压为多基因遗传，其发病受环境因素的影响，但有高血压家族史者血压水平和高血压患病率明显增加，父母均为高血压者的高血压发生率约为 45％，远高于父母血压正常者。同时，在相同的社会环境中，高血压患病率存在种族差异，美国黑人比白人高血压患病率高。

2. 高钠与低钾饮食

盐的摄入量与收缩压和舒张压均呈正相关。人群平均摄入钠量相差1克（折合2.5克食盐），收缩压均值相差2mmHg，舒张压均值相差1.7mmHg。世界卫生组织建议膳食中食盐摄入量为每天6克以下。低钾膳食与高血压及其相关疾病的发生也有关。临床研究结果显示，补钾可使收缩压下降6mmHg、舒张压下降4mmHg。

3. 超重和肥胖

体质指数（BMI）、腰围臀围比值同血压呈正相关。肥胖者患高血压的危险增加2～6倍，减重1kg，收缩压/舒张压平均下降0.43/0.33mmHg。通常，30～50岁期间体重增加与高血压的关系最密切，而肥胖者通过减肥可以有效地降低血压（尤其是运动减肥者）。

4. 过量饮酒

过量饮酒使高血压的发病危险升高。男性持续饮酒者与不饮酒者比较，4年内发生高血压的危险性增加40%。

5. 缺乏体力活动

久坐生活方式者与同龄对照者相比，发生高血压的危险性增加20%～50%。规律和至少中等强度的有氧体育运动对预防和治疗高血压有益。

6. 长期精神紧张

社会心理应激引起的长时间情绪紧张，如内向、压抑、愤怒等负面精神状态，可导致血压升高。物理性应激如寒冷、高温、噪声或振动也可能引起血压升高。

（二）干预

1. 控制体重

高血压高危人群及高血压患者应适当控制膳食热能，以25.30kcal/kg（理想体重）的日热能摄入量为宜。

2. 平衡膳食

高血压患者每日食盐摄入量应严格控制在2～5克。钾盐有保护心肌的作用，且许多降压药物会引起缺钾，因而宜多食用钾/钠比高的食品，如蔬菜、水果等。

3. 限制饮酒

每日酒精（乙醇）摄入量男性不超过25g，女性不超过15g。不提倡高血压患者饮酒。

4. 中医食疗

中医常用鲜芹菜汁、降压茶、海带、决明子煎剂、蜂蜜水、何首乌粥、海蜇饽荠汤、菊楂决明饮、冰糖酸醋饮、夏枯草煲猪肉、昆布海藻煲黄豆等治疗高血压。

（三）社区管理

控制高血压能有效地预防脑血管意外，因此，高血压的预防和治疗是社区心脑血管疾病管理和控制的重点。非药物控制措施，如限盐、控制体重、少饮酒等，不仅对高血压有预防作用，而且还能有效地降低血压，一些轻型患者甚至足以控制血压。对检出的高血压患者建立档案，纳入基本公共卫生服务规范化管理，控制血压和相关危险因素，以预防或减少并发症的发生。同时，倡导患者的自我管理，使患者、家属及其他相关人员在专业人员的指导下，学习健康知识和防治技能，交流经验，提高自我管理疾病的效能，改变危险行为，促进管理效果。

1. 筛查

血压计是最适用于社区的测量仪器，但必须注意正确的使用方法。测量血压时要让被测量者安静，通常采用坐姿，手臂位置基本与心脏位齐。测量者要专心测量，尽量避免周围环境的影响。连续三次取平均值，非同日静态测得两次以上血压升高，收缩压≥140mmHg 和/或舒张压≥90mmHg 方可诊断为高血压（收缩压 120～139mmHg 和舒张压 80～89mmHg 为正常高值）。3 岁以上的人群即应开始进行高血压的筛检。主张舒张压 85mmHg 及收缩压 140mmHg 以下的人，至少每两年要测量一次血压，舒张压在 85～89mmHg 的人，每年至少要测量一次血压。有高血压的人要经常测量血压。

2. 器质性检查

除血压值外，检查眼、动脉、心脏和肾脏能更全面地反映慢性高血压患者治疗的效果。无论是否发现病变，均应坚持高血压治疗。

3. 治疗

降压药物应根据患者的年龄、高血压的程度和分期、有无并发症及其他冠心病危险因素以及用药效果等因素选择。对缓进型高血压，可采用阶梯式用药方式。首选药根据患者的特点，从四类降压药物中选择一种，从小剂量开始，逐渐加量直至达到理想的控制效果。如果血压控制效果不好，应首先检查患者的依从性和膳食中盐的控制情况，然后考虑加用其他药物。当然，也不排除对重症高血压患者一开始就联用两种降压药。对老年人单纯收缩期高血压，应该从小剂量降压药物开始试用，将收缩压控制在 140～160mmHg 为宜。

（四）广东省中山市古镇社区人群高血压综合防治案例

1997 年开始，广东省中山市古镇社区卫生服务中心对全镇 6.3 万人口采取了以社区为基础的慢性病综合干预（包括高血压管理、控烟、全民健身运动、全民爱国卫生运动、合理膳食及糖尿病管理）、监测和评价活动。到 2002 年，全社区人群高血压的患病率由 1998 年的 16.99％下降到 2000 年的 15.16％和 2002 年的 13.48％，并且人群高血压防治及控烟、全民健身运动等方面的知识水平和健康行为均呈现上升趋势。结果表明以社区为基础的慢性病综合防治是有效的。

二、冠心病

冠状动脉粥样硬化性心脏病（简称冠心病）是冠状动脉血管发生动脉粥样硬化病变而引起血管腔狭窄或阻塞，造成心肌缺血、缺氧或坏死而导致的心脏病。冠心病多发于中老年人，我国男性与女性的平均发病年龄分别为 61 岁与 63 岁，且发病率男性明显高于女性。2008 年第四次卫生服务调查城市调查地区缺血性心脏病的患病率为 10.3‰，农村调查地区为 2.9‰，城乡合计为 4.8‰；2013 年第五次卫生服务调查城市调查地区缺血性心脏病的患病率为 12.3‰，农村调查地区为 8.1‰，城乡合计为 10.2‰；患病率有上升趋势。

（一）危险因素

1. 高饱和脂肪酸和胆固醇

饱和脂肪酸热能比和胆固醇水平与冠心病患病率强相关。

2. 饮酒和咖啡

少量酒精（50～100 克/周）可降低冠心病危险，而大量酒精（500 克/周以上）则会增加冠心病危险。每日 5 杯以上的咖啡会增加冠心病危险，而茶则不会。

3. 高血压

高血压是冠心病的主要危险因素之一，但其重要性不及血清胆固醇水平。

4. 吸烟

吸烟与冠心病存在剂量反应关系。每日吸烟 1 包以上的男性，冠心病的相对危险度是不吸烟者的 3.2 倍。但这种关系在高脂膳食人群中很明显，在低脂膳食人群中则不明显。

5. 肥胖

肥胖与冠心病的严重程度无关，但体重超出标准体重 40％的人，或体质指数超过 30％的人，冠心病死亡危险性增加。脂肪向心性分布与冠心病有关。

6. 遗传

冠心病有明显的家族聚集性。有冠心病家族史的人，患冠心病的危险性是普通人的 1.5～2.5 倍，这可能与遗传性高脂血症有关。家族遗传性高胆固醇血症患者进行饮食干预的效果很差，只能依赖药物进行控制。

7. 糖尿病

糖尿病是冠心病等所有冠状动脉粥样硬化性心血管疾病的危险因素。

8. 性别与年龄

男性患冠心病的危险性比女性大，60 岁以下男性冠心病发生率较女性高 2 倍多。冠心病患病率和死亡率也随年龄递增。

9．体育锻炼

据研究，体育锻炼可以增加高密度脂蛋白的水平。

10．社会心理因素

A型行为模式和不稳定的社会状态可能与冠心病有关。

（二）干预

1．控制热能、脂肪、胆固醇的摄入

膳食中脂类的摄入与心血管疾病的发生明显相关，必须严格加以控制。长期食用富含脂肪的食物是诱发动脉粥样硬化的重要原因。我国人民的热能主要来源于碳水化合物（糖类），但如果碳水化合物摄入过多，过剩的热能也会转化为脂肪（尤其是甘油三酯），造成肥胖、血脂增高，增加心血管疾病的发病概率，因而也应控制。有专家建议：正常体重者每日摄入1800～2000kcal热能，肥胖者每日摄入1600～1800kcal热能；重度肥胖者每日摄入1000～1500kcal热能。脂肪热比控制在20％～25％（其中动物脂肪比例小于9％），多不饱和脂肪酸与饱和脂肪酸比例控制在1.5～2，胆固醇控制在300mg/d（高脂者150mg/d）。

2．增加膳食中维生素和无机盐的供给

维生素C对脂类代谢有一定作用，可提高膳食中胆固醇的代谢能力，并增强血管弹性。烟酸具有扩张末梢血管的作用，可促进血栓溶解，降低血脂含量。富含镁的食物对心血管疾病患者有明显的保护作用。钾具有保护心脏的作用，锌能适当控制血脂增高，铬能适当降低血中胆固醇含量，碘能减少胆固醇在动脉壁上的沉着。

3．保证膳食纤维的供给

膳食纤维具有通便和降低血糖和血脂的作用。

4．多食用降脂食品

多食用大豆（植物固醇）、海鱼（多不饱和脂肪酸）、蘑菇（腺嘌呤衍生物）、小麦玉米胚（维生素E）、山楂果实、酸奶、大蒜、洋葱等。

5．限制饮酒和咖啡

控制酒精和咖啡的摄入。

6．控制血压

舒张压降低5mmHg，冠心病事件减少21％。

7．中医食疗

中医食疗请参阅《常见病的饮食疗法》（董三白，中国食品出版社，1987）。

（三）社区管理

冠心病的社区干预显效通常需要较长时间，因此，应在人群中广泛开展各种形式的卫生宣传和必要的药物治疗，并持之以恒。强调冠心病的一级预防，进行高血压筛检与干预、营养预防与干预、吸烟干预、适度的体育锻炼，以及高血清胆固醇的管理和干预。同时对冠心病患者做出早期检出、诊断，采用药物和非药物手段控制病情发展以及预防并发症的发生。

大多数针对心绞痛的治疗可以有效缓解心肌的紧张和需氧问题。控制血压、充血性心力衰竭、心动过速、心律失常，以及由肥胖、感染、甲状腺毒症、焦虑等引起的心脏输出增大等的措施均非常重要。当然，改善心肌供血的措施如治疗贫血、缺氧、脱水等也是必要的。适当的休养和康复治疗，可以减少过早失能。

1. 冠心病社区控制常用的药物

（1）硝酸盐类：对于急性心绞痛患者，舌下用硝酸甘油是最佳选择，通常 0.3～0.4 mg 在 2～5 分钟就能缓解疼痛，并持续显效 30～45 分钟。该药物还可以在进行剧烈运动前 10～15 分钟服用，作为预防用药。

（2）β受体阻滞剂：此类药物可以减缓心率，对抗运动和情绪性紧张。它对原发性高血压也有效。但房室传导阻滞、心力衰竭和哮喘患者忌用。

（3）钙离子通道阻滞剂：此类药物缓解冠状动脉血管平滑肌紧张，既可以单用，也可以与前述两类药物联用，对于心绞痛和高血压均有效。

2. 急性心肌梗死后的社区康复

急性心肌梗死后，患者的治疗和康复对于预防复发和死亡非常重要。因此，患者必须戒烟，控制高血压，并避免剧烈运动和饭后运动。每日可服用一片阿司匹林，每年进行流感疫苗免疫。有专家认为β受体阻滞剂可改善患者生存率并预防复发，建议从住院后期开始服用，并坚持服用 1～2 年。但也有人对此持怀疑态度。且约 25%的患者因禁忌证不宜服用此类药物。对于非复合性心肌梗死患者，为避免身残和抑郁，4～5 天后可以进行身体移动训练。对于出院患者，医生可以建议 6～8 周的锻炼计划。之后，在正常服用药物的情况下，检查确定康复效果，以及患者是否可以恢复日常活动。此后，进行每周 3 次的耐力训练，对心率进行适当限制。

（四）芬兰北卡计划案例

20 世纪六七十年代，芬兰冠心病等心血管疾病的死亡率增高。研究人员发现与芬兰人的饮食密切相关的高胆固醇含量是心血管疾病的主要危险因素之一。1972 年北卡累利阿省干预项目应运而生。该计划以社区为基础，引导人们选择健康的生活方式，改变人们的行为方式。实施干预后，研究对象的生活行为有了很大改变，危险因素大大降低，35～64 岁男性冠心病、心血管疾病的死亡率分别下降 73%、68%，期望寿命增长了约 7 年。1997 年该健康管理推广到全国。到 2001 年，芬兰全国的心血管疾病死亡率从 450/10 万人下降到约 150/10 万人。北卡计划通过改变人群生活习惯、发挥社区卫生服务预防作用，降低了疾病危险因素。

三、脑血管疾病

脑血管疾病（cerebrovasculer disease）是指各种原因导致的脑的血管病变或血流障

碍所引起的脑部疾病的总称。根据 1990 年至 2012 年的中国卫生统计年鉴，1990 年、2000 年、2010 年、2012 年我国城市居民脑血管疾病死亡率分别为 121.84/10 万、127.96/10 万、125.15/10 万、120.33/10 万，死亡率构成比保持在 20%左右。

（一）危险因素

1. 高血压

脑卒中（中风）发病率、死亡率的上升与血压升高有着直接、持续和独立的正相关关系。

2. 血清胆固醇

血清胆固醇水平与中风发生率之间呈“U”字形关系，低胆固醇高血压患者脑出血的发生率较高，而高胆固醇者脑梗死的发生率较高。

3. 年龄与性别

中风的发生在 45 岁以后急剧上升。65 岁以前，男性中风发生率较女性高，而65 岁以后差异不明显。

4. 冠心病

高血压和冠心病与中风的发生呈强相关。

5. 遗传

有中风家族史者中风的危险性略高。

6. 吸烟

吸烟可能增加脑梗死的危险性。

7. 饮酒

饮酒是脑出血的重要危险因素之一。

8. 糖尿病

西方学者多认为糖尿病是脑血管意外的危险因素。

9. 其他危险因素

其他危险因素有不适宜的气候、季节等。

（二）筛查和干预

脑血管疾病的干预主要在于控制高血压。西方国家中风死亡率呈明显下降趋势的主要原因就在于对高血压的控制。有条件的地区可以对 40 岁以上人群进行高危对象的颈动脉彩超检测和早期随访干预。

（三）社区管理

控制高血压和戒烟是脑血管疾病社区干预的最主要措施。脑血管疾病是造成日常生活活动受限以及抑郁的非常重要的原因，因而社区康复是脑血管疾病社区管理的重要任务。

四、糖尿病

糖尿病（diabetes mellitus）是一组因胰岛素绝对或相对分泌不足以及靶组织细胞对胰岛素敏感性降低引起蛋白质、脂肪、水和电解质等一系列代谢紊乱的综合征，其中高血糖是主要标志。随着生活方式的改变和老龄化进程的加速，我国糖尿病的患病率和死亡率呈现快速上升趋势，成为继心脑血管疾病、肿瘤之后的另一个严重危害人民健康的慢性病。根据中华医学会糖尿病学分会 2007—2008 年对 14 个省市进行的调查，在年龄大于或等于 20 岁的 46239 名成年人中，年龄标化的总糖尿病患病率是 9.7%，男性是 10.6%，女性是 8.8%；糖尿病患病率随着年龄的增长和体重的增加而上升，20～39 岁、40～59 岁和大于或等于 60 岁的人群中，糖尿病患病率分别是 3.2%、11.5%和 20.4%。

（一）危险因素

1. 遗传因素

基因遗传是 2 型糖尿病非常重要的危险因素，孪生子常有相同的发病倾向。其家族遗传性明显，种族差异也十分明显，黑人、亚美人种比白人患病率高，印第安人患病率最高。1 型糖尿病源自胰岛 β 细胞的破坏，可能与免疫系统有关，组织相容性复合体相关基因中具有 1 型糖尿病易感基因的人患病率较高。

2. 年龄

年龄越大，2 型糖尿病的患病率越高。

3. 高血糖浓度

高血糖浓度是危险因素之一。

4. 肥胖或超重

体质指数（BMI）大于或等于 25，腰围/臀围（WHR）男性大于或等于 0.90，女性大于或等于 0.85 是 2 型糖尿病的重要易患因素。

5. 性别

许多流行病学调查发现，女性糖尿病患病率比男性高，但经过肥胖校正后，男性 2 型糖尿病患病率反而高于女性。

6. 饮食因素

高能饮食是导致 2 型糖尿病增加的重要因素，精制糖有增加糖尿病的危险，而膳食纤维却具保护作用。膳食中饱和脂肪酸和某些不饱和脂肪酸的高水平摄入可以增加胰岛素分泌，引起胰岛素的外抵抗，是糖尿病的危险因素。

7. 体力活动

体力活动影响葡萄糖代谢。体育训练和体力活动可以增加胰岛素敏感性；而体力活动明显减少，如卧床休息，容易导致胰岛素水平升高和糖耐量异常。

8. 高危状况

糖耐量低减（IGT）、胰岛素抵抗、妊娠、心血管疾病史、病毒感染，以及其他因素如文化程度、社会心理因素、经济状况、出生及1岁时低体重、服药史等可能是2型糖尿病的易患因素。

（二）干预

1. 控制热能

合理控制热能是糖尿病治疗的关键。糖尿病的热能供给以维持或略低于理想体重为宜。通常，糖尿病患者每日膳食热能至少减少应摄入总热量的400～500cal，饱和脂肪酸摄入占总脂肪酸摄入的30％以下，以防体内脂肪过度分解，导致酮症酸中毒。

2. 充分供给蛋白质

糖尿病患者应供给充足的优质蛋白质。如并发其他消耗性疾病，如感染、肾炎、营养不良等，在肝肾功能及代谢情况允许的情况下，还可酌情增加。但须注意，高蛋白会引发肾病，对于伴有肝昏迷和尿毒症的患者，蛋白质要限量。

3. 适当增加维生素、无机盐（主要是微量元素）的供给

糖尿病患者糖原异生作用旺盛，B族维生素的消耗增多。补充B族维生素可改善神经症状。补充维生素C可防止微血管病变。酮症酸中毒时要注意钠、钾、镁的补充。镁、锌、铬对胰岛素生物合成及体内能量代谢有重要作用。限盐虽说可以控制高血压，但其对糖尿病的作用尚需进一步的证据。

4. 多食用富含膳食纤维的食品

膳食纤维具有降低血糖的功效，尤其是具有凝胶特性的果胶、豆胶、海藻胶等。因此，糖尿病患者应多摄入含膳食纤维高的蔬菜和水果，如鲜豆荚、柠檬、橙、魔芋、海带、胡萝卜等。但不主张长期使用纯化的膳食纤维，其长期效果和安全性尚不确定。

5. 注意个体差异

营养调配时应注意个体差异。

（三）社区管理

做好一级预防，在辖区范围内开展针对全体人群的健康促进活动，加强糖尿病相关知识宣传，倡导健康生活方式，践行合理饮食、适量运动、戒烟限酒、心理平衡等。针对糖尿病高危人群适时开展糖尿病教育，加强监测，一旦发现有糖耐量低减或空腹血糖受损，应及早实行干预。生活方式干预包括减少主食量、增加运动和减重等，也可辅以药物干预。年龄在40岁以上、有糖尿病家族史、肥胖、曾患妊娠糖尿病的妇女、娩出过巨大儿的妇女、高血压、高血脂，有上述两项以上者，应确定为糖尿病高危人群。在二级及以上医疗机构确诊的糖尿病患者，确定治疗方案且病情稳定后，应按要求在基层医疗卫生机构建立患者档案，纳入基本公共卫生服务规范化管理，以有效控制血糖和相关危险因素，预防并减少并发症的发生。同时，倡导患者自我管理，使患者、家属及其他相关人员在专业人员的指导下，学习健康知识和防治技能，交流经验，提高自我管理疾病的效能，改变危险行为，促进管理效果。

1. 筛检

美国专家建议用50克葡萄糖耐受试验对妊娠24～28周的妇女进行常规普查。1小时血糖浓度达到140mg/dl以上者应再接受一次口服100克葡萄糖、为时3小时的糖耐量试验。不提倡用测定血糖或尿糖的方法对无症状的非孕期成年人进行常规普查。定期测定空腹血糖的方法可能适用于糖尿病的高危人群，如明显肥胖者及有糖尿病家族史、妊娠糖尿病史等的人群。

2. 治疗

1型糖尿病主要采取胰岛素治疗，应先从小剂量开始，然后逐渐调整至理想的剂量水平，同时须注意对合并症和并发症的治疗与控制。2型糖尿病的控制策略与1型糖尿病不同，由于成年人居多，肥胖者较多，应更加注重膳食的控制。治疗糖尿病的药物主要有口服降糖药和胰岛素。药物要视患者的肥胖程度和社会经济状况、患者意愿与医生的经验而定。通常，肥胖患者不宜用胰岛素，而肾脏和视网膜病变患者可以使用。此外，要特别重视糖尿病并发症的预防和控制。

（四）大庆糖尿病预防研究案例

1986年，黑龙江省大庆市的生活水平远高于全国平均水平，生活条件好，肥胖者日益增加，由此预见大庆市很可能出现糖尿病的流行，于是开展了大庆糖尿病预防研究。该研究以社区为基础对糖耐量损害患者进行了6年随访，研究对象随机分组，以单纯生活方式干预预防糖尿病，规定每天至少减少1两主食，和（或）每天至少走路45分钟，坚持每周不少于5次。研究结果表明，仅是利用控制饮食和增加体力活动的生活方式干预就可在糖耐量受损的高危人群中使糖尿病发病率降低30%～50%。

五、恶性肿瘤

随着中国人口老龄化趋势的加剧、环境及生活方式的改变，恶性肿瘤已成为严重危害中国居民健康和社会发展的主要疾病之一。自20世纪70年代以来，中国恶性肿瘤发病率和死亡率呈持续增长趋势。相关文献显示，中国肿瘤登记地区发病率自1989年开始上升，从184.81/10万上升到2008年的286.69/10万，发病率每年平均升高2.4%。

（一）危险因素

1. 物理致癌因素

物理致癌因素有电离辐射、紫外线、纤维性物质（如石棉网、玻璃丝等）、热辐射、长期慢性机械刺激、慢性炎症刺激、创伤及异物长期刺激等。

2. 化学致癌因素

已发现1100余种化学物质对实验动物有致癌作用，其中20余种对人类有致癌作用。

3. 生物致癌因素

（1）真菌。某些恶性肿瘤的发生与真菌毒素有关，如食物中的黄曲霉素有致突变、致畸、致癌的作用。

（2）病毒。已发现150种以上的病毒可引起近30余种动物肿瘤。

（3）寄生虫。原发性肝癌、大肠癌与血吸虫病有关，原发性肝癌与肝吸虫病有关，膀胱癌与埃及血吸虫病有关。

（4）细菌。细菌可以还原硝酸盐而生成亚硝酸盐，亚硝酸盐可能转变为亚硝酸胺，可以导致恶性肿瘤的发生。

4. 遗传因素

近年来众多证据表明，恶性肿瘤的发生与个体遗传易感性密切相关。

5. 饮食习惯

长期食用含硝酸盐过高的烟熏烧烤食物后，硝酸盐在胃内被细菌还原成亚硝酸盐，再与胺结合生成致癌物亚硝基化合物（NOC）。NOC致癌性强，不仅小剂量长期接触可致癌，一次大剂量冲击也可致癌。

6. 吸烟和饮酒

吸烟是肺癌的重要致病因素之一，特别是鳞状上皮细胞癌和小细胞未分化癌。饮酒与口腔癌、食管癌、咽喉癌、肝癌、乳腺癌等有关。

7. 精神因素

精神因素对免疫力有重要影响。

（二）干预

1. 戒烟

控烟可减少约80%以上的肺癌和30%的总恶性肿瘤死亡。

2. 控制病毒感染

乙型肝炎病毒感染、丙型肝炎病毒感染与原发性肝癌有关，EB病毒感染与鼻咽癌有关，人类乳头瘤病毒与宫颈癌有关。接种疫苗、控制病毒感染是预防相应癌症的有效措施。

3. 合理饮食

养成良好的饮食习惯，不暴饮暴食，少吃刺激性食物。

4. 消除职业危害

禁止和控制致癌物质的生产和使用，以非致癌物质或危害较少的物质取代致癌物质。

（三）社区管理

恶性肿瘤社区管理的主要工作是为癌症患者建立健康档案和慢性病管理档案登记造册，按标准规范管理，定期复查，按时随访；制订和实施康复期计划，开展健康教育咨询指导，改变不良生活习惯，合理营养，戒除烟酒，适度锻炼，心理支持；参与制订和实施综合治疗计划，中西医结合连续治疗，帮助双向转诊；针对晚期患者进行三阶梯止痛治疗，维持营养，防治并发症，并进行临终照顾等。

1. 筛检

（1）乳腺癌。乳腺自我检查（手触摸），35～49 岁妇女每年进行一次乳房 X 线检查。

（2）宫颈癌。宫颈涂片检查：宫颈涂片适宜 18 岁以上女性，应在两次月经之间进行（月经后两周），检查前不要用药物冲洗阴道，24 小时内没有性行为。65 岁以上至少每年检查一次；高危人群（性活跃、有多个性伴侣和性工作者）从 40 岁开始，每年检查一次。

（3）食管癌/贲门癌。在食管癌/贲门癌高发地区，对高危人群采用内镜下碘染色及指示性活体组织检查（活检）技术进行筛检，同时对贲门癌高发位点（贲门脊根部黏膜胃体侧区域）仔细观察，必要时进行活检。

（4）结肠癌。从 40 岁开始，每年进行直肠指检；50 岁以后，每年进行大便潜血试验和结肠检查。

（5）前列腺癌。从 40 岁开始，每年进行直肠指检、前列腺特异性抗原试验。

2. 社区治疗与康复

社区对症治疗和康复治疗有助于促进恶性肿瘤患者功能恢复，提高生存质量，延长寿命。对症治疗可以改善症状，减少疾病的不良反应，防止恶性肿瘤复发转移，预防并发症和伤残等。康复治疗是指促进已丧失劳动力者或伤残者身心早日康复，使其恢复劳动力，争取病而不残或残而不废，保存其创造经济价值和社会价值的能力。康复治疗的措施包括功能康复、心理康复、社会康复和职业康复等。

六、慢性阻塞性肺疾病

慢性阻塞性肺疾病（COPD）是一种具有气流受限特征的肺部疾病，气流受限不完全可逆，呈进行性发展。在我国城镇居民死因排行里，以 COPD 为主的呼吸系统疾病仅次于恶性肿瘤、脑血管疾病、心血管疾病，位居第四。我国不同地区之间、城乡之间 COPD 患病率存在差别，农村 COPD 的发病率和死亡率明显高于城市。《中国居民营养与慢性病状况报告（2015 年）》显示，我国 40 岁及以上人群 COPD 患病率达 9.9%。

（一）危险因素

1. 遗传因素

COPD 发病有家族聚集倾向，患者各级亲属的发病率高于群体发病率，已知的遗传因素为 α1-抗胰蛋白酶缺乏。

2. 吸烟

吸烟是 COPD 重要发病因素。被动吸烟也可能导致呼吸道症状以及 COPD 的发生。孕期妇女吸烟可能会影响胎儿肺脏的生长及在子宫内的发育，并对胎儿的免疫系统功能有一定影响。

3. 职业性粉尘和化学物质

职业性粉尘和化学物质（如烟雾、工业废气等）的浓度过大或与其接触时间过久可导致与吸烟无关的COPD发生。另外，接触某些特殊物质、刺激性物质、有机粉尘及过敏原能使气道反应性增加。

4. 空气污染

空气污染包括室外空气污染和室内空气污染。室外空气污染主要指大气污染，包括烟尘、气溶胶、总悬浮颗粒物、可吸入悬浮颗粒物等刺激性粉尘和二氧化硫、二氧化氮、一氧化碳、臭氧、氯气、挥发性有机化合物等刺激性烟雾。室内空气污染包括环境的灰尘、建筑装饰材料的挥发性有机化合物和燃料燃烧产生的烟雾等。化学气体如氯、氧化氮、二氧化硫等，对支气管黏膜有刺激和细胞毒性作用。空气中的烟尘或二氧化硫明显增加时，COPD急性发作显著增多。其他粉尘如二氧化硅、煤尘、棉尘、蔗尘等也刺激支气管黏膜，使气道清除功能遭受损害，为细菌入侵创造条件。烹调时产生的大量油烟和生物燃料产生的烟尘与COPD发病有关，生物燃料所产生的室内空气污染可能与吸烟具有协同作用。

5. 感染

呼吸道感染是COPD发病和加剧的另一个重要因素，肺炎链球菌和流感嗜血杆菌可能为COPD急性发作的主要病原菌。

6. 社会经济地位

社会经济地位与COPD的发病之间具有负相关关系，即社会地位较低的人群发生COPD的概率较大。但参与发病的具体过程尚未阐明，可能包括居室拥挤、空气污染、营养较差以及其他与社会经济地位较低相联系的因素。

（二）干预

1. 戒烟

提倡少吸烟、鼓励戒烟是COPD早期防治的最重要干预措施。

2. 环境综合治理

根据空气污染，采取有针对性的措施进行综合治理，并采用一定的监控手段，如合理安排工业区与生活区、重点治理严重污染的工厂、采取政策与措施减少城市汽车尾气排放等。

3. 减少职业性危害

减少相关职业危害接触人群（煤矿工、金属制造工以及生产石器、玻璃和黏土制品的工人，接触工业刺激性粉尘和有害气体的工人，谷物运输工，棉纺工人等）吸入粉尘、烟雾及有害气体。

（三）社区管理

由社区医生对社区确诊的 COPD 患者进行规范化管理与治疗，为患者建立健康档案，制作详细的管理随访及诊疗方案，定期随访和长期监测患者肺功能状况，了解患者病情和对常规治疗的反应，及时调整日常治疗方案。同时，社区医院应积极主动地与所在区域的上级医院建立畅通、互利的双向转诊渠道和机制，使有转诊需要的患者及时得到应有的专科医疗服务，避免延误病情。同时使上级医院治疗好转的患者能顺利转回社区医院，减轻患者的就医负担。

1. 康复锻炼

组织缓解期患者进行康复锻炼可以帮助进行性气流受限、呼吸困难而很少活动的患者改善活动能力，提高生活质量，是 COPD 患者的重要治疗措施。其主要包括呼吸生理治疗、肌肉训练、营养支持、精神治疗和教育等。

2. 家庭氧疗

长期家庭氧疗的目的是使患者的血氧饱和度维持在较好水平，维持重要器官功能，保证周围组织的氧供。COPD 稳定期进行长期家庭氧疗，有助于提高慢性呼吸衰竭患者的生存率，对血流动力学、血液学特征、运动能力、肺生理和精神状态均有益。

七、重性精神疾病

重性精神疾病主要包括精神分裂症、分裂情感性障碍、偏执性精神病、双相（情感）障碍、癫痫所致精神障碍、精神发育迟滞等。发病时，患者丧失对疾病的自知力或者对行为的控制力，并可能导致危害公共安全、自身或他人人身安全的行为，长期患病会严重损害患者的社会功能。

（一）危险因素

1. 遗传

有精神疾病家族史的人比没有精神疾病家族史的人更容易患精神疾病；精神分裂症、躁狂抑郁症及某些类型的精神发育迟滞等都有遗传倾向。

2. 性别

成年女性患抑郁障碍的比例高于男性，其比例约为 2∶1。性别差异的原因可能与性激素影响、男女心理社会应激不同以及对付应激行为模式不同有关。

3. 个体素质

个体从胚胎开始，宫内宫外细菌、病毒等感染时，人体内可出现一系列变化而影响脑功能。

4. 心理

急剧强烈的精神刺激可引起强烈的精神震荡，出现心理和生理应激反应，直接引起精神障碍的发生。

5. 社会因素

在工业化和都市化进程中，人们的工作和生活长期处于高度紧张状态，易患精神疾病。另外，天灾人祸、亲人亡故、工作或学业受挫、婚姻危机、失恋等重大生活事件是诱发精神疾病的重要社会因素。

6. 理化因素

各种机械性损伤如颅脑外伤、高温中暑、放射性损伤和各种中毒等均可直接或间接地损伤脑组织，引起精神障碍。

7. 机体功能状态

过度疲劳、妇女月经期、睡眠缺乏、精神持续紧张等不良的功能状态易促使精神疾病的发生。

（二）干预

开展危机干预和心理健康咨询、心理治疗，培养健康的生活方式，消除或减少致病因素，可以防止或减少精神障碍的发生。

（三）社区管理

对确诊的、病情稳定的、在家居住的患者建立健康档案，定期走访登记在册的重性精神疾病患者及其家属，按基本公共卫生服务规范要求，每年至少随访 4 次以上，以及时掌握患者病情变化。

1. 药物治疗

精神药物包括抗精神病药、抗抑郁药、情感稳定剂和镇静催眠药。抗精神病药主要治疗幻觉、妄想、思维和行为紊乱等精神病性症状；抗抑郁药和情感稳定剂分别治疗情感性精神病的抑郁状态和躁狂状态，情感稳定剂还有防止双相障碍复发的作用；镇静催眠药主要用于缓解焦虑，改善睡眠。抗精神病药的使用：早期、足量、足疗程的“全病程治疗”，小剂量开始，维持治疗，单药应用，个性化治疗。

2. 心理康复

重性精神疾病患者的社区心理康复的目的是消除来自患者自身或者外界的各种消极因素，使患者处于积极的情绪状态、参与状态，从而控制精神病态，修复精神功能，适应生活环境和社会环境，最终回归社会。方法包括支持性心理治疗、认知疗法、行为疗法等。

思考题：

1. 慢性病社区防治需要采取综合性防治措施，而这些措施的实施需要社区卫生人员采取团队式的工作方式，请思考：

（1）该团队应该包括哪些人员？

（2）如需要对辖区一名 80 岁高龄高血压患者开展家庭随访，您认为团队中的成员应该如何分工协作？

2. 请结合社区卫生服务章节的社区卫生诊断内容，思考：要摸清一个地区威胁人群健康的主要慢性病的基本情况，并了解这些慢性病的主要影响因素，需要了解哪些方面的信息？

3. 在开展死因监测、肿瘤登记报告、心脑血管事件监测报告等慢性病相关监测时，应如何保证数据收集的完整性？

（邓颖）

第十四章　社会医疗保险制度

人类的生存和发展一直受到疾病和伤痛的困扰，疾病的诊断和治疗需要消耗医疗费用，一些大病重病的医疗费用是惊人的。医疗费用给居民带来了经济压力，影响人们的生产和生活，因此国家一般通过建立医疗保险制度来解决诊治疾病和伤痛所需医疗费用，从而保证劳动力的再生产和社会生产的正常进行。

第一节　概述

一、医疗保险的概念和特征

医疗保险（medical insurance）是保险的重要组成部分，指通过单位、个人缴纳一定的费用（保险费），和（或）政府财政补贴费用形成基金（医疗保险基金），补偿个人因疾病、伤痛所需医疗费用的制度。在各国的社会保险体系中，医疗保险是一项非常重要的制度，也是涉及面最广、保障内容最多和运行机制最复杂的社会保险险种。医疗保险制度与人民群众的健康息息相关，对国家来讲具有促进社会生产、社会公平和维护社会稳定的作用，一直受到政府、民众和媒体的广泛关注。

由于疾病风险自身的特殊性，医疗服务的特殊性、专业性和复杂性，医疗保险与其他保险相比具有明显不同的特征。

（一）保障对象的广泛性

医疗保险的保障对象是一个国家的全体居民，不仅因为疾病伴随出生到死亡，而且因为健康是每个人的基本权利。社会的每个成员，不管其经济、地位如何，疾病时刻威胁其健康，对医疗保险的需求是必需的，每个社会成员都有权利获得医疗保障。

（二）保障的服务性

医疗保险给居民在患病后所发生的医疗费用提供一定的补偿，其关键是患病后能够得到及时和必要的医疗救治，核心是医疗服务，因此是对医疗服务的保障。与其他保险不同的是，医疗保险可以直接将费用支付给医疗机构，通过医疗机构提供诊断治疗服务。

（三）实施的复杂性

医疗保险涉及社会各个行业、各种人群，要把他们有机地纳入统一的医疗保险体系中，合理制定保费费率和支付标准，在管理上比较复杂。同时医疗保险除了受到政府、企事业单位、个人的影响，还受到医疗服务供方的影响。医疗服务供方占有绝对的技术和信息主导地位，易产生不规范的医疗服务，因此医疗保险必须建立结构复杂、专业化强的运行机制来规范医疗行为。

（四）风险难预测性

疾病风险难以预测，医疗保险具有更大的、难以控制的风险性。人人都可能患病，但何时患病，患什么病，病情严重程度如何，需要的医疗费用是多少，一般很难准确预测。医疗服务需求的无限性和医疗机构利益最大化、医疗费用管控难造成医疗保险风险大，而医疗保险的赔付又不能像其他保险那样进行简单的定额支付，一般要依患者病情而定，不能受其经济地位、工资待遇的影响。

二、医疗保险模式

医疗保险模式按医疗保险基金筹集方式来划分，有国家医疗保险、社会医疗保险、商业医疗保险和储蓄医疗保险等类型。

（一）国家医疗保险模式

国家医疗保险模式是通过税收或国家预算方式来筹集医疗保险基金，为全体国民提供免费医疗服务的医疗保障模式。英国、加拿大、瑞典等国家实行的全民医疗保险制度都属于此类，其中英国实行国家医疗保险模式最早，也最具代表性。我国20世纪90年代以前的公费医疗制度也属此类，但覆盖人群只限于机关事业单位。

国家医疗保险模式的医疗保险资金主要来源于政府财政预算拨款，资金来源稳定，社会共济能力强。国家主导医疗卫生服务的提供，具有很强的垄断性，有助于建立国家卫生服务制度（national health service，NHS）。医疗机构以公有制为主，医务人员为国家公职人员；医疗费用通过全额预算下拨给公立医疗机构，或是通过合同购买民办医疗机构、私人医生的医疗服务；由政府举办的医疗机构尤其是基层医疗机构须承担预防保健服务工作，公共卫生和预防服务能够得到充分保障；国家医疗保险模式一般为全体公民提供免费或低收费的医疗服务，社会公平性和福利性得到了充分体现。

国家医疗保险模式的医疗费用筹资渠道单一，难以满足不断增长的医疗需求。医疗机构之间缺乏竞争，医院、医生的积极性不高，医疗服务质量和效率相对低下。免费医疗导致医疗机构和居民都缺乏费用意识和有效的费用约束机制，医疗消费水平不断攀高，医疗费用过快增长，甚至到了财政不堪重负的地步。

（二）社会医疗保险模式

社会医疗保险是国家立法建立的一种社会保险制度。医疗保险基金主要由雇主（或参保单位）和雇员（或参保人员）缴纳，国家政府针对低收入人群给予适当补贴。当参保者因疾病需要诊断治疗服务时，由社会医疗保险机构支付一定医疗费用。这种模式在管理上属于计划与市场相结合的体制，德国、日本、法国、韩国以及我国目前实施的基本医疗保险制度属于这类保险。

社会医疗保险一般有法律的强制性保证。在风险分担方面，由于参保覆盖面广，基金统一筹集、管理和使用，互助共济性强，有利于个人医疗风险的横向转移；在分担机制方面，个人需缴纳保险费和承担一定的医疗费用，有利于促进个人的医疗费用意识；在费用管控方面，社会医疗保险经办机构同医疗机构建立协议服务关系，有利于控制医疗服务行为和医疗费用；在基金积累方面，医疗保险基金实行现收现付制，一般不会有积累或积累很少。

社会医疗保险模式实行现收现付，没有纵向积累，不能解决两代人之间医疗保险费用负担的代际转移问题；医疗保险资金有限，在保障范围方面医疗保险一般将预防保健服务排除在外；由于经济水平的差异，筹资水平不同，社会医疗保险存在不同地区之间负担水平和待遇水平的差异。

（三）商业医疗保险模式

商业医疗保险模式也称市场医疗保险模式，是由商业保险公司承办的、以营利为目的的一种医疗保险形式，主要通过市场机制来筹集费用和提供服务。参保者个人或雇主（单位）自愿购买商业保险公司的医疗保险项目，所支付的保费构成了医疗保险基金。美国是这种模式的典型代表，美国实行的是公共医疗保险和商业医疗保险共存的多元化医疗保险制度，但以商业医疗保险为主。

这种模式把医疗保险视为一种特殊产品，社会人群自由购买，不具有强制性。商业医疗保险是一种商业行为，管理灵活多样，能够满足不同社会阶层对医疗服务的需求。商业保险机构通过与被保险人签订合同或协议来规定双方的权利和义务，约束双方的行为。社会人群完全自由选择有利于保险公司在价格和服务质量上竞争。

大多数商业保险机构以营利为目的，医疗保险的价格都比较昂贵，低收入者难以支付，体弱多病者和老年人等高医疗消费人群往往被排除在外，同时不同人群医疗保险的待遇差距大，社会公平性差。另外，医疗消费主要通过市场机制来调节，缺乏有力干预措施和监控措施，易造成医疗费用失控或变相转嫁到参保人群身上。

（四）储蓄医疗保险模式

储蓄医疗保险模式是一种通过立法，强制劳方或劳资双方缴费，以雇员或家庭的名义建立保健储蓄账户，并逐步积累，用以支付个人及家庭成员日后患病所需的医疗费用的一种医疗保险制度。储蓄医疗保险模式属于公积金制度的一部分，起源于新加坡。

在这种模式下，个人享受的医疗服务水平越高，支付的费用越多，有利于避免过度利用医疗服务，因此比较强调个人责任。医疗保险基金存放于个人账户，个人对此特别关心，有利于基金的控制和监督。通过从参加工作起自身纵向储蓄资金解决自身的医疗费用问题，避免了医疗费用的代际转移问题，管理效率较高。

这种模式由于医疗保险基金不能横向流动，不能实现收入再分配，从而缺乏共济性，承担风险能力不强。低收入者或无收入者存在个人账户资金储蓄不足、医疗费用支付能力低的问题。

三、社会医疗保险的基本原则

（一）强制性原则

强制性原则是指社会医疗保险制度通常由国家立法强制实施。任何企事业单位及其职工都必须依法参加医疗保险，社会医疗保险管理机构也必须依法接受他们的参保。我国的社会保险法规定国家建立基本医疗保险制度，保障公民在疾病情况下依法从国家和社会获得物质帮助的权利。强制性原则不仅是医疗保险广覆盖的保证，而且避免了自愿参保所带来的逆选择风险。在我国，强制性原则一般针对企事业单位及其职工参保，针对非职业人群的城镇居民和农村居民建立的医疗保险制度则采取自愿参保原则。

（二）共济互助原则

医疗保险遵循大数法则，通过参保人员缴纳等多种方式筹集资金，用以解决少数人患病所带来的经济问题。大多数人分摊了少数人的伤病风险，体现了共济互助。从理论上讲，任何人都可能患病，都需要得到帮助，医疗保险是实现这种帮助的重要手段。因此参保人缴纳的保险费与其经济能力有关，而与其年龄、性别和健康状况无关。年轻人、身体健康的人缴纳的保险费用于补助老年人和患病人群，以减轻他们的经济负担。

（三）基本保障原则

人们患病后对医疗服务的需求是无限的，医疗保险基金的筹集是有限的，因此医疗保险一般只能保障基本医疗服务。基本医疗服务是疾病诊治必需的、医疗机构能够提供的、医疗保险基金能够支付得起的医疗服务。基本医疗服务的水平在不同国家和地区间有差异，并随着社会经济水平的发展逐步提高。

（四）可持续发展原则

医疗保险的筹资水平和保障水平必须与国家或地区的社会经济发展相适应，才能保障医疗保险制度的健康可持续发展。过高的筹资水平使单位、个人、财政难以承担，过高的保障水平刺激医疗费用过快增长，医保基金可能入不敷出，将严重影响医疗保险事业的健康发展。基于此，社会医疗保险制度不以营利为目的，也不强调结余和累积，在运营上强调以收定支、收支平衡、略有结余，这与商业医疗保险截然不同。

（五）公平效率统一原则

公平是指医疗保险的待遇平等，参保人员患病后的医疗费用补偿根据病情诊治需要确定，而不受参保者收入、职业和地位等的影响。效率是指医保基金的使用效率，要将有限的医疗保险基金用在刀刃上，不能用于支付大处方、大检查等过度医疗以及医疗欺诈。效率和公平始终是一对矛盾，医疗保险待遇的公平要以兼顾效率为原则。

四、我国的基本医疗保险制度体系

新中国成立之初，我国就建立了公费医疗制度，对机关事业单位工作人员以及大专院校学生实行免费医疗，建立了劳保医疗制度，对企业单位职工实行免费医疗，对职工家属实行半费医疗。随着社会经济的发展，尤其是改革开放以来，公费和劳保医疗制度覆盖面窄、资金筹集机制不健全、管理和服务的社会化程度低、风险承担能力差、缺乏有效的费用约束机制等问题越来越突出，已经逐渐成为经济体制改革的障碍。20 世纪 90 年代我国开展医疗保险试点改革，经过二十几年的探索发展，已经基本建成以城镇职工基本医疗保险（简称职工医保）、城镇居民基本医疗保险（简称居民医保）、新型农村合作医疗（简称新农合）为主体，补充医疗保险、大额疾病保险、医疗互助、商业健康保险为补充，社会医疗救助为托底的多层次医疗保障体系。

（一）城镇职工基本医疗保险

1998 年年底，在总结各地医改试点经验的基础上，国务院出台了《关于建立城镇职工基本医疗保险制度的决定》，随后我国职工医保制度逐渐建立起来。

职工医保的基本原则是“低水平、广覆盖、双方负担、统账结合”。低水平，就是筹资与我国社会经济发展水平相适应，充分考虑财政和企业的实际承受能力，保障参保职工的基本医疗需求。广覆盖，就是要尽可能使所有的单位和职工参加进来，充分发挥医疗保险的互助共济、均衡负担、统筹调剂、分散风险的作用。双方负担，指保险费由用人单位和职工共同缴纳。统账结合，指职工医保基金管理实行社会统筹和个人账户相结合的模式，单位缴费 30%左右划入个人账户，余下的用于建立统筹基金。个人账户主要支付普通门诊费用，自储自用，统筹基金主要补偿住院和门诊特殊疾病等大额费用，实行互助共济。

（二）城镇居民基本医疗保险

2007 年 7 月，国务院颁布《关于开展城镇居民基本医疗保险试点的指导意见》，全国 79 个城市开始居民医保试点，至 2009 年，居民医保已覆盖全国所有行政区域。居民医保主要解决城镇非从业人员，特别是大中小学生、婴幼儿、城镇居民中未参加职工基本医疗保险的老年人、残疾人等群体的看病就医问题。

居民医保坚持低水平起步、自愿参保、家庭和政府负担、保大病为主兼顾门诊的原则。低水平起步，就是根据经济发展水平和各方面承受能力，合理确定筹资水平和保障标准。自愿参保，就是充分尊重群众意愿，不强制性要求居民参保。家庭和政府负担，是指居民医保的筹资以家庭（户）缴费为主，各级政府给予适当补助，并鼓励有条件的用人单位对职工家属参保给予补助，所筹资金全部用于建立统筹基金，不设立个人账户。保大病为主兼顾门诊，即重点保障居民住院和门诊特殊疾病等大病医疗需求。随着筹资水平的提高，尤其是政府补贴的大幅增加，2009 年开始建立门诊统筹制度，对参保居民普通门诊费用给予一定补助，2012 年开始实施大病保险，对个人医疗负担超过城镇居民年人均可支配收入以上的合规费用进行再补偿，进一步降低个人负担。

（三）新型农村合作医疗

2003年1月，国务院办公厅转发了卫生部等部委《关于建立新型农村合作医疗制度的意见》，当年，全国各地开始先行试点新农合，经过7年的探索发展，到2009年在全国建立起了基本覆盖农村居民的新农合制度。

新农合制度是由政府组织、引导、支持，农民自愿参加，个人、集体和政府多方集资，以大病统筹为主的农民医疗互助共济制度。在筹资方面，坚持以家庭为单位，自愿参加，参合人员按时足额缴纳合作医疗经费，乡（镇）、村集体要给予资金扶持，中央和地方各级财政安排一定的专项资金给予支持。在保障水平方面，以收定支，保障适度。新农合基金主要补助参合农民的以住院为主的大额医疗费用。制度建立之初，个人缴费部分全部用于设立家庭账户，支付家庭普通门诊费用。随着筹资水平的提高，家庭账户逐步由门诊统筹替代。2009年开始实行大病保险制度，对参合农民个人医疗负担超过农民年人均纯收入以上的合规费用进行再补偿，进一步提高医疗保险待遇。新农合的政府补助水平和支付政策框架与居民医保逐渐趋于一致，为建立城乡居民基本医疗保险制度奠定了基础。2016年开始，我国逐步整合城镇居民基本医疗保险和新型农村合作医疗，建立统一的城乡居民基本医疗保险制度。

第二节　医疗保险基金筹集

一、社会医疗保险基金的来源

（一）单位缴纳

缴纳医疗保险费的单位一般指职业人群所属的企业、政府机关事业单位、社会团体等。在强制实施医疗保险的国家，单位及其员工都要依法参加医疗保险，单位均要为其员工缴纳保险费。企业缴纳的医疗保险费用是企业经营成本的一部分，机关事业单位缴纳的医疗保险费由财政预算承担。缴纳医疗保险费的额度要与社会经济发展水平相适应，企业和财政一定要负担得起。一般医疗保险的费用都以单位工资总额的一定比例（称为单位费率）来缴纳。具体费率需要根据当地的经济状况和参保人员的医疗服务需求进行科学测算。在我国，国家规定城镇职工医保单位缴纳医疗保险费为上年度在职职工工资总额的6％左右。

（二）个人缴纳

遵循权利和义务对等原则，个人参保缴纳医疗保险费是享受医疗保险待遇的前提。对于职业人群而言，个人缴纳医疗保险费的多少取决于个人工资水平。医疗保险费通常按照个人工资的一定比例提取（即个人费率），并且一般设有最低缴费线和最高缴费线，即保底封顶。设定最低缴费线是为了保护低工资收入者。当个人的收入低于最低缴费线的时候，可以免交或减免社会医疗保险费。设定最高缴费线是为了防止高收入者缴纳的费用过多，压制劳动者的生产积极性。个人收入超过最高缴费线以上的部分不再进入缴纳基数，如我国职工医保规定，个人工资收入在社会平均工资的3倍以上部分，不再纳入缴费基数。

对于非职业人群而言，个人缴费往往与居民可支配收入相联系。非职业人群包括城镇没有固定工作的劳动能力人群和老年人以及在校学生等。这部分人群参加医疗保险需要缴纳一定的保险费，一般缴纳城镇居民可支配收入的2%左右，并由个人的家庭予以承担。在我国，这部分人群的保险费还可以由其参加职工医疗保险家属的个人账户代为缴纳。

（三）国家财政资助

国家对社会医疗保险的财政资助主要体现在三方面：一是根据社会医疗保险的有关规定，为政府机关事业单位的工作人员缴纳所应承担的保费。二是对弱势群体、低收入群体直接给予医疗保险缴费补助。我国城镇居民参加居民医保，农村居民参加新农合，国家财政按人头进行补贴。2014年国家财政补助居民医保基金占比达到了76.7%。三是其他政策性支持。在税收政策上，按税前收入提取社会医疗保险费，即对劳动者和企业收入中的一部分就不再征收所得税。在利率政策上，政府往往给予社会医疗保险基金较高的利率，高过的部分是国家的财政支出。在财政政策上，当医疗保险基金出现亏损时，政府将兜底补贴。

另外，医疗保险基金一般都是现收现付，用于投资的收益微薄。我国目前的基本医疗保险基金主要是购买国家债券或存入银行以获得利息收入。

二、医疗保险基金的筹资方式

医疗保险基金的筹资方式影响医疗保险的覆盖面、公平性和卫生资源利用效率，一般包括现收现付制、完全积累制和部分积累制。

（一）现收现付制

现收现付制也称统筹分摊方式。在分析参保人员基本医疗服务需求后测算出缴费费率或缴费标准，之后一段时期之内按此费率或标准筹集医疗保险基金，基金的支出严格控制在筹集的基金总额范围内，从而实现收支平衡。这种方法以保险期内不同参保人群之间的互助共济实现收支平衡，即所谓“横向平衡”，普遍用于强制性医疗保险。现收现付制的期限一般为一年，医保基金当年即收即付，遵循以收定支、收支平衡、略有结余的原则。略有结余一般用基金累计结余可支付月数来反映，我国规定统筹基金累计结余可支付月数在6～9个月为收支正常。

现收现付制简单易行，比较容易考虑物价和工资增长等因素的影响，不会给单位或参保人员带来过重的负担。但积累资金有限，无法应对突发流行病需要支付大量医疗费用的风险，经济发展不景气的时期，医疗保险基金收入减少，有可能导致入不敷出。

（二）完全积累制

完全积累制也称预期分摊式。首先对未来的社会经济状况、人口构成、平均寿命、利率、患病率等进行预测，然后综合测算参保人员在未来若干年内所需要的医疗保险基金总额，并分摊到若干年中，每年的保费再按照一定比例分摊到参保单位和个人。这样参保人早年付出的保费大于个人使用基金的额度，其差额可作为以后年份的储备金，从而体现了长期纵向收支平衡。这种筹资方式具有储蓄性质，符合人寿保险的原理，常见于商业性健康保险。

完全积累制严格要求权利和义务对应，可有效应对人口结构变化及大规模疾病流行等带来的医疗风险。同时医疗保险费率较稳定，医疗的滞后消费能积累大量资金。但存在对未来通货膨胀、利率、医疗保障等需求难以准确预测，社会共济能力差等问题。

（三）部分积累制

部分积累制也称混合式，是介于现收现付制与完全积累制之间的混合筹资模式，即将近期横向收支平衡和远期纵向收支平衡相结合。该制度要求一部分基金采取现收现付的方式筹集，以保证当前支出的需要，费率可以根据医疗保险支出的需求进行调整；另一部分基金采取积累方式筹集，以满足不断增长的医疗保险支出的需要，积累可以随着经济状况而变化，也可以将积累的部分调剂给现收现付部分使用。

部分积累制具有现收现付和完全积累两种筹资方式的优点，又规避了两者的缺陷。我国的职工医保实行社会统筹与个人账户相结合的模式，就是部分累积制。其中个人账户体现纵向累积功能，年轻时要为老年时积累医疗保险基金；社会统筹体现现收现付模式，具有共济功能，维持的是当年平衡。

另外，从医保基金筹资手段上来讲有财政税收式、强制缴费式、自由投保式等。财政税收式是指国家通过财政征税的手段来筹集医疗保险基金。一些国家以社会保障税的形式征收医疗保险费，即由雇主和雇员按工资的一定比例纳税，分别用于建立养老保险基金、失业保险基金和医疗保险基金。

三、医疗保险费的测算

医疗保险费的测算应当保障基本医疗需求，充分考虑个人、单位和财政的负担能力，有利于防止诱导需求和道德风险刺激医疗消费，有利于维护基金收支平衡。医疗保险费测算的基本原理是收支平衡，因此保费一般以一个统筹地区医疗保险支出为基础进行适当调整而来，即：

某统筹地区人均保费＝（纯保费＋风险储备金＋运营费）/参保总人数

（一）纯保费

根据大数法则，参保人群发生医疗事件造成的经济损失一般相对稳定，医疗保险基金直接用于补偿医疗费用的支出称为纯保费。纯保费一般占整个医疗保险基金的80％～90％，可采用下列公式计算：

纯保费=医疗费用总额×增长率×保险因子×报销比例

医疗费用总额：指一个统筹地区参保人员年发生医疗费用的总额，一般是指疾病诊治直接产生的医疗费用，不包括就诊期间发生的交通费、伙食费、护工费等间接医疗费用。具体测算时一般使用前三年医疗费用总额的年平均数。

增长率：指同一统筹地区医疗费用的增长幅度，用以反映因物价、医疗服务价格上涨，医疗技术发展等导致的医疗费用上涨情况。一般参照前三年医疗费用的年均增长率。

保险因子：反映建立医疗费用补偿机制后可能刺激医疗需求增加，从而导致医疗消费上涨的情况。保险因子随着医疗费用的报销比例而变化，报销比例越高，越容易刺激医疗消费，因而保险因子也应越大。

报销比例：也称补偿比例，是指医疗保险支付医疗费用占医疗费用总额的比例。

由于门诊和住院的报销比例等支付政策往往有差异，测算时一般应当分别测算门诊和住院所需的纯保费。

（二）风险储备金

风险储备金是医疗保险基金中用于支付异常损失的费用。医疗保险的风险难以准确预测，爆发流行病、发生自然灾害、道德风险失控等不确定因素将导致医疗费用异常增长，因此测算保费时需考虑一定的风险储备金以应对这种风险。

（三）运营费

运营费是医疗保险经办管理机构维持正常运营所需要的费用。我国的社会保险法规定社会保险基金不得用于兴建、改建办公场所和支付人员经费、运行费用、管理费用，意即医疗保险的运营费用不得从医疗保险基金中提取，而由国家财政另行预算支出。

测算出的保费总额与工资总额的比值即为费率。我国职工医保建立之初，费率的确定和运行过程中费率的调整基本上是按上述原理测算的。居民医保和新农合主要根据国家财政能力，确定了参保人员定额补助标准后，再根据医疗费用的报销测算参保人员定额缴费标准。

保费是保证收支平衡的重要因素。在实际运行中，还需对参保人群的主要风险因素进行动态监测，当收支出现较大的差异时，要结合实际，要么对保费的水平进行调整，要么对支付范围或标准进行调整，要么加强医疗服务的管理，以维持基金收支平衡。

四、我国医疗保险基金的筹集

（一）医疗保险统筹层次

医疗保险统筹层次是基金收支、财务核算、风险控制、医疗服务管控、信息系统建设等医保管理的行政管辖范围。统筹层次涉及在多大地域和人口范围内统一筹集、管理和使用医疗保险基金。在一个统筹区域内医保基金自我平衡，参保人相互分散风险，实行基金互助共济。依行政层次划分，医疗保险统筹层次有县级统筹、地（市）级统筹、省级统筹、全国统筹。我国医疗保险统筹层次已从最初的县级统筹发展到目前的市级统筹，部分省（市）已实现省级统筹。

在一个统筹区域内医疗保险筹资和支付政策，基金收支、医保服务经办、医疗服务等管理，以及医保信息系统统一，其核心是基金收支集中统一，实行统收统支。我国一些实行调剂金模式的市级统筹不是严格意义上的市级统筹。统筹区域内各层级的医保管理权责要明确，防止下一层级管理监督懈怠，尤其基金筹资和医疗费用支出方面管控不到位，导致基金出险等问题。

统筹层次越高，“大数法则”效能越充分，互助共济、抵抗风险的能力就越强。随着人民生活水平显著提高，对医疗保障的要求也越高，统筹层次的提高有利于参保群众在更大范围内选择就医机构，享受更好的医保待遇，减少地区之间的差异，有利于社会公平，同时也是解决异地就医即时结算最有效的措施。

（二）职工医保基金筹集

1998 年我国建立的城镇职工医疗保险以适应社会主义初级阶段经济发展、用人单位和职工个人共同负担、统一费率为原则筹集医疗保险基金。

缴费主体为城镇所有用人单位，包括企业、机关事业单位、社会团体、民办非企业单位及其职工。随着全民医保的实现，缴费主体已经扩展到乡镇企业、私人企业及其从业人员，以及灵活就业人员等社会全体职业人群。

国家规定，用人单位基本医疗保险缴费率控制在工资总额的 6%左右，个人缴费比例一般为本人工资的 2%，退休人员个人不缴纳保险费。从实际执行情况来看，2014 年全国职工医保的平均费率为 8.94%，单位费率为 7.53%，个人费率为 2.14%，比国家规定略高。

资金筹集方式主要由医疗保险经办管理机构进行，有的地方由地方税务机关征收，有的由医保经办机构单独征收，有的是五险（养老保险、医疗保险、工伤保险、生育保险、失业保险）统一征收。一般一个月征收一次，个人缴费一般由单位代收代缴。

职工医保筹集的资金按照社会统筹和个人账户相结合的模式进行管理。

（三）居民医保基金筹集

居民医保主要针对城镇非职业人群，这部分人群没有收入或没有固定收入，因此按照家庭缴费，政府给予适当补助的原则筹资，即保险费缴纳的主体是个人（家庭）和国家财政，其中低保对象、重度残疾人和少年儿童的医疗保险费以财政补助为主，其他非职业人员的医疗保险费以个人（家庭）缴纳为主。随着社会经济的发展，我国居民医保筹资中财政补助已经成为主要的来源。

财政按人头对居民参保进行补助，补助水平逐年增长，从 2007 年每人 20 元提高到 2014 年的 320 元，并实行中央、省级和地市三级财政共担。个人家庭实行定额缴费，但成年人和学生儿童实行区别费率，个人缴费水平随保障水平的提高也有所增加。2014 年居民医保全国人均筹资 409 元，各级财政补助 324 元，个人家庭负担 85 元。

参保居民一般在社区、街道、乡镇的劳动保障所或公共服务机构进行参保登记，在银行缴纳保险费。个人缴费部分一般年底或次年年初一次性足额缴纳。

（四）新农合基金筹集

新农合是针对农村居民建立的医疗保险制度，资金筹集实行个人缴费、集体扶持和政府资助相结合的筹资原则。从2007年起政府补助水平和方式与城镇居民医保相同，但农民个人缴费标准低于城镇居民。国家规定新农合个人缴费由2007年不低于10元增长至2014年的90元。个人缴费由村登记参合农民，乡镇审核审查，一般年底或次年年初一次性足额缴纳。缴纳方式主要有乡、村干部上门集中收缴，村集体经济代缴，农民主动到乡镇新农合经办机构缴纳等三种方式。新农合虽然鼓励乡（镇）、村集体给予资金扶持，但按自愿参保原则，集体出资部分不得向农民摊派。

第三节　医疗保险支付管理

一、医疗保险支付的概念

医疗保险支付是医疗保险经办管理机构按照政策、合同或规定，对参保人员因疾病产生的医疗费用进行补偿的方法，是医疗保险管理的核心内容，包括支付范围、支付标准、支付流程、付费方式等。

医疗保险支付具有复杂性、政策性和有限性的特点。参保人诊治疾病后可以直接获得经济补偿，也可以间接地通过享受医疗服务获得补偿，补偿的标准必须严格按照政策规定执行。同时医保资金筹集的有限性决定了医疗费用的补偿是有限的，这与医疗服务需求的无限性形成了巨大的矛盾，需要通过科学的支付管理予以平衡。

医疗保险支付管理的原则如下：

(1) 以收定支、收支平衡原则：按照筹资水平合理确定医疗保险的保障范围和待遇的支付水平，优先解决常见病、多发病的预防和治疗问题，保证大多数参保者受益。

(2) 成本与效益原则：医疗保险以社会效益为主、经济效益为辅，用较少的保险费，提供尽可能多和尽可能好的医疗服务。

(3) 权利与义务对等原则：社会成员有权参加医疗保险，享受医疗保险待遇，但同时有责任按规定缴纳医疗保险费。

(4) 合理原则：医疗保险只支付保障范围内的费用，而且只能是支付直接医疗费用。

(5) 公平原则：医疗保险待遇要对所有参保人员一视同仁，基本医疗保险不能因为缴费多少、单位行业差别、身份不同出现报销政策的差异。

医疗保险支付涉及医疗机构（第三方），因此其支付类别复杂多样。图14－1列出了常见的医疗保险支付分类。其中后付制是在提供医疗服务之后，按照标准支付费用的方式，也是传统的、使用最广泛的、符合一般商品交换规律的支付方式，典型的是项目付费。预付制是在提供医疗服务之前，按事先协商确定的固定标准付费，如床日付费、门诊人次付费等。预付制按预付计算单位可分为三个层次：以医疗服务机构为单位进行预付，即为总额预算制；以住院人数、患者数、床日、门诊为单位进行预付，即为单元付费；以疾病为单位进行预付，即为病种付费。

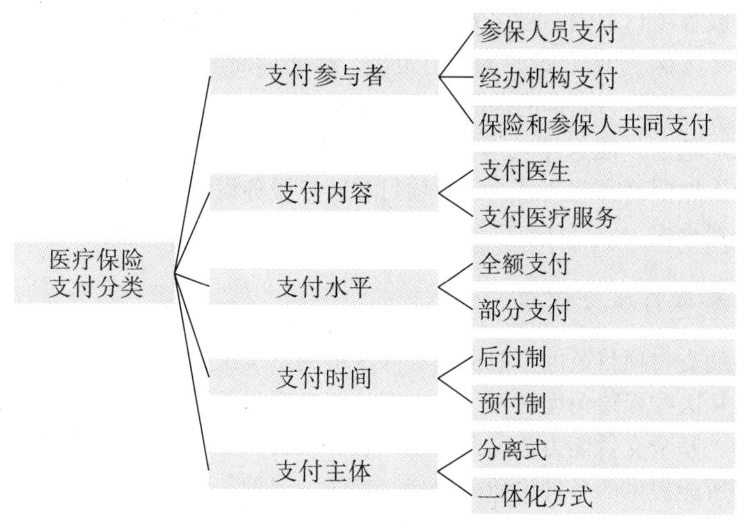

图 14—1　医疗保险支付类别

二、医疗保险支付责任

医疗保险基金用于支付那些因病伤需要医疗服务的参保人员，这涉及支付责任范围。

（一）医疗保险支付范围

医疗保险支付范围指按医疗保险合同或有关政策规定对被保险人（参保人员）所承担的责任和内容。

1. 支付承担的责任范围

医疗案件当事人必须参加医疗保险并按规定缴纳保险费，医疗保险基金才承担相应的支付责任。在我国还规定属于工伤保险支付范围的医疗费用由工伤保险基金支付，意外事故产生的医疗费用由事故责任方或过错方承担，医保基金不予承担。在意外事故中如确实不能确定责任方（如肇事逃逸）或过错方无经济能力等，可由医保基金先行支付，之后由医保管理机构向责任方追偿。

2. 支付的医药机构范围

支付的医药机构范围：医疗保险的合同或协议医药机构发生的费用才属于支付范围。在我国只有在医疗保险定点医药机构发生的费用，医疗保险才予以支付，非定点医药机构发生的医药费用，医保基金原则上不予支付，但是在就近的非定点医疗机构进行危及生命的抢救，由医保基金承担支付责任。定点医药机构一般由社会保障行政部门制定管理办法，确定准入标准，并进行审查审批。医疗机构成为医保定点服务机构后，由医疗保险经办管理机构与其签订服务协议，纳入医药费用结算和监督管理范围。2015 年我国进一步明确医保定点医药机构实行协议管理，全面取消行政审批。

3. 支付医疗服务项目范围

支付医疗服务项目范围：参保人员诊治疾病所使用的药品、诊疗项目、医疗服务设施范围（简称“医保三个目录”）的支付范围。疾病诊断治疗的药品、诊疗项目等众多，并随着医学科学的发展，高端的药品、诊治手段不断出现，相应的费用价格不断提高，有限的医疗保险基金只能保障基本医疗服务，因此制定医疗保险基金支付的“三个目录”是必要的。即明确哪些药品、诊疗项目和医疗服务设施属于医保支付，除外的就需要个人全额自费承担。

（二）基本医疗服务项目

医疗保险的支付项目范围一般根据参保人员的基本医疗服务需求确定，并与卫生服务相辅相成。从医疗保险角度出发，基本医疗服务项目是参保人员诊治疾病必需的、疗效可靠稳定的、基金支付能力范围内的医疗服务项目。卫生服务的内容包含现有医学科学技术水平下所能提供的各种诊断、治疗、预防、保健、药品、康复等医学技术服务项目，而医疗保险支付范围只是现有经济条件下卫生服务的一部分。

属于医疗保险基本医疗服务项目的医疗技术一般应具备以下基本条件：

（1）普遍使用。各级各类医疗机构能够提供的、能满足大多数人医疗需求的、常用的疾病诊断和治疗技术、药品和医疗服务设施等属于基本医疗需求，应纳入医疗保险支付项目范围。

（2）效果好，安全可靠。纳入医疗保险支付范围的诊疗技术和药品的诊治效果稳定、有特异性、安全可靠。那些处于试验研究阶段、诊治特异性差、效果不可靠、安全性差的医疗技术和药品不属于基本医疗需求范围。

（3）经济可及性。医疗保险支付范围内的诊疗技术、药品和医疗服务设施应该是医疗保险和个人所能承受的。医疗保险虽然重点考虑支付能力，但并不一味排斥高、尖、新技术，而是要进行科学选择，把那些符合当地需求、具有较好成本效益的新技术也纳入支付范围。

随着社会经济水平的发展，医疗保险保障基本医疗需求范围也在发生变化。一是健康保险概念逐步得到认同，医疗保险承保的医疗服务范围已扩大到预防保健、康复、长期护理等方面。二是注重对医疗服务项目的选择。在严格控制高、精、尖医疗仪器、设备、技术和药品使用的同时，对于一些救命的高技术项目（如血液透析、心脏搭桥手术），虽然价格费用高，但仍然列入医保支付范围。

确定一项医疗服务是否属于基本医疗服务的方法多种多样，包括定性方法和定量方法。但是医疗服务项目太多，在实践中不可能也没有必要对每一种药品和诊疗技术都进行全面评价。从简单、省时快捷、经济考虑，医疗保险一般依据现有资料采用准入法和排除法来确定。

（三）我国基本医疗保险支付医疗服务项目范围

1. 基本医疗保险药品目录

2000 年原劳动保障部制定了《国家基本医疗保险药品目录》，2004 年、2007 年、2009 年又三次进行了修订。2009 年版《国家基本医疗保险、工伤保险和生育保险药品目录》共有药品品种 2133 个，其中西药 1146 个、中成药 987 个，此外还包括民族药 45 个，并采用排除法制定了中药饮片目录。

纳入药品目录的药品是临床必需、安全有效、价格合理、使用方便、市场能够保证供应的药品，并具备下列条件之一：《中华人民共和国药典》（现行版）收载的药品、符合国家药品监督管理部门颁发标准的药品、国家药品监督管理部门批准正式进口的药品；同时规定了医疗保险不承担支付责任的药品，主要是营养滋补药品、中药泡制酒制剂以及血液制品、蛋白类制品等。

基本医疗保险药品目录由西药、中成药和中药饮片组成。西药和中成药采用准入法制定，所列药品医疗保险准予支付，其药品名称采用通用名，并标明剂型；中药饮片采用排除法制定，所列药品医疗保险不予支付，其药品名称采用药典名。

西药和中成药分为甲类和乙类。甲类药品是临床治疗必需、使用广泛、疗效好、同类药品中价格低的药品。甲类药品费用全额纳入医疗保险支付范围按规定支付。乙类药品是可供临床治疗选择使用、疗效好、同类药品中比甲类药品价格高的药品。乙类药品费用先由参保人员首付一定比例，再纳入医疗保险按规定支付，其个人首付比例由统筹地区自己制定。

人力资源和社会保障部组织制定和增补调整国家药品目录。各省（自治区、直辖市）只有乙类药品目录的调整权，但增加或减少的品种数之和不得超过国家制定的乙类药品总数的 15%。地市级城市没有医保药品目录调整权限。国家调整医疗保险药品目录原则上每两年一次，新药增补工作每年进行一次。

2. 基本医疗保险诊疗项目

基本医疗保险诊疗项目是临床诊疗必需、安全有效、费用适宜、物价部门制定了收费标准、体现医疗服务技术服务的项目。由于我国的诊疗项目缺乏统一的管理办法、评审机制和临床准入标准，国家确定基本医疗保险诊疗项目范围采用排除法。基本医疗保险诊疗项目目录包括个人自费项目和部分支付项目（共付项目）两大类，余下的诊疗项目其费用全额纳入医疗保险按规定支付。

自费项目是指那些非临床必需、安全性不高、效果不确定以及属于特殊医疗服务的诊疗项目，或非诊疗范围内的服务项目，所发生的费用个人全额承担。医保目录中的自费项目有 5 大类 28 项目，主要包括特需服务项目，义眼、义齿、义肢、助听器等医用材料和器具，以及美容矫形、健康体检等非疾病治疗项目。

共付项目主要是一些临床治疗必需、效果确定但容易滥用和费用昂贵的诊疗项目，所发生的费用先由参保人员首付一定比例，再纳入医疗保险按规定支付，个人首付比例由统筹地区自己制定。医保目录中的共付项目有 2 大类 14 项，主要是一些大型医疗设备，高技术、高成本的诊疗项目，如 γ—刀、CT、MRI、血液透析、腹膜透析等。

人力资源和社会保障部负责组织制定和调整国家基本医疗保险诊疗项目范围。各省

（自治区、直辖市）以国家诊疗项目管理规定为依据，组织制定本地区的基本医疗保险诊疗项目目录，可采用排除法，也可采用准入法。各省（自治区、直辖市）可适当增补自费项目，但不得删减，也可适当调整共付项目，但必须严格控制调整范围和幅度。

3. 基本医疗保险医疗服务设施

基本医疗保险医疗服务设施是指由定点医疗机构提供的，参保人员在接受诊断、治疗和护理过程中必需的生活服务设施。我国基本医疗保险医疗服务设施分为准予支付项目和不予支付项目（自费项目）。

医疗保险准予支付项目包括普通病房床位、门（急）诊留观床位、隔离病房床位和危重抢救病房床位（CCU、ICU）。物价政策规定的3人间及以上普通一级或二级病房床位价格纳入医疗保险支付基数按比例支付，如床位费实际收费低于上述标准，则按实际床位费纳入支付范围；门（急）诊留观床位费的医保支付标准按物价部门规定的收费标准确定，但不得超过住院床位费支付标准。参保患者可自主选择不同档次的病房，超出医疗保险支付的费用由参保患者自己承担。

医疗保险不予支付项目主要指一些与诊断、治疗和护理疾病没有直接关系的项目，如交通、医疗机构家用电器、生活服务、文化娱乐活动和伙食等产生的费用。

人力资源和社会保障部负责制定调整国家基本医疗保险医疗服务设施目录范围。各省（自治区、直辖市）按照国家要求，依据省（自治市、直辖区）物价部门医疗服务收费标准所列的具体项目，确定本地基本医疗保险医疗服务设施具体项目。

三、医疗保险需方支付

医疗保险需方支付是指医疗保险支付参保人员医疗费用的政策规定和支付流程。

（一）医疗保险需方支付方式

1. 起付线方式

起付线（deductibles）又称扣除保险，是指医疗保险开始支付医疗费用的最低标准，低于起付线的医疗费用由参保人员自行承担，超过起付线以上的医疗费用由医疗保险按规定支付。

合理的起付线可以有效抑制医疗需求，有利于减少浪费，也可以使医疗保险经办管理机构减少大量的小额医疗费报销工作量，以降低管理成本。起付线的合理确定是起付线支付方式的关键。过低的起付线可能导致过度利用卫生服务，不利于控制医疗费用；过高的起付线可能超过部分参保人员的承受能力，抑制其正常的医疗需求，影响医疗保险的覆盖面和受益面。

2. 共同付费方式

医疗保险经办管理机构按照合同或规定对参保人员的医疗费用按一定的比例进行补偿，剩余费用由个人负担，称为共同付费（coinsurance）方式，又称按比例分担。共同付费方式中的补偿比例可以固定，也可以变动。

共同付费方式的特点：一是简单直观，易于操作；二是参保人员可根据自己的支付能力适当选择医疗服务，有利于控制医疗费用。一般个人负担比例越高，医疗服务的利用越少。一般认为，个人负担比例达到25%时，医疗服务需求即有明显降低。

合理的个人负担比例是共同付费方式的关键。个人负担比例过低，起不到对需方的有效约束作用，达不到控制医疗费用不合理增长的目的；个人负担比例过高，可能超过个人的承受能力，加重经济负担和降低医疗服务的利用。

3. 封顶线方式

封顶线也叫最高支付限额，低于封顶线的医疗费用由医疗保险按规定支付，超出封顶线的医疗费用由参保人员自己负担。这种方式有利于抑制高额医疗服务的过度需求及过度提供。合理的封顶线是这种方式的关键。过高的封顶线起不到抑制高额医疗服务的作用，过低又加重个人的负担。

4. 限额自付方式

一定时期内参保人员自付的医疗费用达到一定额度后，就不再负担医疗费用。这是一种有效控制个人医疗费用绝对负担，避免造成参保人员因病致贫较为有效的方法。

以上需方费用支付方式各有其优缺点，在实际中常多种方式结合起来应用，既要促进需方合理的医疗服务需求，又要控制医疗费用过度增长。

（二）我国基本医疗保险报销政策

参保人员因疾病诊治在定点医疗机构发生的符合医疗保险责任范围内的费用，按基本医疗保险政策规定予以支付。在我国的基本医疗保险报销政策中，参保人员享受住院和门诊两项基本医疗服务的补偿，具体的支付类别见表14－1。

表14－1　我国三大基本医疗保险制度支付类别比较

支付类别		职工医保	居民医保	新农合
住院		√	√	√
门诊	门诊大病	√	√	√
	个人账户	√	×	×
	门诊统筹	×	√	√
其他	大病保险	×	√	√
	常规体检	×	×	√
	二次补偿	√	√	√

1. 住院支付政策

我国三大医疗保险制度建立的统筹基金支付住院费用政策框架基本相同，与住院总费用、自费费用、乙类药品和共付诊疗项目费用、起付线、支付比例、封顶线等有关。

住院总费用是在定点医疗机构住院时发生的直接医疗费用，一些地区还把入院前的相关门诊费用纳入住院费用中报销。

自费费用是医保三个目录规定需全额由个人承担的费用，居民医保中大病保险支付费用可以突破三个目录把自费费用中的合规医疗费用纳入支付范围。合规费用是指不在“三个目录”内，但是一些大病重病最新临床路径治疗必需的药品、诊疗项目、医疗服务设施项目。

乙类药品、共付诊疗项目费用的个人首付比例一般在10%～20%，由于多数统筹地区建立的补充保险把个人首付的部分纳入了支付范围，因此个人首付实际上在10%以下，逐步淡化了乙类药品、共付诊疗项目的概念。

起付线与医院级别有关，级别越高，起付线越高。在职工医保启动之初，起付线按社会平均工资的一定比例设置，一般一级医院按5%、二级医院按8%、三级医院按12%设定。我国医保制度发展十几年来，起付线一直没有动态上调，相反还有不同程度的下降。

支付比例（即共付比例）一般与年龄或病种有关，年龄越大，支付比例越高。

按照新医改要求，封顶线职工医保应达到职工平均工资的6倍，居民医保应达到城镇居民人均可支配收入的6倍，新农合应达到农民人均纯收入的6倍。

医疗保险基金支付住院费用一般采用下列计算公式：

医保基金支付=［住院总费用－自费费用－起付线－个人首付比例×（共付诊疗项目费用＋乙类药品费用）］×支付比例

职工保险由统筹基金支付住院费用，个人账户可支付余下的医保三个目录范围内的费用。如计算出的基金支付费用高于封顶线，则按实际封顶线额度支付。按照医改要求，政策性报销比例（不含自费费用的报销比例）职工应达到80%以上，居民医保和新农合应达到70%以上。

2. 门诊支付政策

基于门诊服务就诊量大、单次费用低、道德风险大、管理难等特点，我国基本医疗保险建立了个人账户、门诊特殊疾病、门诊统筹三项制度来解决门诊费用。

门诊特殊疾病是参保人员患病后需要长期在门诊治疗，门诊费用较高，且可以纳入三大保险的统筹基金支付的病种。参保人员患病后一般要申报并按准入标准审批后才能纳入门诊特殊疾病管理。门诊特殊疾病支付政策复杂，没有基本统一的政策框架和经办流程，在实际操作中基本参照住院支付政策管理。

个人账户是为参保职工个人建立的主要用于普通门诊医疗支出的医疗保险专门账户。个人账户本金及利息属参保个人所有，实行专款专用，超支自理，并可结转和继承。个人账户的资金主要由个人缴纳的保费和单位缴费中的一部分组成。单位缴费划入个人账户的比例与个人的工资基数（或退休金基数）和年龄有关。

门诊统筹是解决参保居民和参合农民普通门诊费用、具有共济互助性质的一项制度，其支付政策框架与住院基本一致。由于居民医保和新农合筹资水平较低，门诊统筹制度的报销水平较低，所需资金直接由居民医保基金和新农合基金划拨，个人不单独缴费。

（三）医疗费用即时结算

参保人员因病发生医疗费用后，医疗保险经办管理机构按照政策和操作办法支付保险费用。医疗保险支付医疗费用主要有人工结算和即时结算两种方式。

人工结算：参保人员在定点医药机构结账时，个人全额垫支医疗费用，再到医保经办管理机构办理报销手续。这种方式手续复杂、报销周期长、个人垫支大、经济负担重，不适应社会公共服务方便快捷的要求。

即时结算：指参保人员在定点医药机构结账时，只支付按医保政策规定由个人承担的费用，医疗保险支付的费用由医保经办管理机构与定点医药机构结算。即时结算包括持社会保障卡、医保磁卡结算，人工记账结算等多种方式。目前我国全力推进参保人员持社会保障卡结算医疗费用。即时结算把个人支付费用、经办机构报销两个环节整合成一个环节，有效解决参保人员及时报销医疗费用的问题。

即时结算是社会保险法和新医改的要求。从 2009 年开始，全国各地不断改进业务流程，加大医保信息系统建设，大力推进即时结算工作。目前我国统筹区域内的医疗费用即时结算问题已基本解决。2014 年全国已有 28 个省（市、区）建立了异地就医即时结算平台，基本实现了省内跨统筹地区异地就医即时结算，部分省市还利用即时结算平台探索开展跨省异地就医即时结算工作。

第四节　医疗保险医疗服务管控

一、医疗服务管控的目标和方法

医疗服务的特殊性、医疗技术信息的垄断性，使医疗机构成为医疗消费的主导者，极易过度医疗和诱导医疗，催生了医疗道德风险，一旦管控不到位，医疗费用的不合理增长就难以控制，威胁到基金安全和参保人员的利益。因此医疗保险医疗服务管控对医保安全、稳定、健康运行至关重要。

（一）医疗服务管控的目标

一是实现医保基金以收定支、收支平衡、略有节余。有效控制医疗费用的过快增长，使医疗费用增长与社会经济发展水平一致、与居民收入增长水平协调，是实现医保基金收支平衡的重要手段，在我国也是落实社会保险基金预算管理的重要措施。二是实现医保患三方共赢。医保基金的有限性、医疗需求的无限性、医疗机构经济利益最大化三者只有通过有效的医疗服务管控来平衡。三是促使医院建立主动控费机制。医疗保险建立管控机制，可以促使医疗机构主动管控医生手中的“笔”，规范医疗服务行为，医院主导医疗消费的能力降低，医疗浪费可以得到有效抑制。四是保护参保人员的医疗利益。医疗信息不对称，参保人员接受医疗服务具有被动性，其利益容易受损，因此医疗保险对医疗服务的监控也是维护参保人员利益的重要手段。

（二）管控的基本方法

医疗保险对医疗服务的管控是一项复杂的工作，专业性强，技术要求高，涉及临床医学、财务会计、统计学、医疗保险、卫生经济、医院管理、计算机等多门学科。我国通过近几年的医疗保险实践，已基本形成了“以协议为支撑、审核为基础、管控机制为核心、智能监控为手段、现场检查为补充”的卓有成效的医疗服务管控方法（如图14－2所示）。

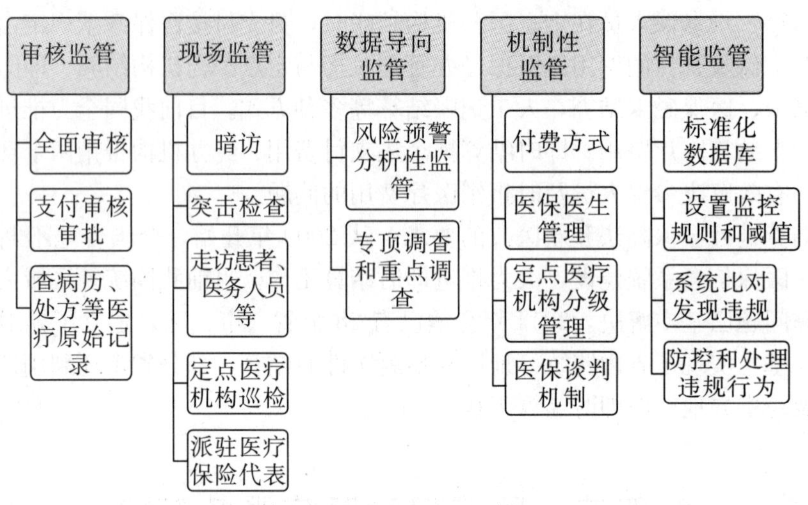

图14－2 医疗保险监管医疗服务的方法

审核监管是医保在支付医疗费时对医疗费用的清单明细逐项审查其真实性、符合性、合理性的过程。数据导向监管主要是应用统计学方法对发生的医疗费用进行比较分析，以期发现医疗违规、医疗费用异常的疑点，给进一步调查处理提供线索。设置不同级别的预警指标，开展参保人员、医生、医院科室、医院等多层次医疗费用和服务指标的对比，可以有效预警和筛选出重点违规行为。2009年以来，我国新医改出台了一系列措施，强化医疗服务监管，其中最重要的是付费方式改革、医保医生管理、医保谈判、定点医疗机构分级管理，这四项措施从机制上提供了监管医疗服务的手段。智能监管是通过建立医保监控系统，利用现代计算机信息技术发现医疗机构的直接违规和可疑违规行为，进而查实处理的管理措施，可有效进行事前预防、事中控制、事后监控。因此智能监管具有全面性、及时性、针对性、准确性等优点，可大大提高医疗服务监控的效率。

二、医疗费用审核

医疗费用审核是医疗保险经办管理机构通过一定的方式和手段，对医疗服务和医疗费用的真实性、准确性、合理性进行审查，以最后确定医疗费用支付额度的行为，是医疗保险支付过程中的一个重要环节、基础环节。审核的主要目的是确保医疗费用合规，公平支付，在保障参保人员获得基本的医疗服务的同时，控制参保人员不合理的医疗需求，在保证医药机构获得合理的经济补偿的同时，控制医疗机构提供过度服务。

（一）审核的依据

一是医疗保险管理部门制定的有关医疗保险的法规、条例和管理办法等规章制度，包括参保缴费政策；医保三个目录、定点医药机构管理办法、医疗费用结算规定；医疗费用报销政策，如起付线、封顶线、报销比例；定点医药机构服务协议约定条款；医保经办机构的结算流程等。二是相关部门的规定，主要包括卫生行政管理部的处方、病历管理办法、诊疗规范、临床路径指南，物价部门规定的药品价格和医疗服务收费价格、收费项目内涵、收费最高标准，以及药品监督管理部门的相关规定，如处方药品和非处方药品等。

（二）审核的内容

1. 审核医保是否承担支付责任

非本统筹地区参保人员或未参保人员的医疗费用，非定点机构就医购药费用，异地参保人员在非备案地医疗机构发生的费用，由其他责任承担方支付的医疗费用，如交通事故、工伤事故及职业病、医疗事故等引起的医疗费用，医疗保险不予支付。

2. 判断就诊和费用的真实性

判断就诊和费用的真实性：患者的基本情况，如姓名、性别、年龄、身份证等基本资料是否属实，是否与参保信息一致；报销凭证是否完整真实，如收据发票、处方、检查报告、治疗报告的合法性、真实性；需要审批使用的药品和诊疗项目是否有审批报告；入院出院基本情况，如出入院标准是否与病情相符、出入院诊断符合情况、住院天数是否与出入院时间吻合等；医疗费用是否按医保三个目录要求进行分类，如自费费用、乙类药品费用等。

3. 审查费用的符合性

审查费用的符合性包括医疗费用的清单完整性检查，一般是逐项审核药品、诊疗项目的使用情况，费用清单与原始医疗记录的一致性，费用记录的准确性，收费是否符合物价收费标准，费用是否符合医保三个目录的规定，费用的医疗保险报销类别是否准确，以及参保人员的报销待遇计算是否准确等。

4. 检查医疗费用的合理性，即诊疗规范性审查

医疗服务一些操作简单、容易界定的违规行为，如虚报、多报医疗费用，分解收费，超物价标准收费等可通过审核发现。对于一些复杂、较隐蔽、涉及临床技术的违规行为，如诱导住院、延长住院日、滥用检查和治疗项目等过度医疗行为需要通过专家评审才能界定。但对于个案费用也可通过相关的费用指标分析，初步判断费用是否有疑点，为进一步调查提供线索。

（三）审核的方法

医疗服务的药品、诊疗项目众多，审核工作专业技术要求高、工作量巨大，在审核方法上逐步从人工审核发展为智能审核。人工审核是由审核人员直接对医疗费用清单进行查看、检查、核对、分析的过程。人工审核针对性不强，不能做到费用审核全覆盖，而且抽样的偏移、审核人员的业务能力和责任心不强等，可能使审核的公平性差、效率低。随着计算机信息技术的发展，医保智能审核逐步发展起来。智能审核通过预先设置

审核规则，应用现代信息技术，自动判断医疗费用信息的符合性，自动产生审核结果的过程。智能审核可以做到审单全覆盖，问题查找准确，针对性强，保证审核的公平公正，控制人为因素，做到廉洁审核。一般稳定且容易界定的医疗服务违规行为可直接纳入智能审核的范围，审核出的问题可直接进行处理。不管是人工审核还是智能审核，都应当尽量避免医疗保险过多介入具体的医疗技术，过多干涉医生的具体诊疗行为，以确保医疗服务的正常开展以及审核工作的正常进行。

三、医疗保险付费方式

（一）常见的付费方式

医疗保险的付费方式是从机制制度上管控医疗费用的方法，包括项目付费、病种付费、单元（床日、人次等）付费、人头付费、总额预付、以资源为基础的相对价值标准（resource－based relative value scale，RBRVs）支付制等。

项目付费（fee for service）是指医疗保险按照参保人员利用医疗服务项目的多少，并依据项目价格向医疗机构支付医疗费用的方式，属于医疗费用后付制类型。

病种付费又称疾病诊断相关组（diagnosis relative groups，DRGs）定额预付制，是根据疾病的分类方法，将住院疾病按诊断分为若干组，每组又根据疾病的轻重程度及有无合并症、并发症分为几级，对每一组不同级别的病种分别制定不同的定额支付标准，并向医院一次性支付。DRGs 是现今公认比较先进的医保支付医疗机构费用的方法。

人头付费是指根据医生服务的参保人数和每个人的支付定额标准，预先支付费用的付费方式，在此期间医生提供合同或协议规定范围的医疗服务均不再另行收费。为保证医疗质量，人头付费需要限定每个医生服务人数的最高限额，许多国家每个医生服务的参保人员一般为 2000～3000 人。

总额预付又称总额预算（global budget），是由政府或医疗保险机构与医疗机构协商，确定医疗保险年度支付每个医疗机构医疗费用的总预算额。这种办法多在政府对医疗服务控制力较强或医疗保险一方力量较强的国家中采用，在我国官方文件中称为总额控制。

上述几种付费方式的优缺点及实施条件见表 14－2。

表 14－2　医疗保险常见付费方式的优缺点及实施条件

付费方式	优点	缺点	实施条件
项目付费	使用最广泛；容易理解，操作简单；参保人员选择性大，易获得较好的服务；有利于调动医疗机构的积极性，促进医疗技术发展	诱导需求和过度利用；医疗机构易弄虚作假；项目繁多，制定合理价格困难；审核支付工作量大	——

续表14-2

付费方式	优点	缺点	实施条件
病种付费	有利于提高医疗服务供方的成本意识，避免过度提供医疗服务；确定比较科学的、相对标准化的医疗服务包，有助于医疗行为的规范化	存在治疗不足的风险；医院可能推诿重病患者；医生可能夸大病情；医院可能分解住院	科学、明确的病种分类方法；良好的信息管理体系；科学、公认的疾病治疗临床路径；对医疗机构的有效监督
人头付费	有利于降低医疗成本；注重预防保健；支付标准单一、固定，容易预算；减少审核和赔付的工作量	存在治疗不足的风险；可能延长住院、重复住院、分解住院；医院收治轻症患者，拒收重病患者；医院可能把费用转嫁给患者	区域内存在足够的医疗服务资源；合理界定服务范围；较为准确地测算人头费率；建立风险调整机制；对医疗机构的有效监督
总额预付（总额控制）	促进医院自觉控制医疗费用；有利于医保部门控制基金支出；常与其他付费方式相结合；结算简单，医疗保险管理成本较低	容易发生缩水医疗、拒收患者、转嫁负担；直接影响高技术的使用；预算不合理，可导致费用不合理增长	科学的总额控制标准的测算；建立风险分担机制；对医疗机构的有效监督

（二）我国医疗保险付费方式

我国从职工医保建立之初就开始探索付费方式改革，并取得了一定成效。2009 年中共中央《关于深化医药卫生体制改革的意见》要求“完善支付制度，积极探索实行按人头付费、按病种付费、总额预付等方式”。2011 年人力资源和社会保障部下发了《关于进一步推进医疗保险付费方式改革的意见》，要求结合基金收支预算管理加强总额控制，探索总额预付，在此基础上，结合门诊统筹探索按人头付费，结合住院门诊大病的保障探索按病种付费，同时建立和完善医疗保险经办机构与医疗机构的谈判协商机制与风险分担机制，逐步形成与基本医疗保险制度发展相适应、激励与约束并重的支付制度。2012 年人力资源社会保障部等部委下发了《关于开展基本医疗保险付费总额控制的意见》，要求两年内所有统筹地区实施总额控制，明确了开展总额控制的基本原则、内容以及组织实施等相关内容。

经过十几年的探索和发展，形成了独具中国特色的医疗保险付费制度，主要体现在三个方面。

1. 非项目付费方式快速推进

从单一的项目付费走向以总额控制为主的多元化付费方式，多元化付费方式的应用可以消除某单一付费方式的负面效应，发挥综合优势。针对定点医院的总额控制已覆盖大多数统筹地区，职工医保、居民医保，以及大多数的定点医院纳入了总额控制的范围。一些跨统筹地区的异地医疗费用也纳入转出医院总额控制指标。床日费用相对稳定的精神病等的专科医院普遍采取了床日付费，门诊特殊疾病普遍实行了病种付费。按人头付费在医保门诊统筹支付基层医疗机构的门诊服务中得到了广泛应用。对于诊断明确、治疗方法相对固定的病种实行病种付费，覆盖的病种数量逐步扩大，且从重大疾病覆盖到常见病。

2. 从后付制逐渐走向预付制

如上所述，总额控制、人头付费和病种付费等预付制付费方式在我国医疗保险实践中得到了大力推广。预付制的优势得到了有效发挥，医疗机构的自我约束能力逐渐增强，医疗费用上涨得到了遏制，保障了患者的基本权益。采取预付制从宏观上控制了医疗费用的增长规模，确保了基金收支平衡；在微观上促进医疗机构降低服务成本，提高服务效率。

3. 适应非项目付费的监控措施逐步完善

针对非项目付费带来的医疗服务不足、推诿患者、转嫁费用增加个人负担等负面效应，各地建立了相应的管控措施。这些措施包括按项目计算的费用未达到病种付费标准的一定比例时不纳入病种付费范围，严格控制自费率，住院期间不得无故要求患者到门诊交费或药店购药，无正当理由拒绝收治符合住院条件的参保人员扣去一定保证金，建立高额费用补偿机制对医院收治危重患者另行补偿等。

我国各地在实践中逐渐形成了具有本地特色的付费方式。上海市的“总额预算、按月预付、分类缓付、通报公示、年终清算”的付费制度，由医院代表组成协商小组，通过三轮自行协商来分配总额额度的办法是最大的亮点。四川省一些统筹地区实施的住院“双控”结算办法，对住院次均支付费用和支付总额进行双重控制，对高额费用建立专门的补偿机制，对超支费用通过补偿系数建立分担机制等。江苏淮安市实行的总量控制下的病种分值付费方式，以基金预算总量、病种分值来确定每个病种分值的价格，医院通过挣病种分值来获得医疗费用的补偿，这种方式使医保基金支付脱离了与医院服务成本的直接关系，促进了医疗机构的合理竞争。

（三）总额控制

我国职工医保制度建立之初，各地就开始了总额控制的探索，尤其是新医改以来，总额控制作为落实医疗保险基金收支预算管理、保证基金收支平衡、提高基金使用效率的重要手段，得到了快速发展。总额控制要求结合医疗保险基金收支预算，科学合理地确定总额控制目标，结合分级医疗服务体系及基层医疗机构双向转诊要求，细化分解总额控制指标。通过总额控制建立以保证质量、控制成本、规范诊疗为核心的医疗服务评价与监管体系，同时提升保障绩效，保障群众医疗权益，推进医院改革。

住院费用总额控制从操作来讲一般包括以下几个环节：

1. 确定总控额度

遵循医疗保险基金以收定支、收支平衡、略有结余的原则，总额控制目标以基金预算管理为依据，估算统筹基金总收入，再扣除预留风险基金和不适合总额控制的医疗费用后，确定统筹基金总额控制额度。风险基金占基金预算支出的5%～8%，异地医疗费用、门诊特殊疾病费用、门诊统筹费用等在分配医院总控目标中应予以扣除。总额控制额度可分解成基本总额和高额总额。高额总额针对医疗费用偏态分布的特点，解决大额医疗费用给医院带来的问题，可防控医院推诿重病患者。

2. 医院分配额度

以总控额度为基础，参照近三年医疗机构服务情况和实际医疗费用发生情况等因素，制定定点机构总额控制的目标额度。在具体实践中有两种不同的模式：补偿系数法和直接分配法。补偿系数法不具体将总额控制额度分解到每家医疗机构，而是将总控额度作为全部定点医院费用控制的目标。对医院的补偿通过补偿系数来实现，补偿系数是按相关的指标标准或付费方式计算的支付全部医院费用的总和与总控额度的比值。这一方法的代表是四川省的"双控"结算办法和江苏淮安市的病种分值总额控制。直接分配法是将总额控制额度直接分配到各家医疗机构，一般采用因素分配法，其基本计算公式如下：

$$医院分配额度=A/（1+N\%\cdots\cdots）\times R$$

式中，A 为总额基数，以定点医疗机构近三年统筹基金支付住院费用为基础，一般按"2∶3∶5"的占比确定次年总额基数。N 为各因素的调整系数，包括医疗费用正常增长、住院人次、技术能力、个人负担、综合服务等因素。表 14－3 举例说明了某统筹地区定点医疗机构总额指标分配的调整因素。

表 14－3　某统筹地区定点医疗机构总额指标分配的调整因素

序号	调整因素	定义	调整系数	备注
1	年增长率	年医疗费用增长	按 3%计算	反映基金征收增长和物价上涨
2	住院人次		增减≤10%同时增减 10 人次以上的医院总额增减 1%，增减>10%且增减 20 人次以上总额增减 2%，总额增减以 2%为限	控制拒收患者或降低住院标准
3	机构级别		当年医疗机构级别发生变化的，每上升或下降一个级别或等级，总额增减以 2%为限	与医疗服务价格有关
4	百门诊住院率	出院人次/门急诊人次×100%	以上年同级别定点医院百门诊住院率为基数，每增减 1%总额减增 0.2%，总额增减以 2%为限	控制过度住院
5	自费率	住院全额自费费用/住院总费用×100%	每超过协议约定值 1 个百分点，总额扣减 1%，总额扣减以 3%为限	与个人负担有关
6	转诊转院率	转诊转院人次/出院人次×100%	以上年定点医疗机构平均转诊转院率为基数，转诊转院率每超过 1%，扣减总额 0.5%，总额扣减以 3%为限	与分解住院有关
7	住院人次人头比	出院人次/出院人数×100%	年度各医疗机构住院人次人头比控制在 1.3∶1 内，对超过的按折合人次计算，每超过 1 人次扣减总额 1%，总额扣减以 3%为限	与分解住院有关
8	综合考核	上年度年终考核	排位前 10 位或后 10 位的，总额依次递增或递减 0.2%	反映执行医保政策、履行服务协议、社会评价等情况

R 为预算调整系数。通过调整系数计算出的支出额度超出总控额度时，按此系数确定最终定点医疗机构分配总额。

在分配总额控制目标的过程中，应建立有效的谈判机制和公开透明的协商机制，与医疗机构进行协商谈判。谈判协商的规则、过程和结果，以及相关的指标数据应向社会公开。

3. 防止“三负”

总额控制下容易出现医院推诿患者、降低服务标准、转嫁医疗费用等负面影响。为了将这些负面影响降低到最低程度，一是通过强化和完善定点服务协议管理予以控制。二是建立高额费用补偿机制，明确高额标准、补偿标准和补偿程序，对合理超支部分给予适当补偿，有利于医院收治重病患者。三是强化考核指标，把重复住院率、次均住院费用、自费率、患者满意度等指标纳入考核内容，并与年终总决算、次年的总额分配挂钩。

4. 奖惩并重

总额控制下的奖惩并重，按照“结余留用、超支分担”的基本原则，通过建立风险分担机制和结余奖励机制来实现。风险分担是指医保支出超过总控额度的部分经认定合理的，由医保和医院共同分担，一般医院承担60%～70%，医保承担30%～40%。分担机制不仅促进医疗机构主动控制费用，更重要的是促使医保经办机构切实承担监管职责，防止医保经办机构成为简单的“分钱机构”。结余奖励是指在年终结算时医院总额没有用完，同时在考核中医疗机构服务数量、质量有保证时，其结余额度按一定比例奖励医院或者留作下年使用。奖励医院的比例与考核计分和违规行为挂钩。

5. 过程管控

在总额控制的执行中，强调过程控制、事前监管，确保年终总决算时医院发生的费用（按项目付费）与总控目标的差距控制在医院和医保均可接受的范围内，同时防止缩水医疗，确保医疗服务质量，确保不增加甚至降低参保人员个人负担。过程管控主要有按月预结年终总决算和月度费用分析等措施。按月预结年终总决算是指将年度总额分配到每一个月，并严格执行。年底按照预算总额和医院分配额度，在分析各医院费用指标的基础上，结合协议控制标准、考核结果补偿医院支出的总清算。月度费用分析是指每月分析定点医疗机构发生的医疗费用，对费用结算、费用控制、个人负担等方面的重点指标进行严格的过程监管。根据指标的异常程度对定点医院采取不同的措施，如要求书面解释、发出警告、进行整改、纳入重点监控、暂停拨付当期费用等。

思考题：

1. 简要叙述我国的基本医疗保险制度架构体系及其特点。

2. 结合实际，阐述我国实施的基本医疗保险制度改革给医疗机构带来的影响以及医疗机构的应对措施。

3. 结合专业知识，谈谈我国医疗保险付费方式改革，尤其是实施医疗费用总额控制后存在的问题，如何解决这些问题。

4. 医疗保险管理中如何做到有效监管医疗服务的同时不过多地干涉医疗机构的诊疗服务？

5. 简要叙述医保三个目录在医疗保险管理中的作用，以及在实施过程中存在的问题。

（汪凯）

参考资料

[1] 李宁秀. 预防医学 [M]. 北京：中国协和医科大学，2013.

[2] 刘虹. 医学哲学范畴 [M]. 北京：科学出版社，2014.

[3] 刘虹. 医学与生命 [M]. 南京：东南大学出版社，2011.

[4] 刘虹，张宗明，林辉. 新编医学哲学 [M]. 南京：东南大学出版社，2010.

[5] 王亚峰，田庆丰，罗艳艳. 医学人文学导论 [M]. 郑州：郑州大学出版社，2008.

[6] 卢祖洵，姜润生. 社会医学 [M]. 北京：人民卫生出版社，2013.

[7] 健康的社会决定因素委员会. 用一代人时间弥合差距：针对健康的社会决定因素采取行动以实现健康公平 [R]. 日内瓦，2009.

[8] World Health Organization. A Conceptuel Framework for Action on the Social Determinants of Health [M]. Geneva，2010.

[9] Ogden，J. Health Psychology：A Textbook. Berkshire [M]. 4th Edition. England：Open University Press，2007.

[10] 汪向东，等. 心理卫生评定量表手册 [M]. 北京：中国心理卫生杂志，1999.

[11] Murphy K. R. Psychological testing：principles and applications [M]. 6th Edition. Eaglewood Cliffs N. J. Prentice Hall，2005.

[12] 黄希庭，等. 心理学导论 [M]. 第3版. 北京：人民教育出版社，2015.

[13] 姚树桥，等. 医学心理学 [M]. 第6版. 北京：人民卫生出版社，2013.

[14] 潘芳，等. 心身医学 [M]. 第2版. 北京：人民卫生出版社，2013.

[15] 钱运梁，刘秀荣. 从健康危险因素的内涵和评价看健康管理的实质 [J]. 中国健康教育，2014，30 (3)：256-258.

[16] 李运明，刘丹红，孙彩虹，等. 自评健康和健康风险评估方法的研究进展 [J]. 中国全科医学，2011，14 (8)：2591-2592.

[17] 严慈庆，艾鼎敦. 美国健康风险评估的发展与应用 [J]. 中华健康管理学杂志，2009，3 (4)：238-241.

[18] 刘兰香，刘彩霞，王建英. 健康风险评估的应用 [J]. 内蒙古医学杂志，2009，41 (5)：171-173.

[19] 郑频频，傅华. 对健康危险度评估的探索及展望 [J]. 中国卫生资源，2007，10 (6)：295-296.

[20] 陈君石，黄建始. 健康管理师 [M]. 北京：中国协和医科大学出版社，2007.

［21］何廷尉，李宁秀．预防医学［M］．北京：高等教育出版社，2001.
［22］李宁秀．社会医学［M］．成都：四川大学出版社，2003.
［23］季成叶．儿童少年卫生学［M］．第7版．北京：人民卫生出版社，2012.
［24］董景五主译．疾病和有关健康问题的国际统计分类（第十次修订本）第二卷指导手册［M］．第2版．北京：人民卫生出版社，2008.
［25］李鲁．社会医学［M］．第4版．北京：人民卫生出版社，2012.
［26］国家卫生计生委统计信息中心．2015中国卫生和计划生育统计年鉴［M］．北京：中国协和医科大学出版社，2015.
［27］龚幼龙，冯学山．卫生服务研究［M］．上海：复旦大学出版社，2002.
［28］张毓辉，万泉，王秀峰，等．2009—2014年中国卫生总费用分析［J］．中国卫生经济，2016，35（3）：5—8.
［29］黄睿，宁佩珊，胡国清．湖南省“十三五”卫生人力资源需求的预测研究［J］．实用预防医学，2016，23（8）：1010—1013.
［30］中发〔1997〕3号．中共中央国务院关于卫生改革与发展的决定．1997.
［31］国发〔2006〕10号．国务院关于发展城市社区卫生服务的指导意见．2006.
［32］国家卫生和计划生育委员会．2014年我国卫生计划生育事业发展统计公报．2014.
［33］国家卫生计生委统计信息中心．第五次国家卫生服务调查分析报告［M］．北京：协和医科大学出版社，2015.
［34］孙鹃娟．中国老年人的婚姻状况与变化趋势——基于第五次人口普查数据的分析［J］．人口学刊，2015，37（4）：77—85.
［35］李鲁．社会医学［M］．第5版．北京：人民卫生出版社，2015.
［36］Judith Dwyer，Zhanming Liang，Valerie Thiessen，etc. Project Management in Health and Community Services. 2013.
［37］恩格尔，黎风．需要新的医学模型：对生物医学的挑战［J］．医学与哲学，1980（3）：88—90.
［38］彭瑞聪，常青，阮芳赋．从生物医学模式到生物心理社会医学模式［J］．医学与哲学，1981（12）：25—30.
［39］元文玮，王友良，常青，等．现代医学发展中的一个重要转变［J］．医学与哲学，1982（2）：21—23.
［40］詹姆斯·S. 劳森，林广汶，常为民．中华人民共和国人民健康状况的差异［J］．中国社会医学，1995（1）：8—12.
［41］中央编办发〔2006〕96号．城市社区卫生服务机构设置和编制标准指导意见．2006.
［42］许宗余．不同举办形式社区卫生服务机构运行机制研究［D］．武汉：华中科技大学，2011.
［43］高琦．社区卫生服务筹资渠道系统综述及定性访谈研究［D］．济南：山东大学，2008.

[44] 国办发〔2015〕70 号. 国务院办公厅关于推进分级诊疗制度建设的指导意见. 2015.

[45] 邬沧萍. 健康老龄化的科学含义和社会意义 [R] //全国老年医疗保健研讨会主题报告，1995.

[46] Ning Jackie Zhang, Man Guo, Xiaoying Zheng. China: Awakening Giant Developing Solutions to Population Aging [J]. The Gerontologist, 2012, 52 (5): 589-596.

[47] Catrinel Craciun, Paul Gellert, Uwe Flick1. Aging in Precarious Circumstances: Do Positive Views on Aging Make a Difference? [J]. The Gerontologist, 2015, Vol. 00, No. 00: 1 - 12.

[48] Peter Martin, Norene Kelly, Boaz Kahana, etc. Defining Successful Aging: A Tangible or Elusive Concept? [J]. The Gerontologist, 2015, 55 (1): 14 - 25.

[49] 国家基本公共卫生服务规范（2015 版）.

[50] 我国儿童面临传统型和现代型健康风险的双重压力 [EB/OL]. http://news.xinhuanet.com/health/2016-10/01/c_1119656963.htm.

[51] 四川大学华西公共卫生学院社会医学教研室. 社会医学讲义. 2002.

[52] WilliamC. Cockerham. 医学社会学 [M]. 第 7 版. 杨辉，张拓红，译. 北京：华夏出版社，2000.

[53] 汪向东，王希林，马弘，等. 心理卫生评定量表手册（增订版）[M]. 北京：中国心理卫生杂志，1999.

[54] 卫生部疾病预防控制局. 全国慢性病预防控制工作规范（试行）[R]. 北京，2011.

[55] 胡晓云，张庆军. 慢性病预防控制工作实用方法 [M]. 武汉：湖北科学技术出版社，2011.

[56] 秦怀金，陈博文. 国家基本公共卫生服务技术规范 [M]. 北京：人民卫生出版社，2012.

[57] 曾学军，许文兵. 社区慢性阻塞性肺疾病病例管理（试用）[M]. 北京：北京大学医学出版社，2008.

[58] 施榕. 社区预防与保健 [M]. 北京：人民卫生出版社，2006.

[59] 栾荣生. 流行病学研究原理与方法 [M]. 成都：科学技术出版社，2014.

[60] 中华人民共和国国家卫生和计划生育委员会. 第四、第五次国家卫生服务调查分析报告 [R]. 北京，2008，2014.

[61] 国家心血管病中心. 中国心脑血管病报告 2012 [R]. 北京，2013.

[62] 中华人民共和国国家卫生和计划生育委员会. 中国居民营养与慢性病状况报告（2015 年）[R]. 北京，2015.

[63] Lorig K, Gonzalez VM, Ritter P. Community-based Spanish language arthritis education program: a randomized trial [J]. Med Care, 1999, 37: 957-966.

[64] 陈心广. 成功的芬兰北卡瑞利亚 20 年社区健康干预项目 [J]. 国外医学（社会医学分册），1997，1：6-11.

[65] 徐峰. 二十年之大庆糖尿病预防研究 [J]. 药品评价，2008，5 (8)：375－377.

[66] 蔡成活，陈文力. 中山市古镇社区人群慢性病综合防治效果评价 [J]. 中国全科医学，2004，17 (123)：1762－1763.

[67] 陈万青，郑荣寿，张思维. 中国恶性肿瘤的动态变化 [J]. 科技导报，2014，32 (26)：65－71.

[68] 曹水. 癌症社区综合防治策略的探讨 [J]. 中国社区医师（医学专业半月刊），2009，20：257.

[69] 孟俊峰，刘翱. COPD危险因素分析 [J]. 临床肺科杂志，2011，3：424－426.

[70] 胡继春. 医学社会学 [M]. 武汉：华中科技大学出版社，2005.

[71] 威廉·考克汉姆. 医学社会学 [M]. 第11版. 高永平，杨渤彦，译. 北京：中国人民大学出版社，2012.

[72] 马骁. 健康教育学 [M]. 北京：人民卫生出版社，2012.

[73] 王增珍. 成瘾行为心理治疗——操作指南与案例 [M]. 北京：人民卫生出版社，2012.

[74] 龚幼龙，严非. 社会医学 [M]. 第3版. 上海：复旦大学出版社，2009.

[75] 陈力. 医学行为学 [M]. 北京：人民卫生出版社，2007.

[76] 毛富强. 医学行为学 [M]. 北京：清华大学出版社，2012.

[77] 傅华. 预防医学 [M]. 第6版. 北京：人民卫生出版社，2013.

[78] 刘燕玲，吴鸿雁，马凤霞，陶然. 我国青少年网络成瘾流行病学特点及干预进展 [J]. 职业与健康，2012，28 (1)：105－107.

[79] 朱启星，傅华. 预防医学 [M]. 北京：人民卫生出版社，2015.

[80] 林义. 社会保险 [M]. 第3版. 北京：中国金融出版社，2010.

[81] 卢祖洵，汪凯，郑建中. 社会医疗保险学 [M]. 第3版. 北京：人民卫生出版社，2012.

[82] 胡晓义，姚宏. 医疗保险和工伤保险 [M]. 北京：中国劳动社会保障出版社，2012.

[83] 人力资源和社会保障部社会保险事业管理中心. 医疗保险付费方式改革经办管理城市实例 [M]. 北京：中国劳动社会保障出版社，2012.

[84] 人力资源和社会保障部. 国家基本医疗保险、工伤保险和生育保险药品目录(2009年版) [M]. 北京：中国劳动社会保障出版社，2009.

附 录

一、36条目简明健康量表（SF−36，v2）

说明：本调查涉及您对自身健康的观点，这些信息将有助于追踪您从事日常活动的能力及自身感觉。请回答所有问题，按指定方法做标记（直接在数字上画圈，如①、②、③）。如果您对答案不确定，请给出您认为最好的答案。

1. 总的来说，您认为您的健康状况：

①棒极了　②很好　③好　④过得去　⑤糟糕

2. 与一年前相比，您如何评价现在的健康状况？

①比一年前好多了　②比一年前好一点　③和一年前差不多

④比一年前差一点　⑤比一年前差多了

3. 下列项目是您平常在一天中可能做的事情。您现在的健康限制您从事这些活动吗？如果是的话，程度如何？

3a. 高强度活动，如跑步、举重物、参加剧烈运动

①是，很受限　②是，稍受限　③不，完全不受限

3b. 中等度活动，如移动桌子、推动真空吸尘器（或拖地板）、打保龄球、打高尔夫球（或打太极拳）

①是，很受限　②是，稍受限　③不，完全不受限

3c. 举或搬运杂物

①是，很受限　②是，稍受限　③不，完全不受限

3d. 爬数层楼梯

①是，很受限　②是，稍受限　③不，完全不受限

3e. 爬一层楼梯

①是，很受限　②是，稍受限　③不，完全不受限

3f. 弯腰、屈膝

①是，很受限　②是，稍受限　③不，完全不受限

3g. 步行1500米以上

①是，很受限　②是，稍受限　③不，完全不受限

3h. 步行几个路口

①是，很受限　②是，稍受限　③不，完全不受限

3i. 步行一个路口

①是，很受限　　②是，稍受限　　③不，完全不受限

3j. 自己洗澡或穿衣

①是，很受限　　②是，稍受限　　③不，完全不受限

4. 在过去4周，您有多少时间因为生理健康原因，在工作或从事其他日常活动时有下列问题?

4a. 减少了工作或从事其他活动的时间

①所有时间　②大多数时间　③一些时间　④一点时间　⑤没有时间

4b. 减少了工作量或活动量

①所有时间　②大多数时间　③一些时间　④一点时间　⑤没有时间

4c. 从事工作或其他活动的种类受限

①所有时间　②大多数时间　③一些时间　④一点时间　⑤没有时间

4d. 从事工作或其他活动有困难（如费劲）

①所有时间　②大多数时间　③一些时间　④一点时间　⑤没有时间

5. 在过去4周，您有多少时间因为任何情感问题（如感到抑郁或焦虑），在工作或从事其他日常活动时有下列问题?

5a. 减少了工作或从事其他活动的时间

①所有时间　②大多数时间　③一些时间　④一点时间　⑤没有时间

5b. 减少了工作量或活动量

①所有时间　②大多数时间　③一些时间　④一点时间　⑤没有时间

5c. 从事工作或其他活动不像平常那么专心

①所有时间　②大多数时间　③一些时间　④一点时间　⑤没有时间

6. 在过去4周，您的生理健康或情感问题在何种程度上干扰了您与家人、朋友、邻居或团体的正常社会活动?

①完全没有　②轻度　③中度　④重度　⑤极度

7. 在过去4周，您经受了多少躯体疼痛?

①完全没有　②很轻微　③轻微　④中等　⑤严重

⑥很严重

8. 在过去4周，疼痛在多大程度上干扰了您的正常工作（包括户外工作和家务劳动)?

①完全没有　②一点点　③中度　④重度　⑤极度

9. 这些问题将问及您在过去4周的感觉和情感体验。对每一问题，请给出与您想法最接近的一个答案。在过去4周，有多少时间：

9a. 您觉得干劲十足?

①所有时间　②大多数时间　③一些时间　④一点时间　⑤没有时间

9b. 您非常紧张?

①所有时间　②大多数时间　③一些时间　④一点时间　⑤没有时间

9c. 您感到情绪低落、沮丧，怎么也快乐不起来?

①所有时间　②大多数时间　③一些时间　④一点时间　⑤没有时间

9d. 您觉得平静、安适？

①所有时间　②大多数时间　③一些时间　④一点时间　⑤没有时间

9e. 您觉得精力旺盛？

①所有时间　②大多数时间　③一些时间　④一点时间　⑤没有时间

9f. 您感到心灰意冷吗？

①所有时间　②大多数时间　③一些时间　④一点时间　⑤没有时间

9g. 您觉得累极了？

①所有时间　②大多数时间　③一些时间　④一点时间　⑤没有时间

9h. 您快乐吗？

①所有时间　②大多数时间　③一些时间　④一点时间　⑤没有时间

9i. 您觉得疲劳？

①所有时间　②大多数时间　③一些时间　④一点时间　⑤没有时间

10. 在过去4周，有多少时间您的社会活动（如访问朋友、亲戚等）受您的生理健康或情感问题的影响？

①所有时间　②绝大多数时间　③一些时间　④一点时间　⑤没有时间

11. 下列每一种情形与您的实际情况符合的程度如何？

11a. 和其他人相比，我似乎更容易生病

①全部符合　②大部分符合　③不知道　④大部分不符合　⑤全部不符合

11b. 我和我认识的人一样健康

①全部符合　②大部分符合　③不知道　④大部分不符合　⑤全部不符合

11c. 我预计我的健康状况将变得更差

①全部符合　②大部分符合　③不知道　④大部分不符合　⑤全部不符合

11d. 我的身体棒极了

①全部符合　②大部分符合　③不知道　④大部分不符合　⑤全部不符合

二、36条目简明健康量表简化版

本调查询问您对自身健康状况的评估，您所提供的信息有助于了解您的自我感觉和从事日常活动的能力。请回答所有问题，按指定方法做标记（直接在数字上画圈，如①、②、③）。

1. 总的来说，您认为您的健康状况：

①极好　②很好　③好　④一般　⑤差

2. 您现在的健康状况是否限制您做这些活动：搬桌子、使用吸尘器清洁地面、玩保龄球或打太极拳等：

①有很大限制　②有一点限制　③没有任何限制

3. 您现在的健康状况是否限制您上几层楼梯：

①有很大限制　②有一点限制　③没有任何限制

4. 在过4周，您在工作或其他日常活动中，有多少时间会因为身体的原因，实际做完的比想做的要少：

①常常如此　②大部分时间　③有时　④偶尔　⑤从来没有

5. 在过4周，您在工作或其他日常活动中，有多少时间会因为身体的原因，从事工作或其他活动的种类受到限制：

①常常如此　②大部分时间　③有时　④偶尔　⑤从来没有

6. 在过去4周，您在工作或其他日常活动中，有多少时间会因为情绪方面的原因（如感到沮丧或焦虑），实际做完的比想做的要少：

①常常如此　②大部分时间　③有时　④偶尔　⑤从来没有

7. 在过去4周，您在工作或其他日常活动中，有多少时间会因为情绪方面的原因（如感到沮丧或焦虑），工作或从事其他活动时不如往常细心：

①常常如此　②大部分时间　③有时　④偶尔　⑤从来没有

8. 在过去4周，您身体上的疼痛对您的日常工作（包括上班和家务）有多大影响：

①毫无影响　②有很少影响　③有一些影响　④有较大影响　⑤有极大影响

9. 在过去4周，有多少时间，您感到心平气和？

①常常如此　②大部分时间　③有时　④偶尔　⑤从来没有

10. 在过去4周，有多少时间，您感到精力充沛？

①常常如此　②大部分时间　③有时　④偶尔　⑤从来没有

11. 在过去4周，有多少时间，您觉得心情不好、闷闷不乐？

①常常如此　②大部分时间　③有时　④偶尔　⑤从来没有

12. 在过去4周，有多少时间您的身体健康或情绪问题妨碍了您的社交活动（比如探亲、访友等）？

①常常有妨碍　②大部分时间有妨碍　③有时有妨碍　④偶尔有妨碍

⑤从来没有妨碍

三、世界卫生组织生存质量测定量表（WHOQOL-100）

填表说明：

这份问卷用于了解您对自己的生存质量、健康情况以及日常活动的感觉，请您一定回答所有问题。如果某个问题您不能肯定如何回答，就选择最接近您自己真实感觉的那个答案。

所有问题都请您按照自己的标准、愿望或者自己的感觉来回答。注意所有问题都只是您最近两星期内的情况。

例如：您对自己的健康状况担心吗？

①根本不担心　②很少担心　③担心（一般）　④比较担心　⑤极担心

请您根据您对健康状况担心的程度在最适合的数字处打一个“√”，如果您比较担心您的健康状况，就在比较担心下“④”处打一个“√”，如果根本不担心自己的健康，就在根本不担心下“①”处打一个“√”。

谢谢您的合作！

下列问题是问前两星期中的某些事情，诸如快乐或满足之类积极的感觉。如果您极大程度上经历过这些事情，就在对应的数字“⑤”处打一个“√”；如果您根本没有经历过这些，就在对应“根本不”或“根本无”的数字“①”处打“√”；如果您的答案介于“根本无”和“极”之间，就在数字“②”“③”“④”中挑选一个最适合您情况的打“√”。

问题均涉及前两个星期。

□作登记用
（您不用填）

F1．2 您对自己的疼痛或不舒服担心吗？ □
①根本不担心　②很少担心　③担心（一般）　④比较担心　⑤极担心

F1．3 您在对付疼痛或不舒服时有困难吗？ □
①根本没困难　②很少有困难　③有困难（一般）　④比较困难　⑤极困难

F1．4 您觉得疼痛妨碍您去做自己需要做的事情吗？ □
①根本不妨碍　②很少妨碍　③有妨碍（一般）　④比较妨碍　⑤极妨碍

F2．2 您容易累吗？ □
①根本不容易累　②很少容易累　③容易累（一般）　④比较容易累　⑤极容易累

F2．4 疲乏使您烦恼吗？ □
①根本不烦恼　②很少烦恼　③烦恼（一般）　④比较烦恼　⑤极烦恼

F3．2 您睡眠有困难吗？ □
①根本没困难　②很少有困难　③有困难（一般）　④比较困难　⑤极困难

F3．4 睡眠问题使您担心吗？ □
①根本不担心　②很少担心　③担心（一般）　④比较担心　⑤极担心

F4．1 您觉得生活有乐趣吗？ □
①根本没乐趣　②很少有乐趣　③有乐趣（一般）　④比较有乐趣　⑤极有乐趣

F4．3 您觉得未来会好吗？ □
①根本不会好　②很少会好　③会好（一般）　④会比较好　⑤会极好

F4．4 在您生活中有好的体验吗？ □
①根本没有　②很少有　③有（一般）　④比较多　⑤极多

F5．3 您能集中注意力吗？ □
①根本不能　②很少能　③能（一般）　④比较能　⑤极能

F6．1 您怎样评价自己？ □
①根本没价值　②很少有价值　③有价值（一般）　④比较有价值　⑤极有价值

F6．2 您对自己有信心吗？ □
①根本没信心　②很少有信心　③有信心（一般）　④比较有信心　⑤极有信心

F7．2 您的外貌使您感到压抑吗？ □
①根本没压抑　②很少有压抑　③有压抑（一般）　④比较压抑　⑤极压抑

F7．3 您外貌上有无使您感到不自在的部分？ □
①根本没有　②很少有　③有（一般）　④比较多　⑤极多

F8．2 您感到忧虑吗？ □
①根本没忧虑　②很少有忧虑　③有忧虑（一般）　④比较忧虑　⑤极忧虑

F8. 3 悲伤或忧郁等感觉对您每天的活动有妨碍吗？ □
①根本没妨碍 ②很少有妨碍 ③有妨碍（一般） ④比较妨碍 ⑤极妨碍
F8. 4 忧郁的感觉使您烦恼吗？ □
①根本不烦恼 ②很少烦恼 ③烦恼（一般） ④比较烦恼 ⑤极烦恼
F10. 2 您从事日常活动时有困难吗？ □
①根本没困难 ②很少有困难 ③有困难（一般） ④比较困难 ⑤极困难
F10. 4 日常活动受限制使您烦恼吗？ □
①根本不烦恼 ②很少烦恼 ③烦恼（一般） ④比较烦恼 ⑤极烦恼
F11. 2 您需要依靠药物的帮助进行日常生活吗？ □
①根本不需要 ②很少需要 ③需要（一般） ④比较需要 ⑤极需要
F11. 3 您需要依靠医疗的帮助进行日常生活吗？ □
①根本不需要 ②很少需要 ③需要（一般） ④比较需要 ⑤极需要
F11. 4 您的生存质量依赖于药物或医疗辅助吗？ □
①根本不依赖 ②很少依赖 ③依赖（一般） ④比较依赖 ⑤极依赖
F13. 1 生活中，您觉得孤独吗？ □
①根本不孤独 ②很少孤独 ③孤独（一般） ④比较孤独 ⑤极孤独
F15. 2 您在性方面的需求得到满足吗？ □
①根本不满足 ②很少满足 ③满足（一般） ④多数满足 ⑤完全满足
F15. 4 您有性生活困难的烦恼吗？ □
①根本没烦恼 ②很少有烦恼 ③烦恼（一般） ④比较烦恼 ⑤极烦恼
F16. 1 日常生活中您感觉安全吗？ □
①根本不安全 ②很少安全 ③安全（一般） ④比较安全 ⑤极安全
F16. 2 您觉得自己居住在一个安全和有保障的环境里吗？ □
①根本没安全保障 ②很少有安全保障 ③有安全保障（一般）
④比较有安全保障 ⑤极有安全保障
F16. 3 您担心自己的安全和保障吗？ □
①根本不担心 ②很少担心 ③担心（一般） ④比较担心 ⑤极担心
F17. 1 您住的地方舒适吗？ □
①根本不舒适 ②很少舒适 ③舒适（一般） ④比较舒适 ⑤极舒适
F17. 4 您喜欢自己住的地方吗？ □
①根本不喜欢 ②很少喜欢 ③喜欢（一般） ④比较喜欢 ⑤极喜欢
F18. 2 您有经济困难吗？ □
①根本不困难 ②很少困难 ③困难（一般） ④比较困难 ⑤极困难
F18. 4 您为钱财担心吗？ □
①根本不担心 ②很少担心 ③担心（一般） ④比较担心 ⑤极担心
F19. 1 您容易得到好的医疗服务吗？ □
①根本不容易得到 ②很少容易得到 ③容易得到（一般）
④比较容易得到 ⑤极容易得到

F21. 3 您空闲时间享受到乐趣吗? □

①根本没乐趣　②很少有乐趣　③有乐趣（一般）　④比较有乐趣　⑤极有乐趣

F22. 1 您的生活环境对健康好吗? □

①根本不好　②很少好　③好（一般）　④比较好　⑤极好

F22. 2 居住地的噪声问题使您担心吗? □

①根本不担心　②很少担心　③担心（一般）　④比较担心　⑤极担心

F23. 2 您有交通上的困难吗? □

①根本没困难　②很少有困难　③有困难（一般）　④比较困难　⑤极困难

F23. 4 交通上的困难限制您的生活吗? □

①根本没限制　②很少有限制　③有限制（一般）　④比较限制　⑤极限制

下列问题是问过去两星期内您做某些事情的能力是否"完全、十足"，例如洗衣服、穿衣服、吃饭等动作。如果您完全能够做到这些事情，则在"完全"所对应的数字"⑤"处打"√"；如果您根本不能做到这些事情，就在与"根本不"对应的数字"①"处打"√"；如果您认为是介于"完全"和"根本不"之间，就在数字"②""③"或"④"处打"√"。问题均涉及前两个星期。

F2. 1 您有充沛的精力去应付日常生活吗? □

①根本没精力　②很少有精力　③有精力（一般）　④多数有精力　⑤完全有精力

F7. 1 您认为自己的外形过得去吗? □

①根本过不去　②很少过得去　③过得去（一般）　④多数过得去　⑤完全过得去

F10. 1 您能做自己日常生活的事情吗? □

①根本不能　②很少能　③能（一般）　④多数能　⑤完全能

F11. 1 您依赖药物吗? □

①根本不依赖　②很少依赖　③依赖（一般）　④多数依赖　⑤完全依赖

F14. 1 您能从他人那里得到您所需要的支持吗? □

①根本不能　②很少能　③能（一般）　④多数能　⑤完全能

F14. 2 当需要时您的朋友能依靠吗? □

①根本不能依靠　②很少能依靠　③能依靠（一般）　④多数能依靠　⑤完全能依靠

F17. 2 您住所的质量符合您的需要吗? □

①根本不符合　②很少符合　③符合（一般）　④多数符合　⑤完全符合

F18. 1 您的钱够用吗? □

①根本不够用　②很少够用　③够用（一般）　④多数够用　⑤完全够用

F20. 1 在日常生活中您需要的信息都齐备吗? □

①根本不齐备　②很少齐备　③齐备（一般）　④多数齐备　⑤完全齐备

F20. 2 您有机会得到自己所需要的信息吗? □

①根本没机会　②很少有机会　③有机会（一般）　④多数有机会　⑤完全有机会

F21. 1 您有机会进行休闲活动吗? □

①根本没机会　②很少有机会　③有机会（一般）　④多数有机会　⑤完全有机会

F21. 2 您能自我放松和自找乐趣吗？ □

①根本不能 ②很少能 ③能（一般） ④多数能 ⑤完全能

F23. 1 您有充分的交通工具吗？ □

①根本没有 ②很少有 ③有（一般） ④多数有 ⑤完全有

下列问题要求您对前两个星期生活的各个方面说说感觉如何，如“满意、高兴或好”，例如关于您的家庭生活或您的精力。想一想对您生活的各个方面是如何的满意或不满意，在最符合您的感觉的数字上打“√”。问题均涉及前两个星期。

G2 您对自己的生存质量满意吗？ □

①很不满意 ②不满意 ③既非满意也非不满意 ④满意 ⑤很满意

G3 总的来讲，您对自己的生活满意吗？ □

①很不满意 ②不满意 ③既非满意也非不满意 ④满意 ⑤很满意

G4 您对自己的健康状况满意吗？ □

①很不满意 ②不满意 ③既非满意也非不满意 ④满意 ⑤很满意

F2. 3 您对自己的精力满意吗？ □

①很不满意 ②不满意 ③既非满意也非不满意 ④满意 ⑤很满意

F3. 3 您对自己的睡眠情况满意吗？ □

①很不满意 ②不满意 ③既非满意也非不满意 ④满意 ⑤很满意

F5. 2 您对自己学习新事物的能力满意吗？ □

①很不满意 ②不满意 ③既非满意也非不满意 ④满意 ⑤很满意

F5. 4 您对自己作决定的能力满意吗？ □

①很不满意 ②不满意 ③既非满意也非不满意 ④满意 ⑤很满意

F6. 3 您对自己满意吗？ □

①很不满意 ②不满意 ③既非满意也非不满意 ④满意 ⑤很满意

F6. 4 您对自己的能力满意吗？ □

①很不满意 ②不满意 ③既非满意也非不满意 ④满意 ⑤很满意

F7. 4 您对自己的外形满意吗？ □

①很不满意 ②不满意 ③既非满意也非不满意 ④满意 ⑤很满意

F10. 3 您对自己做日常生活事情的能力满意吗？ □

①很不满意 ②不满意 ③既非满意也非不满意 ④满意 ⑤很满意

F13. 3 您对自己的人际关系满意吗？ □

①很不满意 ②不满意 ③既非满意也非不满意 ④满意 ⑤很满意

F15. 3 您对自己的性生活满意吗？ □

①很不满意 ②不满意 ③既非满意也非不满意 ④满意 ⑤很满意

F14. 3 您对自己从家庭得到的支持满意吗？ □

①很不满意 ②不满意 ③既非满意也非不满意 ④满意 ⑤很满意

F14. 4 您对自己从朋友那里得到的支持满意吗？ □

①很不满意 ②不满意 ③既非满意也非不满意 ④满意 ⑤很满意

F13. 4 您对自己供养或支持他人的能力满意吗？ □

①很不满意　②不满意　③既非满意也非不满意　④满意　⑤很满意

F16. 4 您对自己的人身安全和保障满意吗？ □

①很不满意　②不满意　③既非满意也非不满意　④满意　⑤很满意

F17. 3 您对自己居住地的条件满意吗？ □

①很不满意　②不满意　③既非满意也非不满意　④满意　⑤很满意

F18. 3 您对自己的经济状况满意吗？ □

①很不满意　②不满意　③既非满意也非不满意　④满意　⑤很满意

F19. 3 您对得到卫生保健服务的方便程度满意吗？ □

①很不满意　②不满意　③既非满意也非不满意　④满意　⑤很满意

F19. 4 您对社会福利服务满意吗？ □

①很不满意　②不满意　③既非满意也非不满意　④满意　⑤很满意

F20. 3 您对自己学习新技能的机会满意吗？ □

①很不满意　②不满意　③既非满意也非不满意　④满意　⑤很满意

F20. 4 您对自己获得新信息的机会满意吗？ □

①很不满意　②不满意　③既非满意也非不满意　④满意　⑤很满意

F21. 4 您对自己使用空闲时间的方式满意吗？ □

①很不满意　②不满意　③既非满意也非不满意　④满意　⑤很满意

F22. 3 您对周围的自然环境（如污染、气候、噪声、景色等）满意吗？ □

①很不满意　②不满意　③既非满意也非不满意　④满意　⑤很满意

F22. 4 您对自己居住地的气候满意吗？ □

①很不满意　②不满意　③既非满意也非不满意　④满意　⑤很满意

F23. 3 您对自己的交通情况满意吗？ □

①很不满意　②不满意　③既非满意也非不满意　④满意　⑤很满意

F13. 2 您与家人的关系愉快吗？ □

①很不愉快　②不愉快　③既非愉快也非不愉快　④愉快　⑤很愉快

G1 您怎样评价您的生存质量？ □

①很差　②差　③不好也不差　④好　⑤很好

F15. 1 您怎样评价您的性生活？ □

①很差　②差　③不好也不差　④好　⑤很好

F3. 1 您睡眠好吗？ □

①很差　②差　③不好也不差　④好　⑤很好

F5. 1 您怎样评价自己的记忆力？ □

①很差　②差　③不好也不差　④好　⑤很好

F19. 2 您怎样评价自己可以得到的社会服务的质量？ □

①很差　②差　③不好也不差　④好　⑤很好

下列问题有关您感觉或经历某些事情的频繁程度，例如关于您亲友支持或觉得不安全之类的消极感受。如果您在前两个星期里根本没有这些感受，就在“没有”的数字处打“√”；如果您经历过这些，想一想频繁程度，在最接近您的情形的数字处打“√”。例如：如果您时时刻刻都有疼痛的感觉，就在“总是有”下的数字“⑤”处打“√”。问题均涉及前两个星期。

F1. 1 您有疼痛吗？ □

①没有疼痛 ②偶尔有疼痛 ③时有时无 ④经常有疼痛 ⑤总是有疼痛

F4. 2 您通常有满足感吗？ □

①没有满足感 ②偶尔有满足感 ③时有时无 ④经常有满足感 ⑤总是有满足感

F8. 1 您有消极感受吗（如情绪低落、绝望、焦虑、忧郁）？ □

①没有消极感受 ②偶尔有消极感受 ③时有时无 ④经常有消极感受 ⑤总是有消极感受

以下问题有关您的工作，这里工作是指您所进行的主要活动，包括志愿性工作、全日性学习、家务、照顾孩子、有收入的工作和无收入的工作等。所以，这里所说的工作是指用去您大部分时间和精力的活动。问题均涉及前两个星期。

F12. 1 您能工作吗？ □

①根本不能 ②很少能 ③能（一般） ④多数能 ⑤完全能

F12. 2 您觉得您能完成自己的职责吗？ □

①根本不能 ②很少能 ③能（一般） ④多数能 ⑤完全能

F12. 4 您对自己的工作能力满意吗？ □

①很不满意 ②不满意 ③既非满意也非不满意 ④满意 ⑤很满意

F12. 3 您如何评价自己的工作能力？ □

①很差 ②差 ③不好也不差 ④好 ⑤很好

以下问题问的是您在前两个星期中“行动的能力”如何。这里指当您想做事情或需要做事情的时候移动身体的能力。

F9. 1 您行动的能力如何？ □

①很差 ②差 ③不好也不差 ④好 ⑤很好

F9. 3 行动困难使您烦恼吗？ □

①根本不烦恼 ②很少烦恼 ③烦恼（一般） ④比较烦恼 ⑤极烦恼

F9. 4 行动困难影响您的生活方式吗？ □

①根本不影响 ②很少影响 ③影响（一般） ④比较影响 ⑤极影响

F9. 2 您对自己的行动能力满意吗？ □

①很不满意 ②不满意 ③既非满意也非不满意 ④满意 ⑤很满意

以下问题有关您个人的信仰，以及这些如何影响您的生存质量。这些问题有关宗教、神灵和其他信仰。这些问题均涉及前两个星期。

F24. 1 您的个人信仰增添您生活的意义吗？ □

①根本没增添　②很少有增添　③有增添（一般）　④有比较大增添　⑤有极大增添

F24. 2 您觉得自己的生活有意义吗？ □

①根本没意义　②很少有意义　③有意义（一般）　④比较有意义　⑤极有意义

F24. 3 您的个人信仰给您力量去对待困难吗？ □

①根本没力量　②很少有力量　③有力量（一般）　④有比较大力量　⑤有极大力量

F24. 4 您的个人信仰帮助您理解生活中的困难吗？ □

①根本没帮助　②很少有帮助　③有帮助（一般）　④有比较大帮助　⑤有极大帮助

此外，还有三个问题：

101. 家庭摩擦影响您的生活吗？ □

①根本没影响　②很少影响　③影响（一般）　④有比较大影响　⑤有极大影响

102. 您的食欲怎么样？ □

①很差　②差　③不好也不差　④好　⑤很好

103. 如果让您综合以上各方面（生理健康、心理健康、社会关系和周围环境等方面）给自己的生存质量打一个总分，您打多少分？（满分为 100 分）______分。

四、世界卫生组织生存质量测定简表（WHOQOL－BREF）

以下问题涉及您对生活质量、健康或生活其他方面的看法。在我读出每一个问题的同时，请您做出选择。请选择最适当的答案。如果您暂时不能确定，则头脑中的第一反应往往是最正确的。所有问题都请您按照自己的标准、愿望或者自己的感觉来回答。注意所有问题都是您最近 4 周内的情况。

		很差	差	一般	好	很好
1	您如何评价自己的生活质量？	1	2	3	4	5

		非常不满意	不满意	一般	满意	很满意
2	您对自己健康状况满意吗？	1	2	3	4	5

下列问题是有关您在过去 4 周中经历某些事情的感觉。

		根本没有	有点	中等	很大	极其
3	您因躯体疼痛妨碍您去做需要做的事感到有多烦恼？	5	4	3	2	1
4	您对保持日常生活的医学治疗的需求程度有多大？	5	4	3	2	1
5	您觉得生活有乐趣吗？	1	2	3	4	5
6	您觉得自己的生活有意义吗？	1	2	3	4	5

		根本不	有点	中等	很大	极其
7	您能集中注意力吗？	1	2	3	4	5
8	日常生活中您感到安全吗？	1	2	3	4	5
9	您的生活环境对健康好吗？	1	2	3	4	5

下列问题是有关您在过去 4 周中做某些事情的能力。

		根本没有	有点	中等	多数有（能）	完全有（能）
10	您有充沛的精力去应付日常生活吗？	1	2	3	4	5
11	您认为自己的外形过得去吗？	1	2	3	4	5
12	您有足够的钱来满足自己的需要吗？	1	2	3	4	5
13	在日常生活中，您需要的信息都能得到吗？	1	2	3	4	5
14	您有机会进行休闲活动吗？	1	2	3	4	5

		很差	差	一般	好	很好
15	您行动的能力如何？	1	2	3	4	5

		非常不满意	不满意	一般	满意	很满意
16	您对自己的睡眠情况满意吗？	1	2	3	4	5
17	您对自己做日常生活事情的能力满意吗？	1	2	3	4	5
18	您对自己的工作能力满意吗？	1	2	3	4	5
19	您对自己满意吗？	1	2	3	4	5
20	您对自己的人际关系满意吗？	1	2	3	4	5
21	您对自己的性生活满意吗？	1	2	3	4	5
22	您对自己从朋友那里得到的支持满意吗？	1	2	3	4	5
23	您对自己居住地的条件满意吗？	1	2	3	4	5
24	您对您能享受到的卫生保健服务满意吗？	1	2	3	4	5
25	您对自己的交通情况满意吗？	1	2	3	4	5

下列问题是关于您在过去 4 周中经历某些事情的频繁程度。

		从不	很少	有时	经常	总是
26	您有消极感受吗？如情绪低落、绝望、焦虑、抑郁。	5	4	3	2	1

五、欧洲生存质量测定量表（EQ−5D）

请在下列各组选项中，指出哪一项叙述最能描述您今天的健康状况，并在空格内打"√"。

行动

我可以四处走动，没有任何问题。 □
我行动有些不便。 □
我卧病在床。 □

自我照顾

我能照顾好自己，没有任何问题。 □
我在盥洗、洗澡或穿衣方面有些问题。 □
我无法自己盥洗、洗澡或穿衣。 □

日常活动（如工作、学习、家务、家庭或休闲活动）

我能从事日常活动，没有任何问题。 □
我在从事日常活动方面有些问题。 □
我无法从事日常活动。 □

疼痛/不舒服

我没有任何疼痛或不舒服。 □
我觉得中度疼痛或不舒服。 □
我觉得极度疼痛或不舒服。 □

焦虑/沮丧

我不觉得焦虑或沮丧。 □
我觉得中度焦虑或沮丧。 □
我觉得极度焦虑或沮丧。 □

为了帮助一般人陈述健康状况的好坏，我们绘制了一个刻度尺（有点像温度计），在个这刻度尺上，100代表您心目中最好的状态，0代表您心目中最差的状态。

我们希望就您的看法，在这个刻度尺上标出您今天健康状况的好坏。请从下面方格中画出一条线，连到刻度尺上最能代表您今天健康状况好坏的那一点。

心目中最好的健康状况

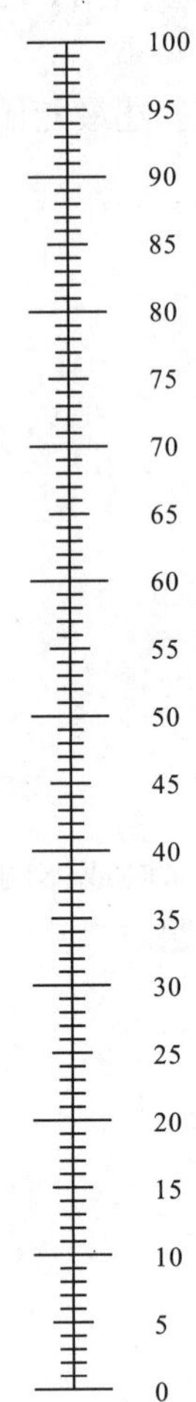

您今天的健康状况

心目中最差的健康状态

六、疾病影响程度量表（SIP）

使用指导语（下面是针对被调查者的训练）：

开始调查之前，我先讲一下如何回答调查内容。这些内容都是您生活中所经历的，由于您的健康状况，现在您不能像往常那样进行这些活动：可能减少外出，可能缩短做某事的时间，可能以不同的方式做某事。这些变化可能最近出现或持续了一段时间。现在我们要调查的是您今天由于健康原因所造成的变化。

例如："我不能骑车"，如果该描述是您今天由于健康原因所造成的情况，您应该告诉我"是"（如果今天您在住院，您在这儿是由于您的健康状况并且您不能做往常做的这些事情，例如，平时您骑车，而今天由于住院不能骑车，您应该回答"是"）。另一方面，如果您从不骑车，或者今天未骑车是由于您的车胎坏了，这是与您的健康无关的，您应该答"否"。若您很少骑车，并觉得该描述只能部分反映您的情况，也回答"否"。

特别注意：在回答调查内容时，不得与任何人（包括家人）进行讨论。再次提醒：调查的功能变化，肯定是由健康原因引起的，才回答“是”，否则，应回答“否”。

Ⅰ. SR－0499

1. 几乎整天躺着休息［083］ 是□ 否□
2. 几乎整天坐着［049］ 是□ 否□
3. 昼夜大部分时间都在睡觉或打盹［104］ 是□ 否□
4. 经常白天躺下休息几次［058］ 是□ 否□
5. 经常似睡非睡地坐着［084］ 是□ 否□
6. 睡眠不好，例如醒得早、夜间常醒、难以长时间睡着［061］ 是□ 否□
7. 常在白天睡觉或打盹［060］ 是□ 否□

Ⅱ. EB－0705

1. 觉得自己很糟、无用，如认为自己是别人的负担［087］ 是□ 否□
2. 我突然发笑或大叫［068］ 是□ 否□
3. 在疼痛不适时，常呻吟或悲叹［069］ 是□ 否□
4. 我曾想过自杀［132］ 是□ 否□
5. 行动紧张、不安［046］ 是□ 否□
6. 经常抓住或摩擦身体不适处［062］ 是□ 否□
7. 急躁，对自己感到不耐烦，责备自己［078］ 是□ 否□
8. 对未来不抱希望［089］ 是□ 否□
9. 会突然感到惊慌［074］ 是□ 否□

Ⅲ. BCM－2003

1. 即使有人帮助，行动也困难，如上下车、洗澡［084］ 是□ 否□
2. 需抓住东西，靠人帮助才能上下床或椅子［121］ 是□ 否□
3. 只能站立较短的时间［072］ 是□ 否□
4. 自己不能保持平衡［098］ 是□ 否□
5. 手或手指活动受限［064］ 是□ 否□
6. 只有靠人帮助，才能站起来［100］ 是□ 否□
7. 只有抓住他物才能跪下、弯腰［064］ 是□ 否□
8. 一直处于限制性体位［125］ 是□ 否□
9. 身体移动不方便［058］ 是□ 否□
10. 上下床或椅子要抓住东西，如拐杖［082］ 是□ 否□
11. 大部分时间躺着［113］ 是□ 否□
12. 经常改变体位［030］ 是□ 否□
13. 需抓住东西才能在床上移动［086］ 是□ 否□
14. 洗澡需要一点帮助［089］ 是□ 否□
15. 完全不能洗澡，要别人帮着洗［115］ 是□ 否□
16. 在别人帮助下，可以使用便盆大小便［114］ 是□ 否□

17. 穿鞋袜有困难［057］ 是□ 否□
18. 小便不能控制［124］ 是□ 否□
19. 自己不能扣好衣服［074］ 是□ 否□
20. 穿脱衣服要花很长时间［074］ 是□ 否□
21. 大便不能控制［128］ 是□ 否□
22. 自己可以穿衣，但很慢［043］ 是□ 否□
23. 只有靠别人帮助，才能穿衣［088］ 是□ 否□

Ⅳ. HM－0668

1. 只能短时间地做些家务或歇会再做［054］ 是□ 否□
2. 与以往相比，家务事做得少多了［044］ 是□ 否□
3. 不做往常做的任何家务活了［086］ 是□ 否□
4. 过去我常修修补补，现在不做了［062］ 是□ 否□
5. 过去常去商店买东西，现在不去了［071］ 是□ 否□
6. 过去常清扫房间，现在一点也不干了［077］ 是□ 否□
7. 动手的活做起来困难，如修补［069］ 是□ 否□
8. 过去常自己洗衣服，现在不干了［077］ 是□ 否□
9. 家里的重活不能做［044］ 是□ 否□
10. 家庭收支事务不能管了，如存取款、生活［084］ 是□ 否□

Ⅴ. M－0719

1. 仅能在一栋房子里活动［086］ 是□ 否□
2. 只能待在室内［106］ 是□ 否□
3. 待在床上的时间较以前多［081］ 是□ 否□
4. 大部分时间待在床上［109］ 是□ 否□
5. 现已不能挤乘公共汽车［041］ 是□ 否□
6. 大部分时间待在家里［066］ 是□ 否□
7. 能到附近有休息室的地方去［056］ 是□ 否□
8. 不能去闹区［048］ 是□ 否□
9. 在外面只能待一会儿就得回家［054］ 是□ 否□
10. 在黑暗的地方走路要有人扶着［072］ 是□ 否□

Ⅵ. SI－1450

1. 很少出去走亲访友［044］ 是□ 否□
2. 根本不外出走亲访友［101］ 是□ 否□
3. 对别人的事情不感兴趣，也不愿帮忙［067］ 是□ 否□
4. 常对周围的人发脾气，吼他们，回答尖刻［084］ 是□ 否□
5. 很少对周围的人表示慈爱［052］ 是□ 否□
6. 很少参加集体社交活动［036］ 是□ 否□
7. 缩短了走亲访友的时间［043］ 是□ 否□
8. 回避别人社交性的拜访［080］ 是□ 否□

9. 性功能减弱了 [051] 是□ 否□
10. 关注自己的健康变化 [052] 是□ 否□
11. 很少与周围的人交谈 [056] 是□ 否□
12. 对别人要求很多，让别人为自己做事，并指使他们怎么做 [088] 是□ 否□
13. 大部分时间一个人待着 [086] 是□ 否□
14. 与家人不能和睦相处 [088] 是□ 否□
15. 常对家人发怒，打骂他们 [119] 是□ 否□
16. 尽可能地和家人少待在一起 [102] 是□ 否□
17. 很少关心孩子们的事 [064] 是□ 否□
18. 不理睬家里其他人 [115] 是□ 否□
19. 过去常关心家里和孩子们的事，现在不了 [079] 是□ 否□
20. 不像往常那样与家人开玩笑了 [043] 是□ 否□

Ⅶ. A－0842

1. 现在走路比以往短了，常要停下歇歇 [048] 是□ 否□
2. 不能上下山坡 [056] 是□ 否□
3. 上下楼梯需拐杖，扶住栏杆 [067] 是□ 否□
4. 要人扶着才能上下楼梯 [076] 是□ 否□
5. 坐着轮椅才能四处活动 [096] 是□ 否□
6. 一点也不能走了 [105] 是□ 否□
7. 走路摇晃，跛着，易跌倒 [055] 是□ 否□
8. 走路只能靠别人扶着 [088] 是□ 否□
9. 上下楼梯比以前更慢，常停下 [054] 是□ 否□
10. 完全不能上下楼梯 [083] 是□ 否□
11. 只能拄着拐杖，扶着墙或家具才能走动 [079] 是□ 否□
12. 比以前走得更慢了 [035] 是□ 否□

Ⅷ. AB－0777

1. 做事没有头绪，同时开始几件事情 [090] 是□ 否□
2. 比以前更易出些小事故，如走路摔倒，撞上某物，打掉东西 [075] 是□ 否□
3. 对他人的言行反应迟钝 [059] 是□ 否□
4. 做事有始无终 [067] 是□ 否□
5. 难以思考和解决问题，如订计划、作决定、学习新东西 [084] 是□ 否□
6. 有时糊涂，搞不清时间、方向、自己在哪儿、周围有什么人 [113] 是□ 否□
7. 很健忘，如不记得东西放在哪儿、锁门没有等 [078] 是□ 否□
8. 不能长时间集中注意力 [067] 是□ 否□
9. 比平常犯更多的错 [064] 是□ 否□

10. 难以从事要思考和集中注意力的活动［080］ 是□ 否□

Ⅸ. C－0725

1. 书写困难［070］ 是□ 否□
2. 多半用手势与别人交流［102］ 是□ 否□
3. 说话只有几个非常了解我的人才理解［093］ 是□ 否□
4. 说话常常不能控制音量［083］ 是□ 否□
5. 除了签名，已不能书写［083］ 是□ 否□
6. 离别人很近或看着别人，才能谈话［067］ 是□ 否□
7. 说话有困难，如哽住、口吃、颤抖、吐词不清［076］ 是□ 否□
8. 别人难以理解我的意思［087］ 是□ 否□
9. 紧张时，说话就不清楚［064］ 是□ 否□

＊除了家务，您还上班或做其他工作吗？ 是□ 否□

（若您还上班工作，请进入Ⅹ，即 W－0515，并回答后续问题。）

（若您不上班工作，请进入Ⅺ，即 RP－0422，并继续后续问题。）

若您不上班，是离、退休吗？ 是□ 否□

与健康状况有关吗？ 是□ 否□

Ⅹ. W－0515（若您不工作，并不是由于健康原因，请跳过该部分）

1. 我不干任何工作［361］ 是□ 否□

（如果是，不必回答下面 8 个问题，从十一部分开始，即Ⅺ. RP－0422 开始）

2. 仅在家里做部分工作［037］ 是□ 否□
3. 完成的工作任务没有以前多了［055］ 是□ 否□
4. 常对同事发脾气，吼他们，回答问题很尖刻［080］ 是□ 否□
5. 我工作的时间缩短了［043］ 是□ 否□
6. 只能做些轻活［050］ 是□ 否□
7. 我仅能干一会儿，常常休息［061］ 是□ 否□
8. 能干往常工作，但有些变化，如用不同工具/与他人换工作［034］ 是□ 否□
9. 我的工作不像以前那样细心、精确［062］ 是□ 否□

Ⅺ. RP－0422

1. 业余爱好或娱乐的时间缩短了［039］ 是□ 否□
2. 外出参加娱乐活动的次数减少了［036］ 是□ 否□
3. 非活动性的消遣（如看书、看电视、打牌等）的时间减少了［059］ 是□ 否□
4. 非活动性的消遣（如看书、看电视、打牌等）我都不玩了［084］ 是□ 否□
5. 现在更多地从事非活动性消遣，替代了往常的活动性娱乐［051］ 是□ 否□
6. 我参加集体活动的时间较以前少了［033］ 是□ 否□
7. 往常的躯体活动（如打球等）减少了［043］ 是□ 否□
8. 我不再从事往常的躯体活动了［077］ 是□ 否□

Ⅻ. E—0705

1. 吃得比以前少了［037］ 是□ 否□
2. 我自己能吃饭，但必须是专门为我做的，或特别的餐具［077］ 是□ 否□
3. 需吃特别的膳食，如软食、低盐、低脂肪、低糖或平衡膳食［043］ 是□ 否□
4. 我仅能吃些流汁，如牛奶、豆浆［104］ 是□ 否□
5. 吃东西挑剔，或只一点一点地吃一些［059］ 是□ 否□
6. 现在很少喝饮料（如茶水、啤酒、果汁）［036］ 是□ 否□
7. 吃饭时需要别人帮助（如准备好、加饭等）［099］ 是□ 否□
8. 吃饭时要别人喂［117］ 是□ 否□
9. 什么都不能吃，只能靠胃管或输液供给营养［133］ 是□ 否□